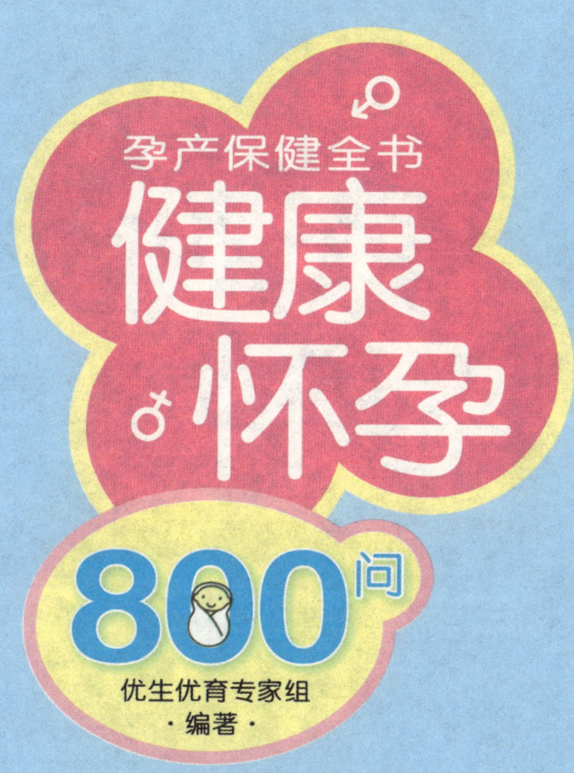

中国人口出版社

我们坚持以专业精神，科学态度，为您排忧解惑。

第一章 孕前篇：怀上最棒的一胎

一、孕前准备

1.制定怀孕计划

2.了解孕育过程

3.认识受孕禁忌

4.储备足量营养

5. 做好孕前保健

二、孕前检查

1. 准妈妈孕前检查

2. 准爸爸也要做检查

三、遗传与优生

1.遗传常识

2.遗传咨询

3. 优生知识

四、实施怀孕

五、怀孕的确认

第二篇 怀孕篇：好孕进行时

一、产检与诊断

1.产前检查

2.产前诊断

二、营养方案

1.饮食安排

2.补充营养素

3.饮食禁忌

三、孕早期保健

1.早孕反应

2.身体变化

3.异常妊娠

4.注意事项

五、孕晚期保健

1.身体变化及注意事项

2.应对不适

3.临产问题对策

六、孕期心理

1.准妈妈心理保健

2.准爸爸细心照料

七、孕期生活

1.孕期着装

2.孕期美容

3. 孕期性生活

八、孕期运动

1.重视运动

2.运动方式

2.孕期用药须知

胎教篇：赢在起跑线

一、胎教的意义

1.认识胎教

2.胎儿的能力

3.胎教的作用

二、情绪胎教

1.基本知识

2. 具体方法

三、环境胎教

1. 基本知识

2. 具体方法

四、音乐胎教

1. 基本知识

2. 音乐的作用

3. 具体方法

五、语言胎教

1. 基本知识

2. 具体方法

六、抚摸胎教

1. 基本知识

2.具体方法

七、其他方法

1.视觉胎教

2.光照胎教

3.想象胎教

4.美学胎教

第四篇 分娩篇：阵痛中的新生

一、分娩常识

1.有关分娩

2.自然产和剖宫产

3.异常分娩

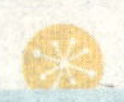

4.过期妊娠

5.各种分娩方式

二、临产准备

1.注意事项

2.临产检查

3.心理调适

三、分娩进行时

1.分娩进程

2.减轻阵痛

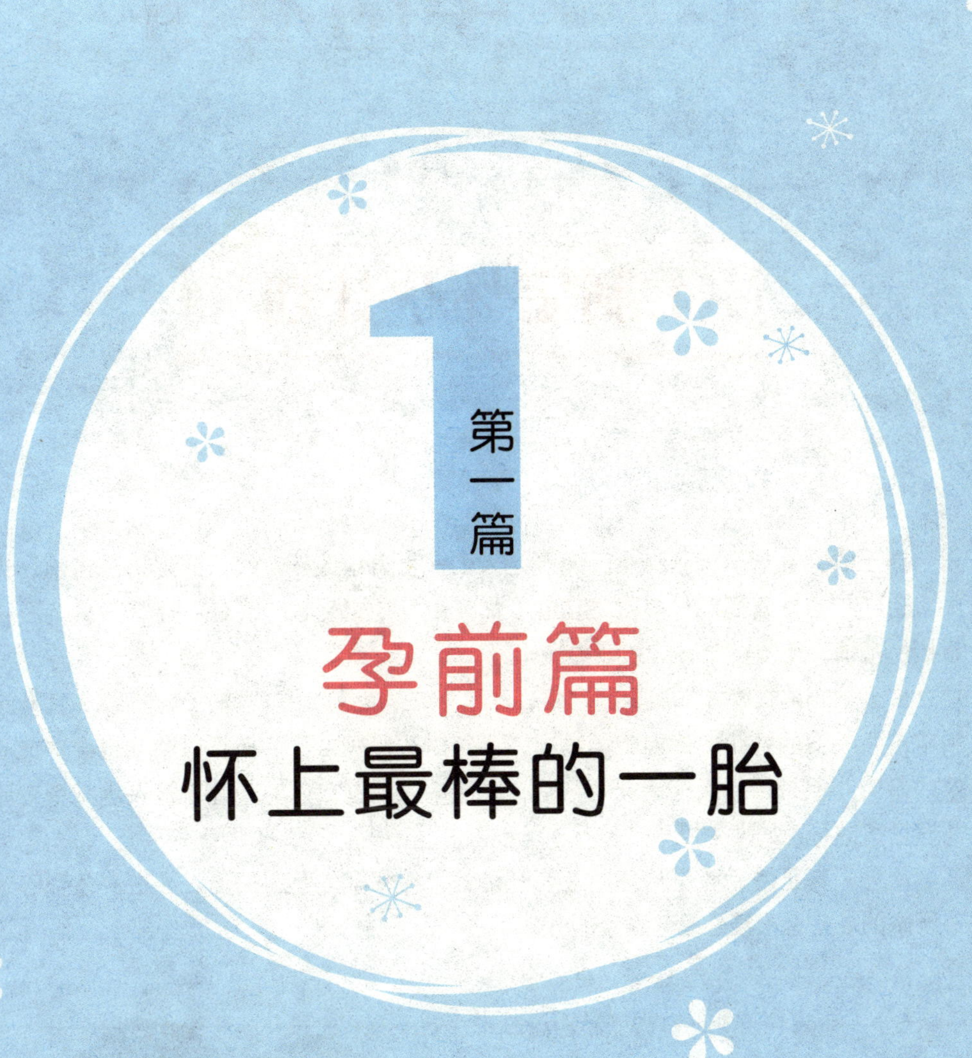

1 第一篇

孕前篇

怀上最棒的一胎

一、孕前准备

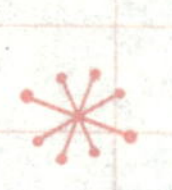

1.制定怀孕计划

001 为什么要制定怀孕计划?

自己的宝宝从孕育到降生，无疑是人们一生当中最神奇快乐的经历。当然，这件事也会带给准爸妈同样多的责任感。如何更好地享受这份责任，让怀孕成为一件幸福的事情，无疑需要有计划地去怀孕。

许多孕妈妈很晚才知道自己已经怀孕了。在这之前又是吃药、又是照X光片，还常常产生不安的情绪。诸如此类情况，不仅对孕妈妈自己，而且对胎儿也会造成不好的影响。但是，如果有计划地怀孕，就能事先调整自己的身心，极大地减少对胎儿有危害的行为的发生概率。

此外，真正的胎教是从怀孕之前开始的。在怀孕之前，夫妻二人在身体和心理上所做的准备，已经是胎教真正的开端。

002 如何制定怀孕计划?

1 事业、生育两不误

从实施怀孕计划开始，准父母就要考虑孕育是否会对自己工作产生影响。尤其是女性，10个月的孕期以及分娩之后的育儿会对女性产生巨大的影响，许多女性在生育和工作之间都不得不一再权衡。矛盾焦点如下：

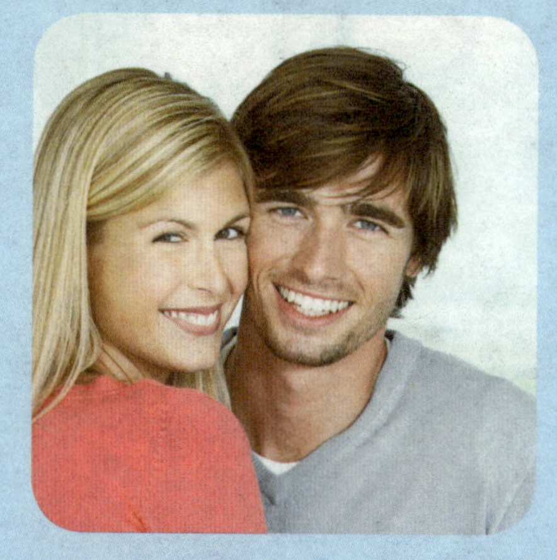

❶ 现在怀孕可能会影响女性在公司的地位，长久的休假甚至会威胁到辛苦赢来的事业成就。等到休完假回到工作岗位，才发现自己的职位早已被别的人取代。

❷ 宝宝的到来会转移妈妈的注意力，使得原本一心扑在事业上的女性，变成了完全以孩子、家庭为重心的家庭主妇，丧失了事业心。

❸ 为了兼顾事业和家庭，新妈妈身心会极度劳累，从而引发家庭矛盾。

要避免以上矛盾，准父母最好在怀孕前就开始考虑工作与孕育之间的矛盾问题，平衡好工作与孕育之间的矛盾，做到事业、生育两不耽误。

2 孕育开销早预算

即将来临的怀胎10月与分娩，以及产后的新生儿养育，都需要须要花钱。当今这个时代在生个孩子不便宜，对于经济条件不太好的家庭，这笔开销孕前是必须考虑的问题之一。只有做好家庭理务预算，才能减少后顾之忧，也能缓解一些心理压力。

预算时还要考虑到孕育分娩期因误工造成的家庭收入下降。准父母最好预先准备好孕产育儿的专项资费，专款专用，这样才不会影响家庭生活的正常开支。

温馨提示

拥有一个健康、快乐的宝宝是每位父母共同的心愿，而有计划性的怀孕，不仅可以使夫妻俩的身心皆处于最佳状态，同时也有足够的时间作好为人父母的准备。

003 孕前要做好哪些方面的准备?

女性怀孕期间的心理状态与情绪变化直接影响着体内胎儿的发育，影响着孩子成年后的性格、心理素质的发展。由此看来，怀孕期间女性良好的心理状态不仅影响着孕妇，而更重要的是对孩子的直接影响。

如果婚后你们夫妻都希望尽快要孩子，双方就必须从心理和精神上做好准备。

1 接受怀孕期特殊的变化

准妈妈会发生形体变化、饮食变化、情绪变化、生活习惯变化，以及对丈夫的依赖性的增加。

2 接受未来生活空间的变化

小生命的诞生会使夫妻双方感觉生活空间和自由度较以前变小，往往会因此感到一时难以适应。

3 接受未来情感的变化

无论夫妻哪一方，在孩子出生后都会自觉或不自觉地将自己的情感转移到孩子身上，从而使另一方感到情感的缺乏或不被重视。

4 接受家庭责任与应尽义务的增加

怀孕的妻子需要丈夫的理解与体贴，尤其平时妻子可以做的体力劳动，在孕期大部分都会转移到丈夫身上。孩子出生后，夫妻双方对孩子的义务与对家庭的义务都在随着时间的迁移而增加。

004 为什么要进行合理的运动?

传统的观念告诉我们，女性怀孕时大都尽量减少体育活动或运动。而随着科学与医学的进步，越来越多的证据表明，夫妻双方在计划怀孕前的一段时间内，若能进行适宜而有规律的体育锻炼与运动，不仅可以促进女性体内激素的合理调配，确保受孕时女性体内激素的平衡与精子的顺利着床，避免怀孕早期发生流产，而且可以促进孕妇体内胎儿的发育和日后宝宝身体的灵活程度，更可以减轻孕妇分娩时的难度和痛苦。

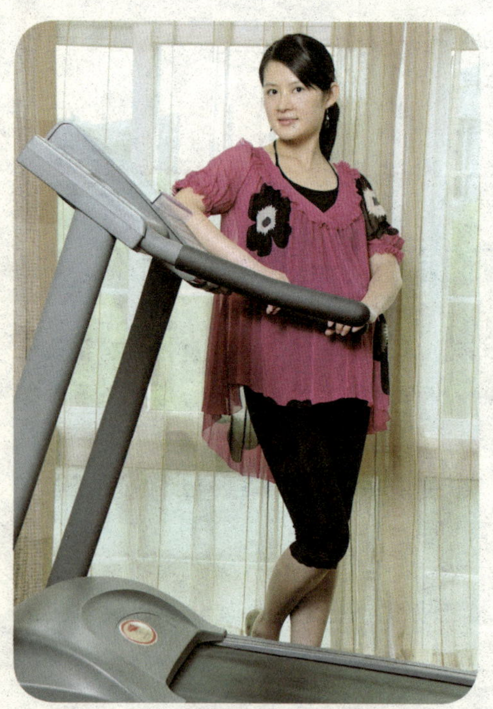

同时适当的体育锻炼还可以帮助丈夫提高身体素质，确保精子的质量。因此，对于任何一对计划怀孕的夫妻而言，应该进行一定时期的有规律的运动后再怀孕。例如：夫妻双方计划怀孕前的3个月，共同进行适宜与合理的运动或相关的体育锻炼,如慢跑、柔软体操、游泳、太极拳等，以提高各自的身体素质，为怀孕打下坚实的基础。

2.了解孕育过程

005 精子和卵子是怎样产生的?

1 精子

精子是在睾丸的曲细精管内产生的。男性青春期发育以后，睾丸便拥有持续不断的生精能力。成年人睾丸重10～20克，每克睾丸组织每天可以产生约1000万个精子。到40岁后，生精能力逐渐减弱，但60～70岁甚至个别90岁的老人还具有生精能力。因此男性的生育年龄明显长于女性。

2 卵子

卵子是由卵巢的原始卵母细胞发育而成。女性青春期发育后，每个月经周期排出一个成熟卵子，有时为两个。一个妇女一生约排出400个卵子，最多500个。卵子的发育起源于胎儿时期，形成于青春期，发育在育龄期，历时几十年。因此说高龄孕妇的卵子历经数十年，可能出现畸形的几率就比较高。在55岁左右，女性就进入绝经期，卵巢失去排卵的功能，从此失去生育功能。

006 新生命是如何开始的?

1 排卵

女子进入性成熟期后，每个月生理周期一般有一个卵泡发育成熟排出卵子，排卵通常发生在两次月经中间，具体在下次月经来潮前的14天左右。排卵后卵子进入输卵管最粗的壶腹部，在此等待精子。

2 射精

男性一次射精能排出数亿个精子，能到达输卵管壶腹部的不超过200个。精子在输卵管内游动3天左右，在输卵管外侧壶腹部与卵子相遇。

温馨提示

婴儿的第一声啼哭，标志着人生的开始，称之为“人之初”。其实不然，人生命的真正起点，应该是精子和卵子结合，形成一个新的细胞，即从受精卵算起，受精卵是新生命的开端。

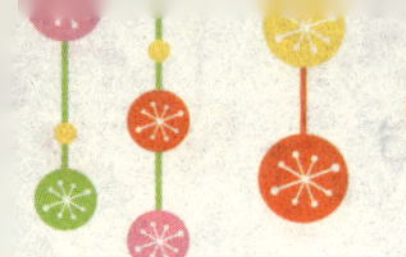

3 受精

只有一个精子能和等待在输卵管内的卵子结合完成受精。这位幸运者将头部拱入卵细胞内，卵细胞表面便发生变化，以防其他精子进入。精子进入卵子，两性原核融合形成一个新细胞的过程称为受精。

当精子进入次极卵母细胞透明带时，标志受孕过程的开始。当精原核和卵原核的染色体融合在一起时，表明受孕过程的完结。新的细胞称为受精卵，是一个新生命的开始。

温馨提示

受精后的第6～8天开始植入到子宫内膜中，然后逐渐的发育成胚胎，这个过程就像种子扎根到土地中一样，就这样一个新生命开始了。

007 为什么要计算排卵日？怎样计算？

成功受孕必须在排卵期进行性交，所以计算排卵日不仅能辅助避孕，更有利于优孕计划的进行。

排卵一般发生在月经周期的中间，下次月经前14天左右。如果月经周期不规则，可粗略推算本次月经后的第15天前后为排卵期。单纯根据月经周期进行推算有时尚不能确定排卵日期。育龄妇女一般在每月排卵一个，但排卵与多方面因素有关，有时可提前有时推迟，有时一次排两个，也有时暂不排卵。只以下方法也有助于确定排卵日期：

1 基础体温的测量

基础体温是早晨醒后未做任何活动时在床上测得的体温，它间接反映卵巢的功能。排卵前基础体温比正常体温低，在排卵时体温持续下降0.1～0.2℃，排卵后体温立即升高0.3～0.5℃。直到下次月经来潮前1～2天体温才会下降。体温的这种高低变化绘成的曲线称为双相曲线，表示有排卵。如体温始终趋于同一水平，称为单相曲线，表示无排卵。

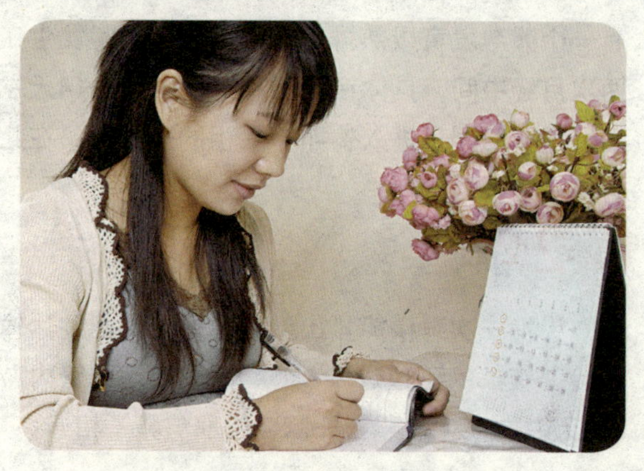

方法：必须睡眠6～8小时后测，每日把所测数据标在坐标纸上，连续测量2～3个月经周期。

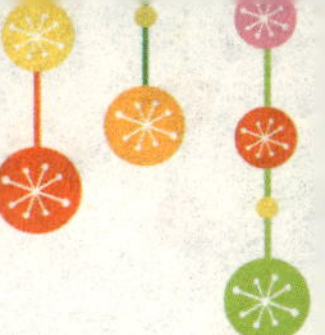

2 白带的观测

正常情况下，白带的质和量随月经周期变化。来完月经后，白带色白、量少，呈糊状。在月经中期卵巢即将排卵时，由于宫颈腺体分泌旺盛，白带增多，透明、微粘、似蛋清样。排卵2－3天后，白带变混浊，粘稠而量少。月经前后，因盆腔充血，阴道粘膜渗出物增加，白带常常增多。

3 “比林斯法”

比林斯法是自我观察宫颈粘液并预测排卵的方法。自月经干净后到排卵日，宫颈粘液又一系列的动态变化：

- 外观：由混浊变为半透明，直至透明。
- 量：由少到中、直到多。
- 拉丝度：即粘液拉成丝状的长度，由不能拉丝，一拉即断，到逐渐拉长，直至可以拉到10厘米左右。
- 外阴：自我感觉由干燥转为潮润，最后为滑。

每晚临睡前用手纸擦一下阴道口（不要擦入阴道内），观察手纸上粘液透明度、量、拉丝度（用空白手纸轻贴手纸上的粘液慢慢拉长),并把外阴的感觉（干燥或湿或滑）一并记录下来。滑的感觉可能持续1～3天。润滑感最后一天称为“粘液高峰日”，粘液高峰日一般出现在排卵前2天至排卵后3天，月经过后开始产生第一天到“粘液高峰日”最后第三天视为可孕期，其余为安全期。通过观察子宫颈粘液和外阴的感觉来推测排卵日的方法被称为“比林斯自然避孕法”。

3.认识受孕禁忌

008 哪些情况下不宜受孕？

受孕时间影响着胚胎的质量，所以，为了保证受孕成功，避免给腹中胎儿造成不必要的伤害，你需要有意识地避开以下这些不利于受孕的时间，给宝宝一个良好的开始。

- 蜜月期
- 饮酒后
- 使用避孕药时
- 早产或流产后
- 长期服药后
- 旅行途中
- 情绪压抑时
- 怀孕前接触放射性及剧毒物质

温馨提示

情绪与健康息息相关，还可影响精子质量，同时不良的情绪刺激可影响母体激素分泌，使胎儿不安，躁动而影响生长发育，甚至流产。

009 需要暂缓受孕的情况有哪些？

●口服避孕药的妇女最好在停药6个月后再怀孕。因为口服避孕药中的雌激素和孕激素会对胎儿性器官产生一定的影响。

●上节育环的妇女取环后，要有2～3次正常月经后再怀孕。

●人流、早产的妇女至少要等3个月后再怀孕。因为人流或早产后，子宫的恢复时间为3个月左右。

●剖宫产后的妇女至少要在两年以后再怀孕。

●以往因早孕与葡萄胎后恶变较容易混淆，故建议患过葡萄胎后的妇女两年后再怀孕。由于目前诊断水平已大为提高，这种限制也可相应缩短或取消。

●大量饮酒后的妇女要过20天后再怀孕。

●X线照射后的妇女过4周后怀孕较为安全。

●长期服药的妇女，由于各种药物的作用、排泄时间，以及对卵细胞的影响等各有不同，因此最好在医生指导下确定受孕时间。

010 新婚期为什么不能马上怀孕？

由于新婚期间夫妻双方的精神和身体都比较疲惫，状态不佳，夫妻性生活比较频繁，导致精子和卵子的质量不高。新婚期间怀孕，出现自然流产或出生缺陷、智力低下儿的情况较多。

所以，新婚期间应采取避孕措施。要想孕育健康聪明的宝宝，必须等到夫妻身体健康状况良好、精力充沛、情绪稳定、性生活协调时，再选时机受孕。一般情况，在结婚与生育之间，应有一年以上的时间间隔。

011 为什么蜜月旅行时不宜怀孕？

蜜月旅游时不宜受孕的原因主要有以下几点：

❶ 蜜月旅游时容易劳累，机体抵抗力随之下降，精子和卵子的质量都会受影响，不利于优生。

❷ 旅游生活中饮食往往不理想，营养跟不上，易发生消化道疾病，也不利于优生。

❸ 旅游中不易保持个人卫生，泌尿生殖系统感染十分常见，这对受孕有一定危害。

❹ 旅途中身体疲劳还会因为气候的差别加之人群混杂、环境受污染，容易诱发各种疾病。

医学及遗传学家认为，受孕以安逸愉快的生活条件为宜，因此，旅游结婚要做好避孕，不可怀孕。

012 流产后为何不可立即怀孕？再孕须隔多久？

流产后，体力需要恢复，子宫和卵巢需要“休整”，大多数流产还需要刮宫或吸宫以清除宫腔内残留组织，这就使子宫内膜受到了损伤，要恢复正常就得有一段时间。如果是药物流产后再次受孕，中间间隔时间短，原来药物中的雌激素还在起着杀伤精子的作用，那么第二次怀孕时的受精卵发育就会受到影响，很有可能会异常发育，从而导致再次流产或胎儿畸形。

一般来讲，流产后至少隔半年，最好一年再怀孕较适宜。因为人体经过半年到一年的休息后，无论是体力、内分泌，还是生殖器官的功能都基本恢复到正常了，对再次妊娠有利。如果第一次流产是因为受精卵异常所致的话，那么，两次妊娠期相隔的时间越远，则再次发生异常情况的机会也就越少，否则的话，还可能会重复发生。

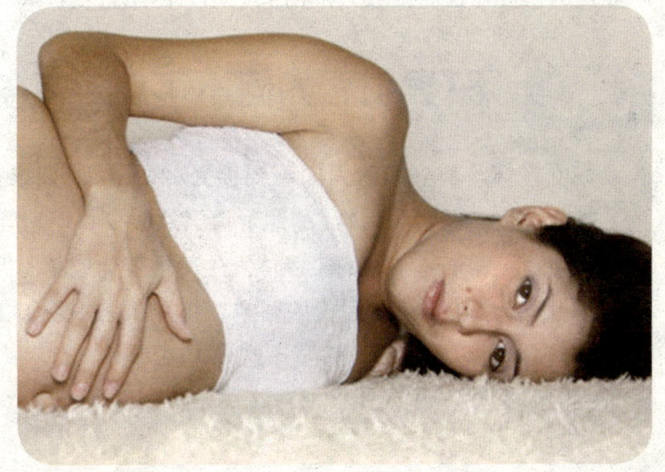

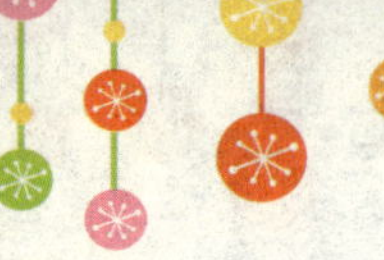

013 剖宫产后多久才可以再怀孕？

剖宫产再孕时易发生子宫破裂，不宜急于怀孕。这是因为，子宫体部剖宫产由于子宫体部肌肉较厚，缝合时不易对合，产后子宫复旧时子宫体部肌肉收缩明显，故切口愈合较差，再次妊娠分娩时，体部瘢痕位于主动收缩部分，故容易发生破裂。相比之下，子宫下段剖宫产则由于肌肉较薄，缝合时对位好，产后子宫复旧时无明显收缩，故愈后较好，再次妊娠对子宫破裂的可能性也小。尽管如此，也不宜短时间内怀孕。

温馨提示

接受剖宫产手术的妇女，如欲再生二胎，最好过2年之后再怀孕，给子宫一个充分愈合的时间。

014 取出宫内节育器后可以立即怀孕吗？

宫内节育器是许多妇女采用的长效避孕措施。宫内节育器种类繁多，但都不外乎是通过机械、化学或生物等途径改变子宫腔的内环境，干扰孕卵着床来达到避孕的目的。目前常用的节育器使用年限为5～10年，妇女希望妊娠时可随时将节育器取出。

宫内节育器并不影响妇女的卵巢功能，每月仍有正常的排卵，因此宫内节育器能防止子宫内的妊娠，却不能防止异位妊娠。一旦取出节育器，子宫腔的微环境即可恢复正常，随时都可以怀孕；然而因不规则出血或感染而取出节育器者，子宫腔内环境的恢复往往需要较长的时间，最好经治疗后，待月经恢复正常再怀孕。

015 照X线射后为何不可立即怀孕？须间隔多久？

妇女在怀孕前一段时间内不要接受X线照射。如果在怀孕前4周内接受过X线照射，就会发生问题。医用X线的照射量虽然很少，但它能杀伤人体内的生殖细胞，即使是微量也可能使卵细胞的染色体发生畸形变化或基因突变。

因此，为避免X线对后代的影响，接受X线透视的妇女，尤其是腹部透视者，至少要超过4周以后才适宜再怀孕，这样才较为安全。

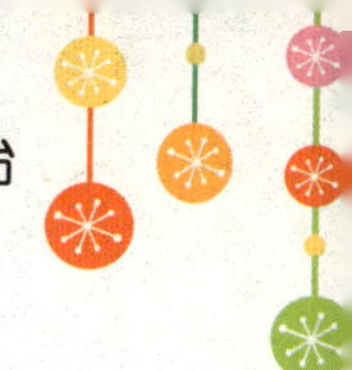

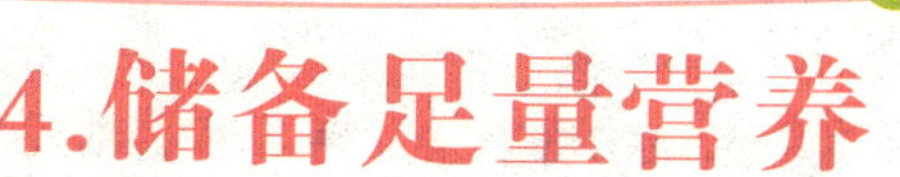

4.储备足量营养

016 为什么营养准备要提前3个月开始？

怀孕是一个特殊的生理过程。但由于胎儿的生长发育使母体负担加重，在妊娠过程中，孕妇会遇到一些不同程度的功能或病理性的问题。妊娠期间，孕妇不仅要给腹中的胎儿供给养料，而且要为分娩的消耗和产后哺乳做好营养的储备，因此，从怀孕前三个月开始，合理补充营养十分重要。

精子成熟大约需要3个月，母体也必须提前进行营养储备，所以从孕前至少3个月开始，双方应加强营养，改掉不良饮食习惯，改善身体的营养状态。

对大多数夫妇而言，应做好合理营养、身心愉快、养精蓄锐和增强体质。所谓合理营养是指有充足的热量供应、蛋白质、矿物质、维生素、微量元素等。怀孕前，夫妇可多吃点鸡、鱼、瘦肉、蛋类、豆制品等富含蛋白质的食品，同时还应多吃蔬菜和水果，以保证生殖细胞的发育，给未来的胎儿准备好“全面营养基”。

017 为什么准妈妈孕前就要补充叶酸？

温馨提示

西兰花中含有丰富的叶酸，这种物质可以保护胎儿免受脊髓分裂、脑积水、无脑等神经系统畸形之害，对胎儿的生长发育同样有着重要作用。

叶酸是一种水溶性B族维生素，它参与人体新陈代谢的全过程，是合成人体重要物质DNA的必须维生素。它的缺乏除了可以导致胎儿神经管畸形外，还可使眼、口唇、腭、胃肠道、心血管、肾、骨骼等器官的畸形率增加。

准妈妈必须从怀孕前一个月开始补充叶酸，强调怀孕前就要开始服用的目的是为使妇女体内的叶酸维持在一定的水平，以保证胚胎早期有一个较好的叶酸营养状态。据研究，妇女在服用叶酸后要经过4周的时间，体内叶酸缺乏的状态才能得以纠正。这样在怀孕早期胎儿神经管形成的敏感期中，足够的叶酸才能满足神经系统发育的需要，而且要在怀孕后的前三个月敏感期中坚持服用才能起到最好的预防效果。

018 准妈妈应该怎样补充叶酸?

叶酸在绿叶蔬菜、水果及动物肝脏中储存丰富，准妈妈孕前除了多吃绿叶蔬菜、水果及动物肝脏外，每天服用0.4毫克的叶酸增补剂可以预防胎儿大部分神经管的畸形的发生。

叶酸的主要食物来源有：

1 绿色蔬菜

莴苣、菠菜、西红柿、胡萝卜、青菜、龙须菜、花椰菜、油菜、小白菜、扁豆、豆荚、蘑菇等；

2 新鲜水果

橘子、草莓、樱桃、香蕉、柠檬、桃子、李、杏、杨梅、海棠、酸枣、山楂、石榴、葡萄、猕猴桃、草莓、梨、胡桃等；

3 动物食品

动物的肝脏、肾脏、禽肉及蛋类，如猪肝、鸡肉、牛肉、羊肉等；

4 豆类坚果

黄豆、豆制品、核桃、腰果、栗子、杏仁、松子等；

5 谷物

大麦、米糠、小麦胚芽、糙米等等。

019 准爸爸为什么也要补充叶酸?

补充叶酸不是女人的专利，对准爸爸同样具有重要意义。

准爸爸缺乏叶酸，会导致精液浓度降低、精子活力减弱，而且精液中携带的染色体数量也会发生异常，出现过多或过少的情况，这不仅会增加孕妈妈流产的几率，而且会引起新生儿出生缺陷，如唐氏综合征，还会使新生儿长大后患癌症的危险性增加。

温馨提示

备孕准爸爸要多吃动物肝、红苋菜、菠菜、生菜、芦笋、豆类、苹果、柑橘等食物，来增加叶酸的摄入量。

020 准妈妈为什么要补充维生素E？怎样补充？

维生素E又名生育酚，能促进性激素分泌，增加女性卵巢机能，使卵泡数量增多，黄体细胞增大，增强孕酮的作用，能促进男性精子的生成及增强其活力，对防治男女不孕症及预防先兆流产具有很好的作用。可见，维生素E的确有助孕的效果。

补充维生素E的最好方法是从食物中摄取，但因为维生素E在人体中的吸收率不高，这时候就需要用维生素E制剂来进行补充，每日10～20毫克便基本足够，否则容易产生副作用，建议在医生指导下选择维生素E制剂。

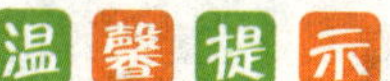

温馨提示　每100克食物中维生素E的含量（毫克）

鱼：0.2~1.2	鱼肝油：20	莴苣：0.29
鸡蛋：1~2	葵花子油：44.9	羊肉：0.62
猪肝：2	核桃油：56	猪肉：0.63
植物油：9.8	土豆：0.1	牛肉：0.47~1
大豆油：11	胡萝卜：0.45	麦芽：12.5
花生油：11.6	橘子：0.24	花生：4.6
橄榄油：11.9	西红柿：0.27	绿叶蔬菜：1~10
玉米油：14.3		

021 为什么准爸爸要补锌？如何补锌？

锌直接参与精子内的糖酵解和氧化过程，保持精子细胞膜的完整性和通透性，维持精子的活力。研究表明，男性缺锌会导致性发育缓慢，性成熟延迟，性器官幼稚型，性功能下降，男性精子减少。另外，缺锌会导致味觉及食欲减退，减少营养物质的摄入，影响身体健康。

成人每天的锌需耍量大约为2.2毫克，含锌丰富的食物有豆类、小米、萝卜、大白菜、牡蛎、牛肉、猪肉、茶叶、干酪、花生酱、鸡肉、面粉等。

精子量少的男子，可先作体内含锌量检查。若因缺锌所致，应多吃含锌量高的食物。据营养学研究报告，每100克牡蛎含锌100毫克，每100克牛肉含锌4～8毫克，同样量的鸡肉则含3毫克，鸡蛋含3毫克，鸡肝含2.4毫克，花生米含2.9毫克，猪肉含2.9毫克。这些都是补充锌的理想食物。

022 提高精子质量的食物有哪些？

精子是繁殖后代的重要媒介，是决定男子生育能力的关键，目前，因精子量太少而造成不育的病人占相当大的比例。男性由于精子量少而引起不育的原因较为复杂，但除已查明属功能障碍的原因外，均可在日常生活中通过饮食来调养。

1 海产品

如鳝鱼、鱿鱼、带鱼、鳗鱼、海参、墨鱼、章鱼等海鱼中含有丰富的精氨酸，有利于精子量增加，促进生殖功能。

2 水果

番茄、葡萄等水果中含有的番茄红素可以增加精子数量，提高精子运动能力。

3 鸡蛋

鸡蛋属于入肾填精的食物，可以消除性生活后的疲劳感，成为恢复元气的“还原剂”，且在体内还要转化为精氨酸，提高精子质量，增强精子活力。

4 韭菜

据《本草纲目》记载，韭菜有补肝、肾，暖腰膝，壮阳固精的功效。

精子形成的必要成分是精氨酸。精氨酸含量较高的食物有：鳝鱼、泥鳅、鱿鱼、带鱼、鳗鱼、海参、墨鱼、章鱼、蜗牛等，其次是山药、银杏、冻豆腐、豆腐皮。精子量少的男性多食此类富含精氨酸的食物，有利于精子量增加，从而促进生殖功能。

023 怎样判断自己是否缺乏营养？

如果准爸爸、准妈妈发现自己有以下症状，则表示身体可能正缺乏某种营养。建议准爸爸、准妈妈去医院进一步确诊，然后遵医嘱补充营养。

- 头发干燥、变细、易断、脱发，可能缺乏蛋白质、能量、必需脂肪酸、微量元素锌。
- 夜晚视力的降低，可能缺乏维生素A。
- 舌头、舌裂、舌水肿，可能缺乏B族维生素。
- 牙龈出血，可能缺乏维生素C。
- 味觉减退，可能缺乏锌。
- 嘴角干裂，可能缺乏核黄素（维生素B_1）和烟酸。
- 经常便秘，可能缺乏膳食纤维。
- 下蹲后起来会头晕，可能缺乏铁（缺铁性贫血）。

孕前准妈妈须注意的饮食问题

为什么避免辛辣食物？

辣椒、胡椒、花椒等辛辣调味品刺激性较大，多食可引起便秘，并会出现消化功能障碍。

为什么避免饮酒？

酒精是导致胎儿畸形和智力低下的重要因素，所以孕前、孕期都要避免饮酒。

为什么要远离香烟？

烟草中有害成分很多，女性经常吸烟，会影响卵子的健康发育，甚至导致卵子的异常。过多被动吸烟也会如此。

为什么避免吃过多的糖？

甜食脂肪高、热量高，常食甜食容易引起体重增加，提高罹患糖尿病和心血管疾病的风险，同时容易引起蛀牙，对怀孕不利。

为什么避免吃味精？

味精的成分是谷氨酸钠，进食过多可影响锌的吸收，不利于胎儿神经系统的发育。

为什么不宜食用毛棉籽油？

研究表明，毛棉籽油可导致女子闭经或子宫萎缩，故不宜长期食用。

为什么避免吃腌制食品？

这类食品虽然美味，但内含亚硝酸盐、苯丙芘等，对身体很不利。

为什么不宜多吃胡萝卜？

胡萝卜含有丰富的营养成分，但女性吃太多的胡萝卜后，摄入的大量胡萝卜素会引起闭经和抑制卵巢的正常排卵功能。

为什么不宜多吃烤肉？

烤肉不容易烤熟透，吃了未熟透的畜禽肉时，容易感染弓形虫病，导致畸形儿。

为什么要少饮咖啡？

研究表明，咖啡对受孕有直接影响。每天喝一杯咖啡以上的育龄女性，怀孕的可能性只是不喝咖啡者的一半。

为什么避免吃人参、桂圆？

中医认为孕妇多数阴血偏虚，食用人参会引起气盛阴耗，加重早孕反应、水肿和高血压等；桂圆辛温助阳，孕妇食用后易动血动胎。因此，建议您食用前谨慎考虑。

为什么避免吃罐头食品？

罐头食品中含有的添加剂和防腐剂，是导致畸胎和流产的危险因素。

为什么要慎食致敏食品？

致敏食物对胎儿的影响尚未引起人们的重视，但事实上，致敏食品很可能会引起流产、早产，导致胎儿畸形等多种恶性后果。

孕前准爸爸须注意的饮食问题

为什么应该戒烟？

烟草中有20多种有害成分可以致使染色体和基因发生变化，这些有害物质会通过血液进入生殖系统。每天吸烟30支以上，畸形精子的比例超过20%，精子存活率只有49%。吸烟的时间与精子畸形率呈正比增长。不仅如此，大量吸烟还会导致男子性欲下降甚至出现阳萎，促使体内维生素C大量流失。

为什么要尽量不饮酒？

常饮葡萄酒、啤酒或烈酒，会降低睾丸激素分泌量，且增加精液中不良精子的数量。

为什么不宜吃葵花子？

葵花子的蛋白质部分含有抑制睾丸成分，能引起睾丸萎缩，影响正常的生育功能，故育龄青年不宜多食。

为什么不宜多食大蒜？

大蒜克伐人的正气，还有明显的杀灭精子的作用，食用过多，对生育有不利的影响。

为什么不宜食用毛棉籽油？

经试验证明，毛棉籽油具有杀死精子的作用，所以孕前不宜食用。

为什么不宜偏食高蛋白肉类食物？

大多数的男性都比较偏爱肉食，虽说精子的生成需要优质蛋白质，但如果高蛋白物质摄入过多，而维生素摄入不足，就容易造成酸性体质，增加怀孕难度。

5.做好孕前保健

024 孕前为什么要调整体重？怎样调整？

女性体重如果低于标准体重的15%，则为身体过瘦；如果高于标准体重20%以上，则为身体过胖。

太胖的女性容易患有高胰岛素血症，它可以刺激卵巢分泌过多的雄性激素，从而影响排卵，导致不孕；而太瘦则由于皮下脂肪太少致使荷尔蒙含量降低，导致月经紊乱甚至闭经，从而影响生殖能力。所以，准备怀孕的女性，无论身体过胖还是过瘦都应积极进行调整，力争达到正常状态。

体重过瘦的女性，可以适当增加优质蛋白质和富含脂肪食物的摄取，如肉类、蛋类及大豆制品；体重过重的女性，除了积极进行正确的减肥运动外，及早请教营养医师制订合理食谱，控制热量摄取，少吃油腻及甜腻食品，多吃健康的蔬菜和水果，但切忌盲目节食减肥，这样对身体的损害会很大，也会对健康受孕带来不良影响。

温馨提示

过胖或过瘦都会使体内的内分泌功能受到影响。这样，不仅不利于受孕，还会增加婴儿在出生后第一年患呼吸道或腹泻的几率，并在孕后易并发妊娠高血压综合征、妊娠糖尿病。

025 孕前为何要调整情绪？

身体准备固然重要，心理准备也要重视，因为受孕时的心理状态与优生密切相关。不良心理和情绪不仅会影响成功受孕，而且还会影响卵子和精子的质量等，从而影响受孕后胎儿的素质。

此外，良好的气候、整洁清爽的环境，也能使男女双方心情舒畅，心理平静，有利于精卵结合着床和胎儿的发育成长。

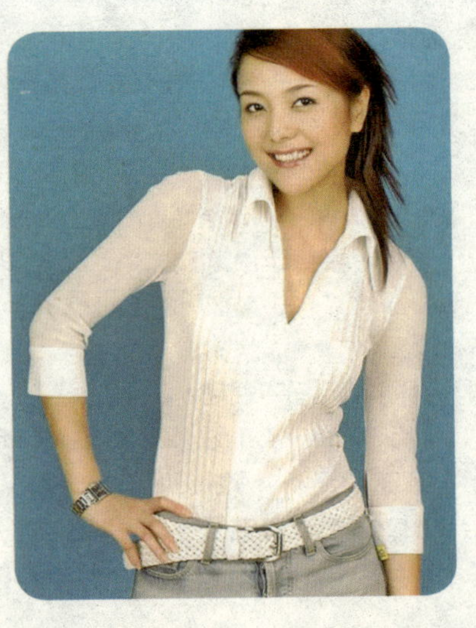

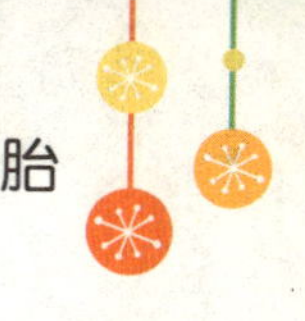

026 孕前为何不宜养宠物？

弓形虫是依附在动物体内的一种寄生虫，由它导致的弓形虫病可引起人畜共患。几乎所有的哺乳动物和鸟类都是弓形虫病的传染源，尤其是猫，是弓形虫病的主要传染源。

准妈妈感染弓形虫病后，可通过胎盘引起胎儿先天性弓形体病，可引起早产、死产或产后呈活动性疾病，表现为脉络膜视网膜炎、抽搐、发热、黄疸、肝脾肿大、皮疹等，以后还可能出现脑积水。所以准备怀孕的妇女应暂时离开宠物。

温馨提示

食用的肉类（特别是羊肉和猪肉）、蛋、奶制品等要充分煮熟，以免摄入这些食物中可能含有的弓形虫。

027 孕前应避免哪些有害物质？

许多物理、化学、生物因素会干扰人体的内分泌系统，甚至导致生殖功能异常或生殖器官畸形，使精子畸形或染色体异常。这些有害物质包括铅、苯、二甲苯、汽油、氯乙烯、X线及其他放射性物质、农药、除草剂、麻醉药等。

1 注意居室装修

甲醛对人体内的遗传物质有很强的损伤作用，各类装饰材料都不同程度含有甲醛。选装饰板材时，一定要选择甲醛含量低的合格材料。另外，苯常含于油漆、涂料、粘胶剂中，也是重要的污染源。注意不要购买含苯的涂料或粘胶剂。房子装修后，最好打开门窗过一个夏季再搬进。

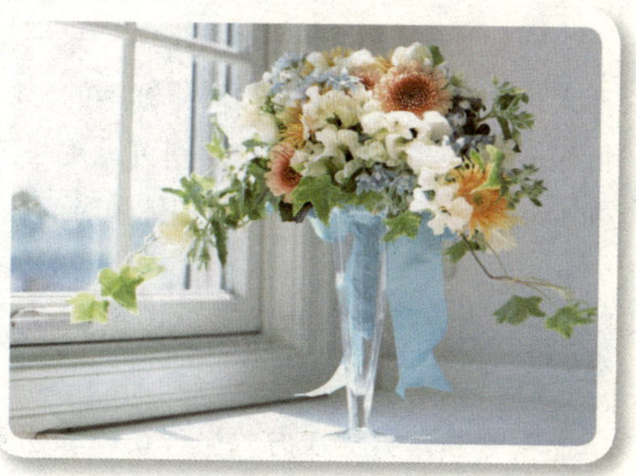

2 远离射线

X射线及其他放射性物质，都可引起精子染色体发生畸变，导致胎儿畸形。

3 避免接触其他有害物质

如果接触农药、杀虫剂、二氧化硫、铜、镉、汞、锌等有害物质过久，体内残留量在停止接触后6个月至1年才能基本消除，在此期间不宜受孕。

028 孕前应何时停服避孕药？

长效避孕药

口服避孕药的主要成分是雌激素和黄体素，服用避孕药的女性，如欲生育，应在停药半年以后怀孕，在停药后的半年中，最好采用避孕套避孕，如果服药期间意外受孕，应及早终止妊娠，以防生育畸形。

紧急避孕药

紧急避孕药是通过阻止受精卵着床达到避孕的目的，药效较强。因此，至少要在1个月经周期后，月经恢复到服药之前的状况才可以怀孕。

温馨提示

大多数科学家认为，避孕药由于剂量小，对胎儿无明显毒害作用。停服避孕药后短期内怀孕，先天性畸形发生率与未服避孕药妇女之间无差异。

029 长期服药为何不能急于怀孕？

有些妇女因为疾病，需要长期服用某种药物，而这些药物会不同程度地对生殖细胞产生一定影响。卵子从初期卵细胞到成熟卵子约需14天，此期间卵子最易受药物的影响。因此，长期服药后不要急于怀孕。

一般说来，女子在停服药物20天后受孕就不会影响下一代。各种药物的作用，在人体内贮存的时间以及对卵细胞的影响各不相同，不能一概而论，但20天是个最低极限，有些药物的影响时间可能更长些。长期服用药物的妇女在计划怀孕时，最好听从妇科医师的指导来确定怀孕时间。

030 孕前为何要停服安眠药？

安眠药对男女双方的生理功能和生殖功能均有损害。如安定、利眠宁、丙咪嗪等，都可作用于间脑，影响脑垂体促性腺激素的分泌。

男性服用安眠药可使睾丸酮生成减少，导致阳痿、遗精及性欲减退等，从而影响生育能力。女性服用安眠药则可影响下丘脑机能，引起性激素浓度的改变，表现为月经期间无高峰出现，造成月经紊乱或闭经，并引起机能障碍，从而影响受孕能力，造成暂时性不孕。

为了避免影响双方的生育能力，准备怀孕的夫妇千万不要服用安眠药。

031 孕前应避免服用哪些药物？

大家一般不注意妊娠前准妈妈用药对胎儿的危险性，以连续的关系看，有些药物在孕前使用对胎儿有一定影响，如胎龄第1周死亡或胚泡细胞数减少等可造成流产、畸胎、死胎、智能障碍。准爸妈准备怀孕时应避免服用以下药物：

1. 引起染色体损害的药物，如奋乃静、氯丙嗪和致幻药等。
2. 对细胞有毒的药物，如硫唑嘌呤、环磷酰胺。
3. 诱发排卵的药。
4. 抗生素类药，如喹喏酮类药。
5. 激素之类的药物：不管是雄激素、雌激素都会使胎儿男性化或女性化。有些激素可能导致男胎女性化或是女胎长大后易患阴道癌。
6. 抗癫痫的药。
7. 肾上腺皮质激素之类的药物。

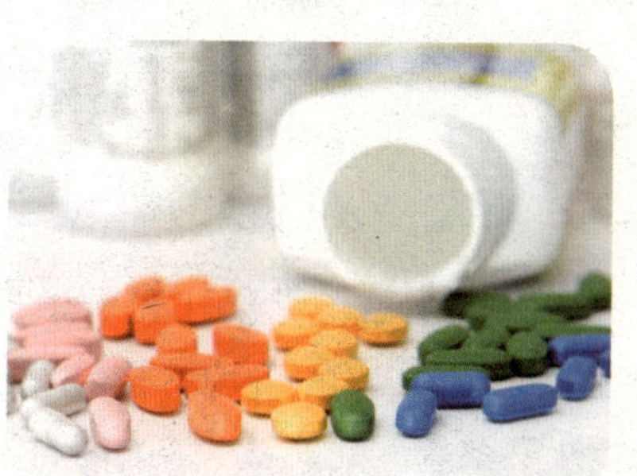

032 孕前要远离工作环境中哪些有害因素？

如果是从事毒理实验室的研究人员、医院的麻醉师、手术室的护士以及接触铅、汞、苯、镉、锰、砷、有机溶剂、高分子化合物的夫妻，想要个健康的宝宝，尽量在怀孕前6个月暂时离开工作岗位。

如果妇女曾有过两次不明原因的自然流产，最好于准备怀孕前3个月离开有害的工作岗位。

从事振动工作以及在高温环境或强噪声环境下工作的妇女，怀孕前应暂时调离岗位。

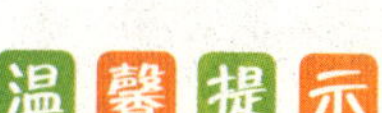

对于准爸爸来说，重金属铅、镉等可以破坏男子的血睾障，进而影响精子的生成过程，应该少接触这类物品。

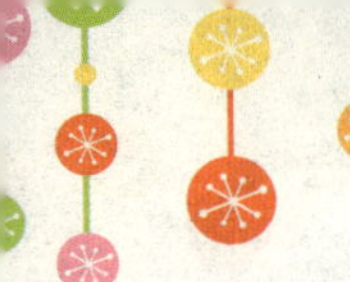

033 孕前准爸爸应杜绝哪些不良生活习惯？

1 穿紧身牛仔裤

尤其是透气性差、散热不好的化纤类紧身裤，会让阴囊处于密闭状态，空气不流通，使细菌滋生，引起生殖道的炎症。同时也阻碍阴囊皮肤散热降温，限制血液循环，防碍精索静脉回流，对精子很不利。

2 桑拿浴及过频的热水浴

睾丸产生精子需要比正常体温37℃低1℃～1.5℃的环境。孕前准爸爸要少蒸桑拿，减少热水浴时间和次数，以保证精子的数量和质量。

3 开车久坐

长期开车或者久坐不动会压迫盆腔，使供血量不足，能量、营养物质减少，造成精子能力下降。准爸爸每天应活动至少30分钟。

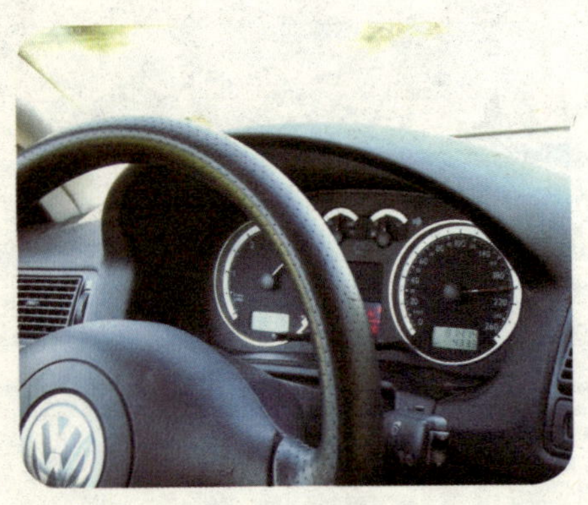

4 手机放裤兜

手机放在裤兜或者别在腰间，容易使睾丸受到电磁波的辐射，影响精子的数量和活力，最好把手机放在桌上或者拿在手中。

5 偏食

精子的生存需要优质蛋白质、钙、锌等矿物质和微量元素，精氨酸及多种维生素等，如果偏食，饮食中缺少这些营养素，精子的生成会受到影响，或许会产生一些“低质”精子。因此，在准备怀孕期间丈夫应做到营养全面，不偏食，不挑食，并适当多吃些富含锌、精氨酸等有利于优质精子形成的食物。

6 情绪不稳定

若经常忧郁、烦恼或脾气暴躁，会使大脑皮质功能紊乱，造成神经系统、内分泌功能、睾丸生精功能以及性功能不稳定，也会影响精子的产生和质量。

7 熬夜

熬夜过多，可降低人体的免疫能力，应注意科学休息。

总之，从计划怀孕开始，丈夫一定要养成良好的生活习惯。不良的生活习惯，对男性生育的影响是很显著的。

二、孕前检查

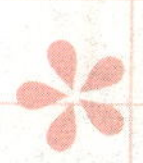

1.准妈妈孕前检查

001 为什么要做孕前检查？

如果怀孕后才发现自己感染了某些疾病，那么你很可能面临一些痛苦的选择：是终止妊娠，还是冒险继续怀孕？其实这些问题完全可以靠孕前检查来避免。

很多人都有这样的想法：自己在单位每年都进行体检，身体很正常，还用得着再重复地做孕前检查吗？专家认为，一般的体检并不能代替孕前检查。体检主要包括肝功能、肾功能、血常规、尿常规、心电图等，以最基本的身体检查为主，但孕前检查主要检测对象是生殖器官以及与之相关的免疫系统、遗传病史等。特别是在取消强制婚检的今天，孕前检查能帮助你孕育一个健康的宝宝。必做检查对于每个孕妈妈说来，是一个都不能少的。

002 什么时候做孕前检查合适？

一般情况下，医生会建议夫妻二人同时在计划怀孕前3～6个月就开始做检查。这样做，在补充营养、叶酸以及接种疫苗方面，都可留有充裕的时间。

此外，一旦检查出其他问题，还可以有时间进行干预治疗。

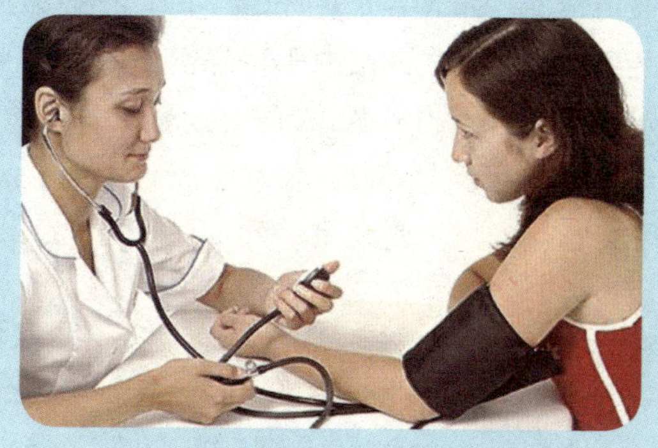

003 孕前检查的项目有哪些？大概需要多少费用？

1 体格检查

对身体的各个脏器，如心脏、肝脏、肾脏等,做一次全面、系统的检查、医生会告诉你你的身体状况是否适合怀孕。

检查费用：15元左右

2 妇科检查

普通妇科检查

包括阴道分泌物检查，如霉菌、滴虫、淋球菌、沙眼衣原体、梅毒螺旋体等，这些都有可能引起胎儿宫内或产道内感染，影响胎儿的正常发育，还会引起流产、早产等危险。如有感染，应推迟受孕时间，先进行治疗。

检查费用：约需要60元左右,衣原体和支原体检查150元左右。

妇科的内分泌检查

包括卵泡促激素、黄体生存激素等6个项目。可以对月经不调等卵巢疾病进行诊断。

检查费用：静脉抽血进行化验，一般需要300元全套，第三天拿结果，不同医院价格有所浮动。月经不调、不孕的女性可以考虑选择检查。

3 一般实验室检查

血常规和血型

了解血色素的高低，如有贫血可以先治疗，再怀孕；了解凝血情况，如有异常可先治疗，避免生产时发生大出血等意外情况；了解自己的血型，万一生产时大出血,可及时输血。

检查费用：此项目静脉抽血检查，可以在孕前三个月进行，花费大约70元左右。

尿常规

了解肾脏的一般情况和改变，其他脏器的疾病对肾脏功能有无影响，药物治疗对肾脏有无影响等。

检查费用：孕前三个月通过查尿可以了解肾功能状况，花费大约10元左右。

便常规

查虫卵、潜血试验、检验粪便中有无红血球、白血球,排除肠炎、痔疮、息肉等病变。

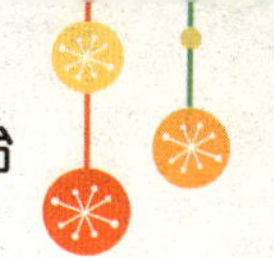

4 肝、肾功能检测

10个月的孕期对母亲的肾脏系统是一个巨大的考验，身体的代谢增加会使肾脏的负担加重。检查肝、肾功能的各项指标，可诊断有无肝脏及肾脏疾病、疾病的程度以及评估临床治疗效果和预后。

检查费用：一般来讲,肝功能费用在100元左右,肾功能费用为20～30元。

5 孕前的特殊检测

性病检测

梅毒、艾滋病是性传染病，严重影响胎儿健康。若夫妻双方怀疑患有性病或曾患性病者，应进行性病检测。检测结果异常时，请及时治疗。

ABO溶血检查

包括血型和抗A、抗B抗体滴度的检测。若女性有不明原因的流产史或其血型为O型，而丈夫血型为A型、B型时，应检测此项，以避免宝宝发生溶血症。

检查费用：包括血型和ABO溶血滴度。女性血型为O型，丈夫为A型、B型，或者有不明原因的流产史者建议孕前三个月检查，花费大约25元左右，医院一般每星期做一次检测。

脱畸全套

60%～70%的女性都会感染上风疹病毒，一旦感染，特别是妊娠头三个月，会引起流产和胎儿畸形。因此可以做脱畸全套检查，包括风疹、弓形虫、巨细胞病毒三项。

检查费用：孕前三个月静脉抽血检查，全套240元左右，医院一般每星期做一次检测。

染色体检查

主要是检查遗传性疾病，比如有遗传病家族史者可以在孕前三个月静脉抽血检查。

检查费用：价格110元左右，医院一般每星期做一次检测，两个星期拿结果。

004 为何孕前要做口腔检查？包括哪些项目？

如果计划怀孕，孕妇别忘记做口腔的孕前检查。保证牙齿的健康，也是安全度过孕期的前提之一。孕期牙齿要是痛起来很棘手，用药或拔牙等手术对妊娠可能会有影响。尤其当牙龈等软组织发生炎症时，细菌容易进入体内，引起胎盘血管内膜炎，从而影响胎盘功能，导致早产。所以发现牙患，宜及早治疗。

检查时间为孕前6个月。根据需要孕前可能进行下列项目的口腔检查：

❶牙龈炎和牙周炎

❷蛀牙

❸阻生智齿

❹口腔卫生

如果牙齿没有其他问题，只需洁牙就可以了，如果牙齿损坏严重，就必须拔牙。

检查费用大约在100元~1000元左右。

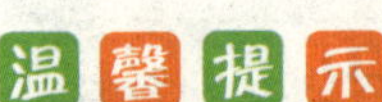

口腔检查是容易被忽略的问题，打算怀孕的妇女不仅不宜遗漏口腔检查，而且要消除所有口腔隐患，以免给造成麻烦。

005 孕前宜注射什么疫苗？须提前多长时间？

孕前重点建议注射的疫苗有两种：一是注射乙肝疫苗；二是注射风疹疫苗。

乙肝疫苗须在怀孕前11个月注射。乙肝疫苗是按照0、1、6的程序注射的，即从第一针算起，在此后1个月时注射第二针，6个月时注射第三针。因此至少应该在孕前9~10个月进行，以保证怀孕时体内的乙肝疫苗病毒完全消失，并且产生抗体。

风疹疫苗要提前8个月注射。如果在孕期感染了风疹病毒，很可能会导致胎儿畸形。所以这个环节不能省略。医生建议风疹疫苗至少应该在孕前3个月注射，这样才能保证怀孕的时候体内风疹疫苗病毒完全消失，不会对胎儿造成影响。为了保险起见，建议你提前8个月注射风疹疫苗。

006 什么是母子血型不合？

ABO血型不合

如果母亲血型为O型，父亲是A型、B型或AB型，胎儿血型与母亲相同，胎儿平安无事；但如果胎儿血型与父亲相同，母体就可能产生对抗胎儿血细胞的抗体，并经胎盘进入胎儿体内，导致胎儿红细胞破坏，产生溶血。常见于母亲是O型血，父亲为A型、B型或AB型血，可以在第一胎就发病，随着妊娠次数的增加，病情会加重。但并不是所有O型血的母亲都发生此病，这取决于母亲体内抗体的多少。

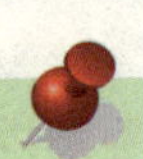

温馨提示

90%以上病婴母亲的血型为O型，婴儿为A型或B型。这种母子ABO血型不合在所有的妊娠中并不少见，约占20%。但发生新生儿溶血病的则很少，仅约1/150。

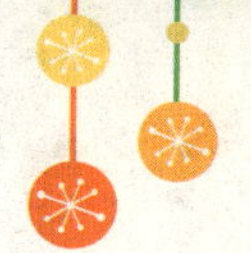

Rh血型不合

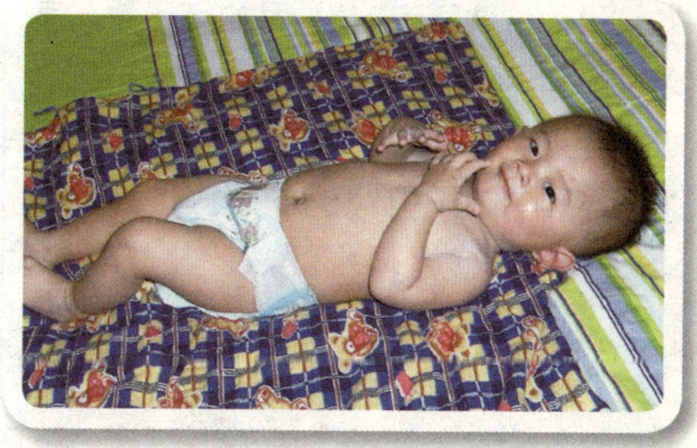

如果母体血型为Rh阴性，胎儿血型为Rh阳性，带有Rh阳性抗原的红细胞会通过胎盘进入母体，产生相应的血型抗体，此抗体又经过胎盘进入胎儿血液循环，作用于胎儿红细胞，从而导致溶血。多次妊娠的妇女易发生溶血，第一胎很少出现。

007 母子血型不合一定会生出溶血症宝宝吗?

不少O型血的准妈妈会有一些担心，新生儿溶血症的可能性究竟有多大? 其实，母子血型不合不一定会导致溶血症的发生，ABO血型不合的发生率为20%左右，但真正发生新生儿溶血的仅为5%以下。

新生儿溶血症的发生概率和严重程度，也是随着胎次的增加而增加的。不过，虽然说ABO溶血症多在第二胎发生，但一部分也发生在第一胎。举例来说，如果O型血的母亲在孕前或产前输过A型或B型或AB血型的血，或者有过流产史（母亲产道破损，被打掉胎儿的血液进入体内），母亲被“致敏”后，产生抗体。那么即使是第一胎，也有可能发生新生儿溶血症。

008 O型血的准妈妈应注意哪些问题?

因为婴儿遗传物质的选择无法控制，所以对于此病目前没有什么特别有效的办法可以预防，但是在孕前进行ABO血型检查，对于医生的监控和及时采取医疗手段是有很大帮助的。如果准妈妈是O型血，首先要了解丈夫是什么血型。丈夫的血型不明时应尽早去医院检验。

如果丈夫是A血型、B血型或AB血型，在准备要孩子前，应去医院作好产前咨询以及检查。若以前有不明原因的死胎、流产、新生儿重度黄疸史甚至输血史的准妈妈打算再要孩子的时候，很有必要和丈夫提前进行ABO血型检查，检测体内抗体的情况。检查时间最好在怀孕前的3个月，检查的方法为静脉抽血。如果

> **温馨提示**
>
> 夫妻血型不合导致的胎儿、新生儿溶血症通常都能及时发现、及时治疗，几乎都能治愈，也不会对孩子未来的健康造成影响。

检测出的结果显示有比较高的可能性，那么可以在医生的建议下预防性地服用中药来降低抗体。

概率已经表明，血型不合的夫妻中遭遇新生儿溶血症的只是一小部分，所以不必过度担心，徒增精神负担。

2.准爸爸也要做检查

009 准爸爸孕前需要做哪些检查？

为了孕育一个健康宝宝，备孕准爸爸要做如下检查：

精液分析：

检查精液量、颜色、黏稠度、PH值及精子密度、活动率、形态等，从而了解精液的受孕能力，预知精液是否有活力及是否少精、弱精。

内分泌激素：

了解体内性激素水平。

体格检查：

了解是否有生殖器官、阴茎、附睾、睾丸、前列腺、精索及精索静脉等疾病。

血常规18项：

了解有无病毒感染、白血病、组织坏死、败血症、营养不良、贫血、血型等。

血糖：

了解是否患有糖尿病等。

肝功能：

了解肝功能是否受损，是否有闭塞性黄疸、急（慢）性肝炎、肝癌等肝脏疾病的初期症状。

肾功能：

了解肾脏是否有受损、是否有急(慢)性肾炎、尿毒症等疾病。

血脂：

了解是否有高血脂。

尿常规：

了解泌尿系统是否有感染及其他泌尿系统疾病。

便常规：

检验粪便中有无红血球、白血球及虫卵等。

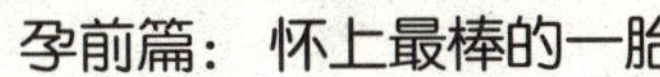

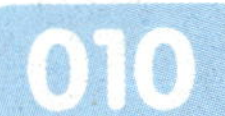

010 准爸爸为什么要提前治疗生殖系统疾病？

男性生殖器官中，睾丸是创造精子的“工厂”，附睾是储存精子的“仓库”，输精管是“交通枢纽”，精索动、静脉是后勤供应的“运输线”，前列腺液是运送精子必需的“润滑剂”。如果其中某一个环节出现问题，都会影响精子的产生和运输。例如梅毒、淋病等性病会影响精子的生成、发育和活动能力，前列腺炎、精索静脉曲张、结核等疾病可造成不育，需进行早期治疗。

011 准爸爸孕前应注意哪些生育隐患？

1 阳痿

阳痿又称为阴茎勃起功能障碍，大致分为心理性阳痿和生理性阳痿两种。对于心理性阳痿，只要患者心理调适得当，很快就会恢复。由生理疾病引起的阳痿就需配合医生的治疗。引起生理性阳痿的疾病有阴茎异常、动脉硬化、高血压、前列腺炎、肥胖等。

2 早泄

早泄是指性交时间很短，阴茎刚插入阴道就射精。早泄对夫妻性生活影响很大，对孕育宝宝影响也很大。早泄和阳痿一样，也分心理性和生理性两种。引起生理性早泄的疾病有尿道炎、前列腺炎等，一定要及时治疗。

4 睾丸病变

睾丸是产生精子的器官，无论是先天发育障碍还是后天因素引起的睾丸病变，均对孕育宝宝影响很大。

温馨提示

从优生优育角度考虑，“准爸爸”尤其是在医院放射科、电脑机房等环境下工作的男性，也应穿着防辐射衣或者防辐射内裤，重点保护自己的特殊部位。

3 精液量

关于精液量的多少，存在着个体差异。一般来讲，正常健康成年男性一次射精量为2～7毫升，精液呈白色或黄白色。如果少于1毫升，就可认定为精液过少。同样，如果一次射精超过8毫升，就是精液过多。生殖系统感染、结核病、淋病、睾丸功能异常、内分泌紊乱、尿道狭窄等疾病易引起精液过少；精囊炎症和垂体促性腺激素分泌亢进易导致精液过多。

三、遗传与优生

1.遗传常识

001 什么是遗传?

生物子代与父代之间或多或少保存着相似的特征，这种现象叫做遗传。

遗传是父母的基因特征传给子女。

遗传，一般是指亲代的性状又在下代表现的现象。但在遗传学上，指遗传物质从上代传给后代的现象。例如，父亲是色盲，女儿视觉正常，但她由父亲得到色盲基因，并有一半机会将此基因传给他的孩子，使显现色盲性状。故从性状来看，父亲有色盲性状，而女儿没有，但从基因的连续性来看，代代相传，因而认为色盲是遗传的。遗传对于优生优育是非常重要的因素之一。

002 为什么会出现遗传这种现象?

人们发现，不同种生物的染色体数目和形态各不相同，而在同一种生物中，染色体的数目及形状则是不变的，于是有了子女像父母的遗传现象。

人体染色体的数量，不管在身体哪个部位的细胞里都是成双成对的存在的，即23对46条染色体，可是惟独在生殖细胞——卵子和精子里，却只剩下23条，而当精子和卵子结合成新的生命——受精卵时，则又恢复

温馨提示

遗传是生物界的普遍现象，早在我国汉代，学者王充对这种生物现象有过恰当的概括，即“物生自类本种”。

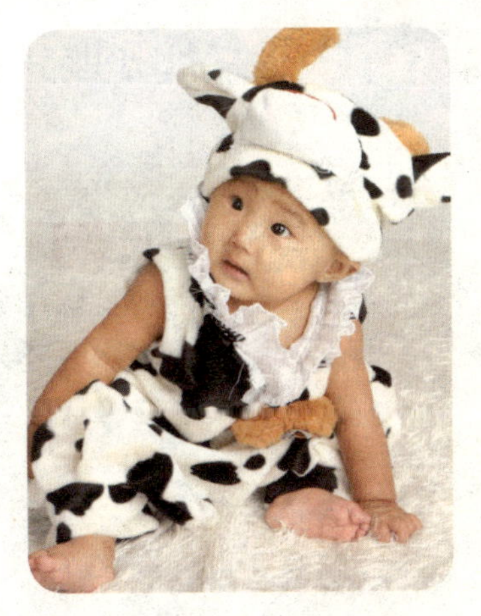

为46条。可见在这46条染色体中肯定有23条是来自父亲，另外23条则来自母亲，也就是说，一半来自父亲，一半来自母亲，既携带有父亲的遗传信息，又携带有母亲的遗传信息。所有这些，共同控制着胎儿的特征，等到胎儿长大成人，生成精子或卵子时，染色体仍然要对半减少。如此循环往复，来自双亲的各种特征才得以一代又一代地传递，使人类代代复制着与自己相似的后代。

003 染色体是怎么实现遗传的？

染色体靠的是它所携带的遗传因子，也就是“基因”，基因是贮藏遗传信息的地方，一个基因往往携带着祖辈一种或几种遗传信息，同时又决定着后代的一种或几种性状的特征。它们按顺序排列在染色体上。由染色体将它们带入人体细胞。每条染色体都是由上千个基因组成的。

人之初都是由一个受精卵经过不断的分裂增殖发育而成的，在这个受精卵里蕴涵着父母的无数个遗传基因。详尽设定了后代的容貌、生理、性格、体质，甚至于某种遗传病，子女就是按照这些特征发育成长的。于是就出现了孩子在某些地方像父亲，某些地方像母亲的情况。

004 宝宝的性别是如何决定的？

决定胎宝宝性别的是准爸爸精子中的染色体。

人体细胞的染色体有23对，其中22对为常染色体，一对为性染色体。性染色体又分为X染色体和Y染色体两种。女性的染色体是XX，只能形成含一条X染色体的卵子；男性的性染色体是XY，可分别形成含X染色体或含Y染色体的两种精子。如果与卵子结合的是含X染色体的精子，这一受精卵就会发育成女孩；相反，含Y染色体的精子与卵子结合，则发育成男孩。

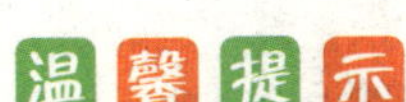

一次射精产生的精子达几亿之多，是带X还是带Y染色体的精子与卵子结合，完全是偶然的，是大自然的一种选择，并非是受男方意识所控制，更不是女方的过错。

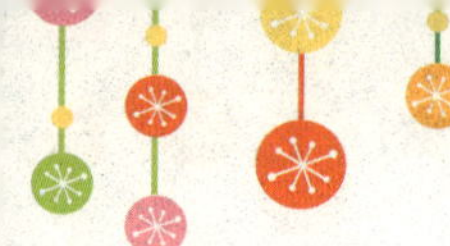

005 父母的哪些容貌特征会遗传给宝宝？

温馨提示

男孩身高＝59.699+0.419×父亲身高+0.265×母亲身高

女孩身高＝43.089+0.306×父亲身高+0.431×母亲身高

许多年轻父母都非常关心子女会继承自己的哪些容貌特征。

要知道遗传并不像“克隆”动物那么一模一样。比如宝宝的身高在决定因素中父母各占35%，他自身也有30%的主动权，再比如肥胖，也只有大约一半决定因素可以由人为因素决定，我们完全可以通过合理饮食，充分运动使自己体态匀称。

不过像肤色，下颚，双眼皮都是不容“商量”的遗传，像得让我们无可奈何。虽然萝卜腿和声音也有遗传，却是后天可塑的。当然那双腿若因遗传而显得过长或太短时，就无法再塑，只有听任自然了。

2.遗传咨询

006 什么是遗传咨询？其目的是什么？

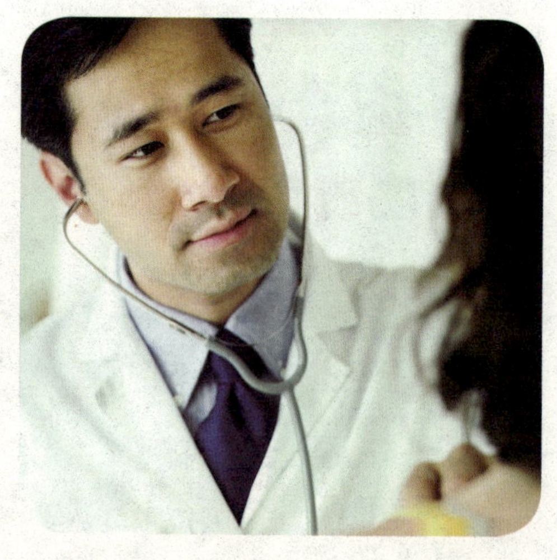

遗传咨询是优生工作的重要组成部分，它是由从事医学遗传学的医生根据医学遗传学的原理，对患有遗传病的病人及家属提出的有关疾病问题进行解答的过程。咨询的目的是为了在是否应该生育这个问题上做出合理的决定。

遗传性疾病就是指生殖细胞或受精卵的遗传物质发生畸变或突变所引起的疾病，遗传性疾病也可以代代相传，如不加以控制，将势必把缺陷和疾病进行扩散，影响下一代身体素质的提高。为了能生一个健康、聪明、活泼的孩子，要通过各种途径来减少或杜绝遗传病儿的出生。在准备要孩子时进行遗传咨询，是控制遗传疾病的重要一步。

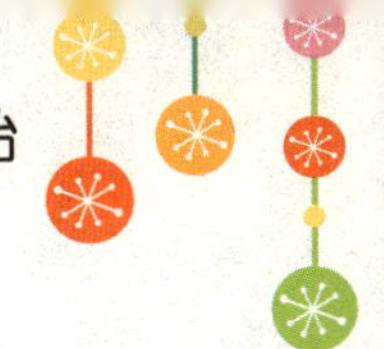

007 哪些夫妻需要做遗传咨询？

- 近亲婚配的夫妻必须进行遗传咨询。
- 家族成员中或本人有遗传病或先大智力低下者。
- 反复出现自然流产及闭经不孕的妇女，要检查原因，是否有遗传因素在起作用。
- 有先天缺陷儿或遗传病儿生育史及确诊为染色体畸变患病史者。
- 染色体平衡易位携带者。
- 曾发生过不明原因死胎、死产的妇女。
- 高龄妇女（大于35岁）。
- 性器官发育异常，须确定性别，决定能否结婚及生育。
- 妊娠早期（10周内）有高热、服药、接受过X线、患风疹史，对胎儿不利者。
- 发现孕妇羊水多、胎儿宫内发育迟缓者。

008 哪些遗传病患者不宜生育？为什么？

有些遗传病患者由于所患的遗传病比较严重，子女有较多的机会发病，而又没有很好的治疗方法，因此最好在婚前作绝育手术，或采取严格的避孕措施，以免婚后生育有病的后代。患以下遗传病的患者不宜生育。

1 各种严重的显性遗传病

如强直性肌营养不良（有全身肌肉萎缩，以面、颈、肩、上肢比较明显，同时伴有白内障与毛发脱落）；遗传性痉挛性共济失调（有步态不稳、言语障碍、视神经萎缩、眼球震颤等表现）；软骨发育不全（侏儒、四肢短小、面部畸形）等。夫妻一方患病的，子女大约有半数会发病，所以不能生育。

2 严重的隐性遗传病

如苯丙酮尿症、小头畸形等。夫妻中如果一方患病，则子女一般并不患病，但如果双方都患同种疾病，子女就有很高的发病机会，甚至都发病。

3 较严重的多因子遗传病

如先天性心脏病、精神分裂症、原发性癫痫、唇裂与腭裂、糖尿病等，其子女也有一定的发病机会，所以也不宜生育。

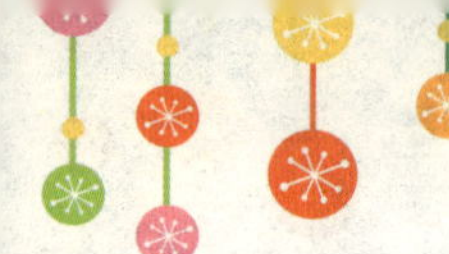

009 哪些夫妇有出现遗传病后代的风险？

据遗传学家统计，下列父母有出生严重遗传病的风险。

35岁以上的高龄初产妇

资料表明，染色体偶然错误的概率在接近生殖年龄后期时明显增高。当女性年龄越大时，卵子就相对老化，发生染色体错误的机会也随之增加，因此，生育染色体异常患儿的可能性也就相应增加。

双亲之一为平衡易位染色体携带者

如果通过染色体检查，查出夫妇一方是平衡易位染色体携带者时，可以考虑不生育或在妊娠后进行产前遗传学诊断，以防止患病儿的出生。

温馨提示

对于有生出遗传病和先天畸形胎儿风险的父母，应作好遗传咨询和产前诊断，对异常胎儿采取选择性流产的办法避免患儿出生。

有习惯性流产史的夫妇

据统计资料表明，有习惯性流产史的孕妇体内染色体异常的几率比一般人高出几倍。所以，有习惯性流产史的夫妇，再次妊娠前双方应先做详细的体格检查及遗传咨询。

已生育过“先天愚型”儿的母亲

其第二个孩子为“先天愚型”患儿的几率为2%～3%。已生过一个常染色体隐性代谢病患儿（如白化病、先天性聋哑、侏儒等）的孕妇，下一胎的风险率可能为25%。

母亲为严重的性连锁疾病（如血友病）患者

儿子全部为该病的患者，女儿则成为该致病基因的携带者。

经常接触放射线或化学药剂的工作人员

放射线和化学药剂对优生影响较大，从事这一行业的夫妇应向专家咨询。

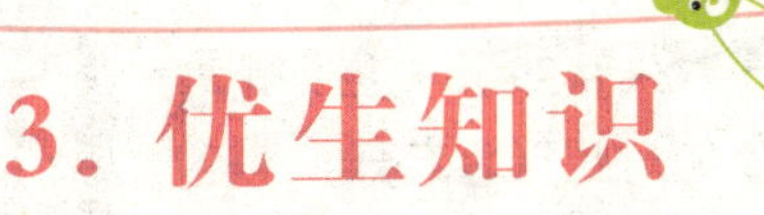

3. 优生知识

010 什么是优生？

从根本上讲，优生是保证人口质量的一项关系到国家和民族盛衰的大事。人口素质是由多种因素决定的，概括起来有两个方面；一是先天素质；二是后天因素。前者是生的问题，后者是养的问题，即优生与优育的问题。

从某种意义上讲，人口的出生质量对人口质量起着决定性作用。优生就是要尽可能地提高出生婴儿的体质水平，减少或避免“缺陷儿”的诞生。生一个健康、聪明、漂亮的孩子是所有父母的心愿，而生出一个遗传病患儿或先天畸形儿，将给父母带来沉重的精神负担和经济负担。如果生育的后代个个都健康、聪明，那么整个中华民族就会兴旺发达，国家繁荣昌盛。

温馨提示

后天的体育锻炼、饮食营养、文化教育固然十分重要，但遗传和先天的因素也起着重要的作用，有时甚至会起着决定性的作用。

011 优生的禁忌有哪些？

忌近亲结婚

近亲结婚会导致胎儿畸形，孩子智力下降，容易患有多种先天性疾病。

忌同病相恋而结婚生子

夫妻双方患有同一种疾病，很容易将这种疾病病遗传给后代。

忌婚前不体检

婚前体检是结婚所必须履行的手续，它也是夫妻双方婚后生活和谐幸福的保障。在婚前体检中，还可以检查出夫妻双方是否有影响优生优育的问题，防患于未然。

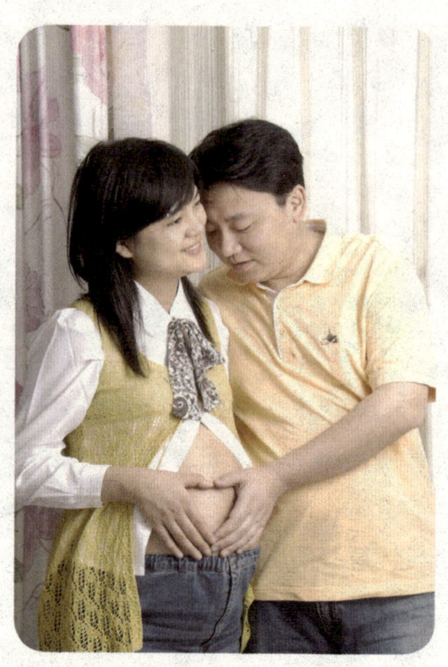

忌对生育知识缺乏必要的了解

有不少新婚夫妻由于对生育知识缺乏了解，婚后几年仍不见生子。他们对此焦急万分，甚至相互埋怨，导致家庭不和睦。

忌高龄妊娠

对女性来说，最佳怀孕年龄应在25～30岁之前，超过35岁再怀孕，同样会影响孩子的健康和智力。男性年龄可以适当高点，但也不宜太高。

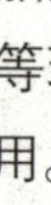

孕妇忌滥用药物

孕妇滥用药物会直接影响体内胎儿的生长发育，同时会造成早产、流产或死胎等现象。确实需要用药时，应在医生的指导下服用。

孕妇忌病毒感染

病毒感染不仅会影响母体的健康，而且会对胎儿构成一定的危险。

孕妇忌性生活无度

怀孕对于女性来说是一个重要时期，在这一阶段中，夫妻应节制性生活，尤其怀孕初期3个月和最后2个月，更应特别注意，否则容易引起流产或早产。

孕妇忌接触有害有毒物质

孕妇过多地接触化学农药、铅、X射线等会使胎儿畸形，也可能使胎儿患白血病、恶性肿瘤等疾病。

温馨提示

在新生儿中，先天性畸形可达百分之二，全世界仅先天性愚型患儿就达数百万以上。而且，几乎人体各个器官系统和组织都可能发生遗传性疾病和缺陷。

孕妇忌玩宠物

孕妇玩宠物有可能使孕妇感染上疾病，如孕妇感染弓形体，会直接传染给胎儿，导致胎儿畸形。

忌带病怀孕

女性患有心脏病、肝炎、结核病、肾炎以及精神病时，切勿急于怀孕，因为这时怀孕对母与子都不利。应先治疗疾病，然后在医生指导下怀孕。

012 优生的措施有哪些？

1 进行婚前检查和孕前检查

婚前检查是优生的重要内容，主要是对男女双方在结婚登记之前进行询问、身体检查，包括实验室和其他各种理化检查，以便及时发现不能结婚、生育的疾病，或其他生殖器畸形等，供当事人婚育决策时参考。当前婚前检查由强制转为自愿，有一些男女结婚未做过婚前检查，为此，孕前检查就变得尤为重要。

2 选择最佳怀孕年龄和受孕时机

为胎儿各方面的发育创造人为的“天时”“地利”的条件。

3 进行早孕指导

做好孕期保健，使胎儿健康地发育成长。

4 遗传咨询

遗传咨询是指遗传病家族史或患者以及生育遗传病儿者，需要根据详细病史、家谱分析、体检及化验等明确该类疾病再现的可能性有多大，有无产前诊断的方法，然后再决定是否可以生育。

温馨提示

优生五项检查，主要是验血，检查血液中有无弓形虫，风疹病毒，巨细胞病毒，单纯疱疹病毒，及其他病毒。

5 进行产前诊断

在妊娠期间，用各种方法了解胎儿的情况，预测胎儿是否正常或有某些遗传病，以决定胎儿的保留与否。对个别的遗传病还可以通过新生儿筛查加以控制。

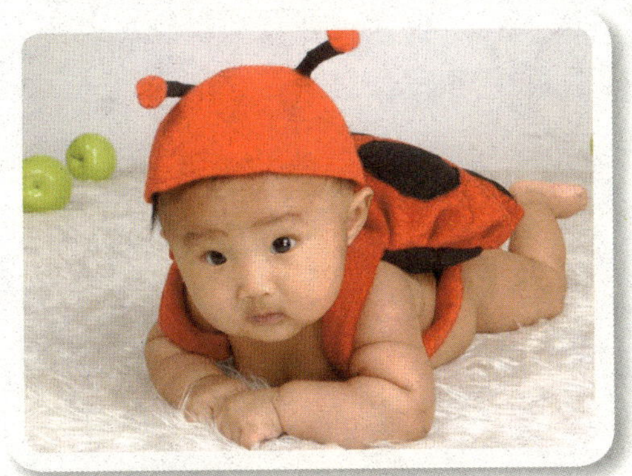

6 避免有害环境

如大气、饮水、电磁辐射以及其他化学物理因素对胎儿的危害和影响。

7 加强孕期营养

保持良好的精神心理状态，适当活动和锻炼。在轻松、恬静、舒适的环境里孕育胎儿。

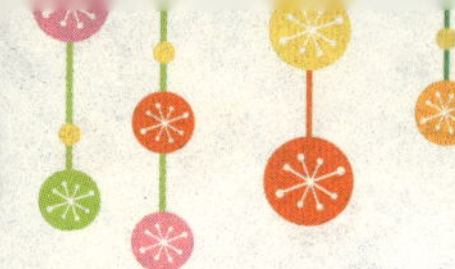

013 孕前为什么要做好优生咨询?

准备怀孕的夫妻都应该到医院，请医生为你们做一次优生方面的咨询，向优生专家详细说明自己和配偶现在的身体健康状况，并且把家庭中其他成员的健康状况也向医生讲清楚。如果被确认有家族病史的话，就要提早找出解决方案，从而及时保护宝宝的健康。

014 生物节律与优生的关系是什么?

生物节律（也就是平常说的生物钟）是指生物体伴随着时间的变化而作周期变化的规律。每个人从出生到生命的终结，每个月都存在着生物节律的高潮期和低潮期。如果健康的男女双方在生物节律的高潮期受孕，就能生出一个身体健康、智力超群的孩子，如果一方在高潮期而另一方在低潮期，出生的孩子先天素质和智力就一般，如果双方生物节律都运行到低潮期时性交并怀孕，则生出的孩子就可能会体力和智力较差。

015 头胎人流为什么不利于优生?

临床发现，头胎作人流手术，可能引发反复流产、早产、大出血、婴儿体弱多病等危险。临床还发现，头胎作人流手术的人，许多都发生了严重的妇女病，乳腺病，甚至癌症。

人流为强行中断妊娠，此时由于体内激素水平骤降，内分泌功能发生紊乱，迫使迅速生长发育的生殖系统，乳腺等器官停止生长，这对生殖器官、乳腺等器官将造成损伤。这些损伤可使女性在以后发生生殖系统疾病和乳腺疾病。

温馨提示

未产妇做头胎人流手术对优生有很大的危害，除新生儿溶血病外，还可导致多种严重结果。

四、实施怀孕

001 男子最佳生育年龄是多大？

我国婚姻法规定：男子不得早于22周岁，女子不得早于20周岁结婚。这是符合青年男女的心理和生理发育特点的。从身体来看，男性27～35岁是生育的最佳时期，男子过了35岁，体内的雄性激素也开始衰减，平均每过一年其睾丸激素的分泌量就下降1%。

法国一位叫做歇洛兹的教授，调查发现那些在父亲30～35岁年龄段出生的孩子，在智力测验中所获得的分数最高。他的结论是：30～35岁的男子，其精子有最强大的生命力，最宜生育。

温馨提示

法国遗传学家摩里士的研究显示，年龄介于30～35岁的爸爸所生的孩子最优秀。解释是：男人的精子素质在30岁时达到最高峰，然后持续5年，以后则素质下降。

002 女子最佳生育年龄是多大？

女性的生殖器官在青春期就基本发育成熟，理论上认为可以怀孕。但是20岁以前身体各部分仍处于发育时期，而且这时的精力、记忆力、时间等各方面都处于学习知识的最佳阶段。过早怀孕会影响女性的身体、工作和学习等各个方面。从医学角度讲早育生产的婴儿先天性畸形的比率较高。

20～29岁的妇女身体发育成熟，并正处在生育旺盛期，对妊娠、分娩期间的心理变化和精神刺激以及身体的变化都能很好地调解和适应，各方面已具备了做母亲的条件，能胜任哺乳与教育下一代的任务。如果妇女超过29岁生孩子，各方面的条件都不如29岁以前好；尤其不要超过35岁再生孩子，而成为高危产妇。

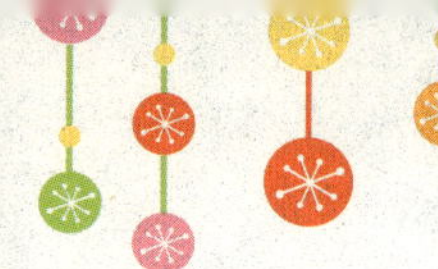

003 最佳的受孕季节是什么时候?

一般认为，受孕最佳季节应是夏末秋初的7~9月份。此时正值天高气爽，各种蔬菜水果源源上市，且新鲜充足。便于孕妇休息好，营养丰富，维生素摄入量多，有利于胎儿发育。

这个季节衣着日趋单薄，婴儿洗澡不易受凉，住室可以开窗换气，减少污染，有利于母婴健康。孩子满月后又可抱出室外进行日光浴、空气浴，可预防佝偻病的发生。母亲多吃些蔬菜、水果和新鲜的鸡、鱼、肉、蛋，营养丰富，便于供给孩子充足的奶水。同时，由于气候适当和营养丰富，产妇的伤口也易愈合。当盛夏来临，母亲和孩子的抵抗力都已得到加强，容易顺利度过酷暑。到了严冬时节，孩子已经半岁，对健康过冬十分有利。

温馨提示

7~9月份受孕，经过10月怀胎，孩子在来年的4~6月份出生，正是春末夏初，风和日暖，气候适宜，便于产后恢复及对新生儿的护理。

004 最佳的受孕时刻是何时?

一天当中，何时受孕最为合适呢？科学家根据生物钟的研究表明，人体的生理现象和机能状态在一天24小时内是不断变化的，早7时至12时，人的身体机能状态呈上升趋势；13时末至14时，是白天里人体机能的最低时刻；下午5时再度上升，晚23时后又急剧下降。

普遍认为，晚21~22时同房受孕是最佳时刻。在此段时间同房，事后夫妻会很快进入睡眠。女方睡眠中的身体平卧，有利于精子沿子宫内壁向输卵管里游动，对精子顺利到达输卵管壶腹部跟卵子结合很有利。所以说，夫妻在晚上21~22时同房，是最佳的怀孕时间。

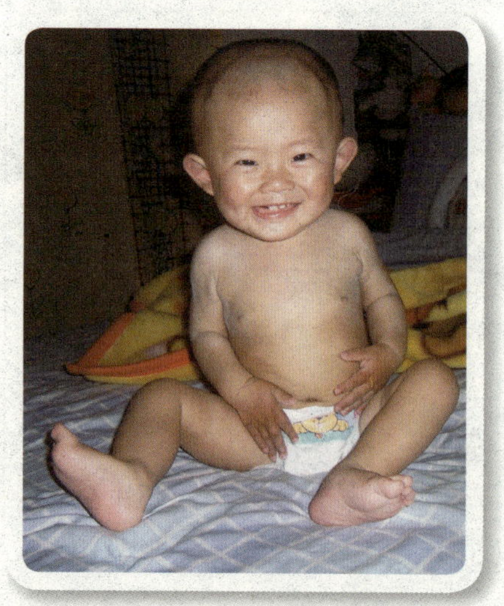

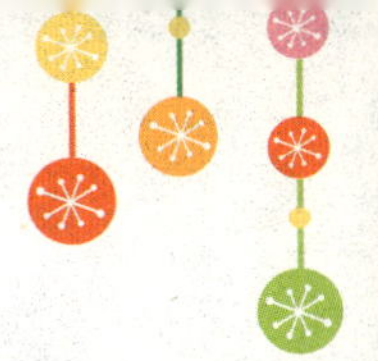

005 最易受孕的做爱频率是多少？

当有些夫妻想要宝宝时，有意识增加性生活的次数，认为这样可以尽快怀孕，但结果往往适得其反。

因为夫妻性生活频率过高，就会导致精液量减少和精子密度降低，使精子活动率和生存率显著下降，精子并没有完全发育成熟，与卵子相会的“后劲”大大减弱，受孕的机会自然降低了。

如果想要宝宝，夫妻的性生活以每周1～2次为适中，在女性排卵期前后可以适当增多。

006 最佳怀孕情绪是怎样的？

孕妇的情绪如何，既关系到自身的健康，也关系到下一代的生长发育，是一件应该认真对待的大事。至于在怀孕期间如何保持健康、良好的情绪，需要注意的方面很多。

家庭方面，要尽可能营造和谐、欢乐的生活气氛。夫妻之间要多交流、多理解，尤其是发生不愉快事情的时候，要多从积极的方面开导孕妇，避免孕妇受到不良刺激。

而孕妇自己，同样要正确对待生活中发生的大大小小的矛盾，对一些无足轻重的事情，不要过分认真和计较，尤其不应该多疑，尽量减少对家里其他人的误解。即使遇到什么不顺利的事情，也要大度一些，应该学会多做一些自我安慰，这样，情绪就不容易受到影响而产生波动了。要知道，保持健康的情绪，让自己始终有一种良好的心境，对自己、对胎儿都有好处。

温馨提示

想到日后的生产，一些孕妈妈往往很早就产生程度不同的焦虑。其实，生产没什么可怕，不必为此背上思想包袱，可先学习一些分娩的知识，避免不必要的恐慌和焦虑。

五、怀孕的确认

001 怀孕的征兆有哪些?

❶ **停经** 平时月经有规律，突然月经过期10日以上，应考虑有妊娠的可能。

❷ **早孕反应** 约半数以上孕妇停经6周左右有头晕、乏力、嗜睡、食欲不振、恶心、晨起呕吐，持续到12周症状可消失。

❹**尿频** 妊娠早期孕妇常感小便次数增多，妊娠中期自行消失。这是由于增大的子宫压迫膀胱引起的，是胎儿生长的信号。

❸ **乳房胀痛** 怀孕早期妇女的乳房即开始变化，妊娠8周起，乳房就逐渐膨大，使孕妇的乳房发胀或刺痛。

❺ **基础体温升高** 如果测量基础体温，可发现晨起的基础体温升高0.5℃~1℃。

❻ **皮肤颜色发生变化** 怀孕后,可能会产生皮肤色素沉淀或腹壁产生妊娠纹，尤其怀孕后期更为明显。

❼ **阴道粘膜变色** 怀孕初期，阴道黏膜可能会因充血而呈现出较深的颜色，这些由医师做判断。

❽ **容易疲倦** 孕初期容易疲倦，常常想睡觉。

002 早孕试纸呈阳性就能确认怀孕吗?

使用早孕试纸进行尿妊娠试验，是一种简便的检孕方法，但不是百分之百可靠。少数情况会出现假阳性，其实并未怀孕。相反，出现阴性时，却怀孕了。因此，最后确认应到医院检查确证，以免延误一些异常妊娠的诊断和治疗。

如过期流产、宫外孕等可以出现阴性，误认为不是怀孕而不去检查，就可能造成严重后果。又如葡萄胎，尿妊娠试验为阳性，误认为是正常妊娠而不进一步确诊，则随时有可能出现大出血。因此，一定要做妇科检查及进行有关的辅助诊断，以免延误处理。

温馨提示

早孕试纸有效期一般为1年，在干燥常温条件下保存。受潮或冷藏都可能失效，检测结果不准。

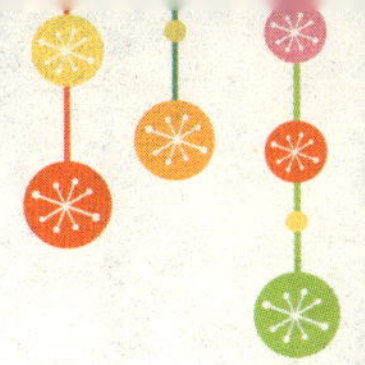

003 判断是否怀孕的方法有哪些？

一般有四种检孕方法：尿液检查、B超检查、妇科检查和血液化验检查。

1 尿液检查

尿液检查是最常见的检查方法，且可通过早孕试纸在家中检测，也可在医院检测，为提高准确性最好用清洁的中段晨尿检。尿液检验结果阳性，证明可能怀孕，如为阴性应在1周后复测，检验结果一般是可信的，但为排除异位妊娠，仍需要到医院检查。

2 B超检查

用B超诊断早孕是最可靠的。最早在妊娠第5周，即月经过期一周，在B型超声波屏上就可显示出子宫内有圆形的光环，又称妊娠环，环内的暗区为羊水，其中还可见有节律的胎心搏动。

3 妇科检查

通过妇科检查方法来确定怀孕的话一般在停经40天左右。

4 血液化验检查

近年来许多医院都能用放射免疫方法来检查有无怀孕。这种方法是利用放射性同位素测定血液中有无微量的绒毛膜促性腺激素，一般在停经后4～5天就可以查出是否怀孕。

004 怎样推算预产期？

预产期通常的推算方法是：从最后一次月经的第一天算起，孕期通常持续40周。然而因为孕期可能会受到多种因素的影响，因此并不是固定不变的。40周预产期的推算方法是以28天的月经周期为计算基础的，然而很多女性的月经周期可能略多于或少于28天，或者月经周期不规律。

预产期的日期计算：月份=最后一次月经的月份+9（或-3），日期=最后一次月经的第一天日期+7。例如：最后一次月经日期是2010年5月10日，推算预产期：2011年2月17日。

温馨提示

预产期只是个估计，大部分婴儿都会在预产期前后2周内出生，还有小部分会早于37周或超过42周出生，尤其平时月经周期不规则，或刚停避孕药，正在哺乳期的孕妇，排卵期不定的妇女，预产期会有所差异。

关于外貌特征等的遗传问题

孩子为什么不像父母?

人的相貌、身高、性格和智力这类特征的遗传除受多个基因控制外,还受到非遗传的环境因素影响,所以,孩子并不一定都长得像父母。

肤色是如何遗传的?

人类肤色遗传是由2对以上的基因控制的,不同肤色的基因对后代作用是相同的,不存在显隐性的区别,所以如果父亲肤色较黑,而母亲皮肤白皙,那么孩子会得到一个“中和”的肤色。

父母都是A型,孩子可以是O型吗?

可以。普通人大都知道人类ABO血型系统有O、A、B、AB4种血型,实际上这4种为表现型。其基因型有OO型、AO型、AA型、BO型、BB型以及AB型6种,所以同是检测到的A型血,其基因型可为AA或AO,B型血也是同理。正因如此,那些A型父母可能不是AA,而是AO,那么当父母双方携带O型遗传因子的精卵结合时,子女就是O型血了。

小时候是矮鼻梁,长大后可能成为高鼻梁吗?

当然有可能。鼻子的遗传基因的影响会一直持续到成人阶段。当然想要拥有笔直、高挑、窄孔的鼻子,爸妈必须都是小鼻孔、窄鼻子,而且至少一方鼻子高直。

眼球的颜色会遗传吗?

眼球颜色的遗传遵循着“黑色等深颜色相对浅颜色是显性遗传”的原则。也就是说,如果你想让宝宝有蓝眼睛的话,即使你选择了蓝眼睛的爱人,可因为你是黑眼睛,你生的宝宝是蓝眼睛的几率会很小。

近视眼会遗传吗?

近视与遗传有一定的关系,尤其是当爸妈均为高度近视时,宝宝近视的几率就会更大。

远视眼会遗传吗?

远视与近视相仿,也与遗传有一定关系。

少秃顶遗传吗?

少秃顶是遗传的,而且在男宝宝身上为显性遗传,在女宝宝身上为隐性遗传。概括地说,少秃顶是由爸爸遗传给儿子的。

少白头遗传吗?

少白头也与遗传有很大的关系。如果爸爸少白头的话,宝宝少白头的可能性会很高。

爸爸长得矮,宝宝也会矮吗?

身高属于多基因遗传。决定身高的因素35%来自爸爸,35%来自妈妈,其余30%则与营养和运动有关。

体型与遗传有关系吗?

体型也属于多基因遗传。据统计,爸妈均瘦,宝宝也多为瘦型,仅有7%会胖;爸妈之一肥胖,宝宝有40%肥胖;爸妈都肥胖,宝宝有80%肥胖。

为什么有的双胞胎很像?有的却很不像?

双胞胎可分为同卵双生和异卵双生。所谓同卵双生是指只有单一的一个卵细胞受精,形成的2个细胞各自发育成2个胚胎的双生方式。由于2个胎儿来自于同一个受精卵,遗传物质是完全相同的,所以性别完全一样,其遗传特性和表现特性几乎没什么差别,因此相貌也特别相似,这种双生也叫单卵双生。与此相反,异卵双生是指2个成熟的卵子分别与2个精子受精形成2个受精卵,各自发育成一个完整胚胎的双生方式,由于这种双胞胎来自2个不同的受精卵,所以其性别可能一样可能不一样,而且遗传特性和表现特性有较大差别。

性格会遗传吗?

所谓“有其父必有其子”,宝宝在性格上与爸妈具有相似性、继承性。不过也与后天的培养有关。

长寿也会遗传吗?

长寿属于多基因遗传,不仅涉及多种遗传基因,而且受到饮食、运动和环境等的影响。

智力与遗传有关系吗?

智力与遗传是有一定关系的。爸妈智力高,宝宝的智力也较高;爸妈智力一般,宝宝的智力也平常;爸妈智力有缺陷,可能导致宝宝的智力发育不良。后天的教育、学习和营养等因素在智力的发展中也起着相当大的作用。

第二篇

怀孕篇

好孕进行时

一、产检与诊断

1.产前检查

001 产前检查有何重大意义？

“十月怀胎，一朝分娩”，是指一个妇女从怀孕开始到分娩结束，要经过10个月（40周）漫长的过程。在妊娠全过程中，无论是孕产妇和胎儿都要发生一系列生理变化；同时也可能遇到一些有害因素，产生各种病理变化，而造成孕产妇疾病或胎婴儿异常。因此，在整个孕期按时按期到指定医疗单位进行产前检查，建立孕妇登记卡，早期发现各种孕期异常情况，及时处理，使孕妇安全度过孕期、分娩期与产褥期，并获得一个健康、聪明的小“宝宝”。通过孕期检查，还能使每个孕妇及时得到优生优育及自我保健指导，尽可能及早诊断和防治任何影响分娩和胎儿发育的异常情况，从而消除对孕妇及胎儿有伤害的各种因素，降低孕产妇、胎儿、新生儿患病率和死亡率，以达到提高中华民族素质的目的。

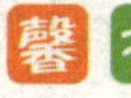
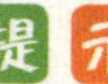
温馨提示

应于妊娠20~36周为每四周检查一次，妊娠36周以后每周检查一次，即20、24、28、32、36、37、38、39、40周，共检查九次。高龄孕妇应增加检查次数。

002 产前检查的内容有哪些？

产前检查不仅包括对孕妇的检查，还包括对胎儿的监测以及对孕妇的既往和家族史的了解和有关的检查，其基本内容有：

1 了解情况

除姓名、年龄、职业、结婚年龄、胎产次、末次月经及怀孕经过外，还应询问孕早期有无病毒感染，其它感染，用药，接触放射线史，胎动时间以及既往患病史、手术史和家族的遗传病史等。

2 全身检查

全身系统检查，尤其应注意孕期血压可略升高，但不超过140/90mmHg或超过基础血压30/15mmHg；注意体重增长是否过多以及浮肿情况。

3 腹部情况

观察腹部形态、大小、有无浮肿，并测量腹围和宫高；触摸胎位，孕30周以上异常胎位应积极矫正；多普勒听胎心，胎心率120～160次/分为正常；孕7个月时做骨盆测量，以估计胎儿分娩方式。

4 常规化验

包括血常规及血型、尿常规、肝肾功能，空腹血糖、艾滋、梅毒等传染病的筛查、各种肝炎病毒的筛查，酌情做某些特殊检查。

5 B超检查

一般在孕22～26周常规畸型筛查，至足月普通B超检查胎儿是否成熟及胎盘成熟度，孕期如有异常可酌情复查。

6 胎儿监护

主要针对高危妊娠者做胎儿监护，如妊娠高血压疾病、过期妊娠、糖尿病合并妊娠等，如无合并症，孕36周后常规监测。

003 如何选择产检医院？

选择产检医院是很重要的，直接关系着孕妇的健康和宝宝的出生。那么，如何选择产检医院呢？一般应考虑以下因素：

离家远近

妊娠3个月后需要多次产前检查，医院离家较近会比较方便。发生紧急情况时也便于及时就诊。

费用问题

各家医院的设施服务，医生的临床经验都有不同，因此，检查费用也会有一定的差异。

> **温馨提示**
>
> 从怀孕到生产的过程，应该到固定的医疗场所，这样从头到尾的孕程会很有系统，也有利于医生对孕妈咪情况的把握。

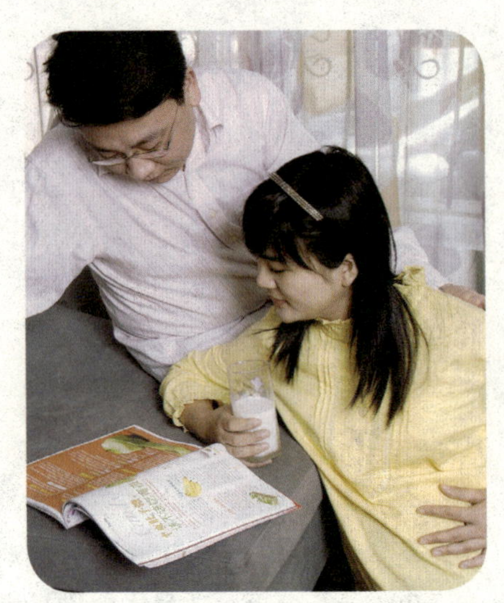

妊娠和分娩培训

现在许多医院都开设了孕妇学校和模拟分娩的练习。如果有条件，孕妇可以报名参加，以便在分娩时更好地配合医生，减轻自身焦虑、恐惧和疼痛，提高顺产几率。

自身的健康状况

如果身体状况不佳，患有各种内科疾病或有不良产史等，最好选择在综合医院分娩。

尽量在同一家医院检查和分娩

这能够让医生对孕妇的身体状况有全面的了解。如果必须更换医院，请务必把以前接受检查的医院的诊断记录带到新医院。

004 B超在产科检查中有什么作用?

超声检查是利用超声波的物理特征和人体组织结构的声特点密切结合的一种物理学检查方法。B型超声波诊断是产科领域较为理想的检查方法，在孕早期，利用B超可以诊断妊娠、死胎、葡萄胎、异位妊娠、妊娠合并肿瘤、子宫畸形、脑积水、无脑儿等胎儿畸形，这些诊断均应在膀胱充盈时进行。孕中晚期，利用B超可以诊断胎位、双胎或多胎、羊水过多或过少、胎儿畸形、胎儿性别、胎盘定位，以明确妊娠晚期出血的原因，胎儿头径线测量，胎儿宫内情况，预测胎儿成熟度——通过胎盘分级，羊水量多少，胎儿双顶径等来判断胎儿成熟度和预测胎龄。

温馨提示

怀孕妇女整个孕期应在早、中、晚各期均做一次B超。B超亦有其局限性，对胎儿功能性异常及分娩时间难以确定。早孕期做B超不宜太频、时间太长，以避免B超可能对胎儿造成的影响。

005 做B超都检查些什么内容?

孕妇做B超检查，安全简便，效果可靠，没有痛苦，对胎儿也很安全，因此临床上较常用。B超能查出以下情况：

1 孕早期

怀孕头3个月内做B超，可以观察妊娠的部位，以排除宫外孕，还可以观察胚胎是否存活，单胎还是双胎等。

2 孕中期

怀孕4个月后，胎儿即初具人形，各个脏器已逐渐发育成形。B超可清楚地显示胎儿的头颅躯干以及心、肺、肝、脾、胃、肾、膀胱等器官及四肢的情况，通过测量的数据，可以估计妊娠时间、胎儿的大小及成熟度等。此外，还可以确定羊水的多少，胎盘的位置、成熟度等。

3 孕晚期

主要是了解胎位、胎儿大小、胎盘成熟度有无老化（钙化）、羊水量有无过少等，还可以观察有无脐带绕颈。通过以上几个方面综合分析，可以指导分娩方式的选择。

006 B超测胎儿的双顶径和股骨长度有什么意义？

双顶径(BPD)和股骨长度(Fg)都是胎儿的生长参数。双顶径是胎儿头颅两个顶骨之间的距离，能反映胎头的大小，估计胎儿成熟与否，而且，还可结合母体骨盆测量估计头盆是否相称。股骨就是大腿骨，其长度可以反映胎儿下肢的长度。B超检查时这两处清晰可见，能准确地测量出其数据，经常用来作为了解胎儿生长发育的指标之一。

孕26～36周，BPD平均每周增加0.22厘米；孕36周后BPD增加速度逐渐减慢，每周增加0.1厘米左右。足月胎儿BPD在8.0～10.0厘米。孕26～36周，Fg平均每周增加0.21厘水；孕36周以后增长速度减慢，每周增加0.11厘米。Fg比同期的BPD相差1.5～2.0厘米。足月胎儿Fg在6.87～7.93厘米。将BPD和Fg两个数据结合起来考虑，可更准确地反映胎儿生长情况。

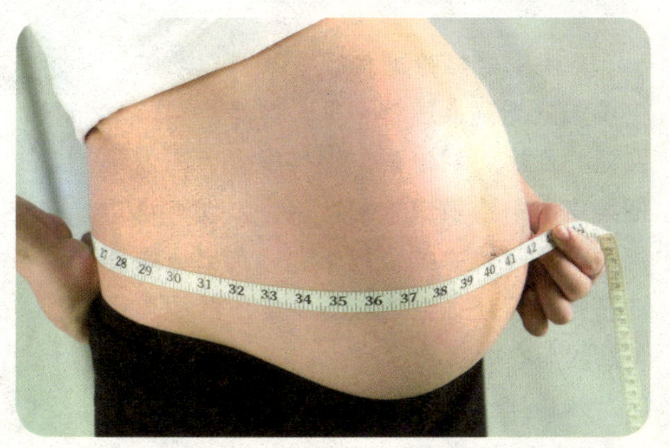

007 为什么要测定血常规及血型？

在妊娠过程中，母体的血液发生一定的变化。因胎儿的生长发育迅速，需要大量的营养物质和氧气，此时母体要负担两个人的血液供应，除了血容量增加，心脏负担加重以外，血液的成分也有变化，易出现生理性贫血。因此，中晚期妊娠检查时应行必要的血常规及血型化验检查。

若发现孕妇血色素低于100克/升时即视为贫血，并积极寻找贫血原因，及时纠正。除此以外，另有妊娠期合并血液病患者，还应查出凝血时间，血小板计数及红细胞形态结构，必要时还可做骨髓穿刺检查以明确诊断。

温馨提示

中晚期妊娠化验检查血型，目的在于准备产时意外及手术失血时及时给予输血。在产前及术前不进行血型检查，如遇急症会延误治疗。

008 产前检查测量宫高和腹围有什么意义？

测量宫高 是了解胎儿发育情况，随着妊娠月份增加，宫高不断上升，通过测量宫底高度，如发现与妊娠周数不符，过大过小都要寻找原因。如做B超等特殊检查，有无双胎、畸形、死胎、羊水过多、过少等问题。

测腹围 是通过测量平脐部环腰腹部的长度了解子宫横径大小，对应宫底高度以便了解宫腔内的情况及子宫大小是否符合妊娠周数。

009 妊娠中晚期为何要定期查尿、测血压？

中晚期妊娠特别是妊娠20周以后易发生孕妇妊娠高血压综合征，这是产科的重要死亡原因，对母婴危害均很大，所以孕期检查时，应切记查尿常规，发现有肾功能的改变时，并结合临床，筛选出妊娠高血压疾病。还能通过查尿中雌三醇的含量了解胎盘的功能。

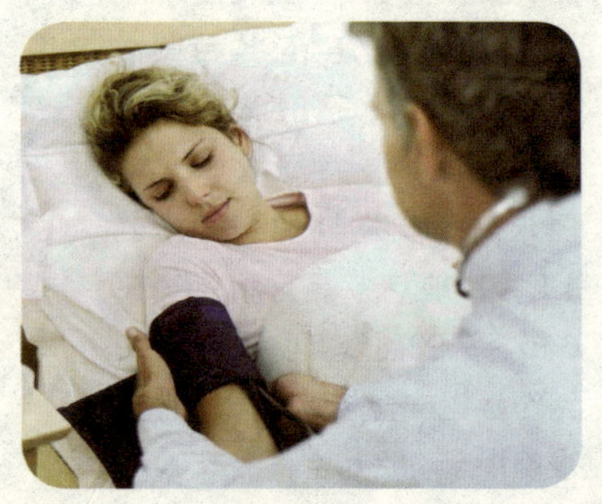

测血压也是筛选妊娠高血压疾病的必

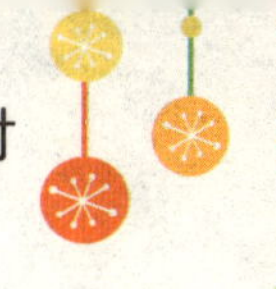

要手段。若孕妇血压在中晚妊娠期超过17.3/12kPa时，应视为妊娠高血压疾病。测量时，孕妇收缩压升高4kPa，舒张压升高2kPa，即使血压不超过17.3/12kPa，也应视为高血压。血压过低也不行，表示孕妇身体虚弱或有贫血。所以妊娠期间必须经常测血压，发现异常积极处理。

010 测量孕妇的骨盆有什么作用？

骨盆是产道的最重要组成部分，分娩能否顺利进行，会不会发生难产，同骨盆的形态和大小密切相关。骨盆的大小与形态均为重要。骨盆形态正常，但各条径线均小于正常径线最低值2厘米以上，可发生难产。若骨盆形态轻微异常，但各径线均大于正常低值径线，则可能经阴道顺利分娩。通过骨盆测量可以诊断骨盆的大小和形态，因此，产前检查时一定要进行骨盆测量，特别是初产妇尤为重要。

但是妇女每次怀孕胎儿的大小都不一样，即使骨盆大小正常，但是胎儿过大，胎儿与骨盆不相称也会造成难产；若胎儿过小，即使骨盆偏小些，也可能顺利分娩。所以测量骨盆对于经产妇也是必要的。

临床上，通常首先进行骨盆外测量，即髂前上棘间径正常值为23～26厘米，骨嵴间径正常值为25～28厘米，骶耻外径大于18.5厘米，大转子间径正常值为28～31厘米，坐骨结节间径正常值量各径线或某径线异常，应在临产时行骨盆内测量，并根据胎儿大小、胎位、产力选择正常的分娩方式。

温馨提示

骨盆是胎儿娩出时的通道，其大小和形态对分娩影响很大，狭小或畸形骨盆均可引起难产。初孕妇及有难产史的孕妇，在初次产前检查时，均应进行常规检查。

孕产期必知数据全概括

容易受孕的时间是什么时候?

排卵日前2~3天至排卵日后的1~2天。

妊娠全过程共多少天?

妊娠全过程系指从末次月经第一天算起至胎儿娩出共280天，40周，10个妊娠月。

多长时间为一个妊娠月?

4周为一个妊娠月。

怎样推算预产期?

从末次月经第一天起，月份减3，日子加7。

哪个时间段为妊娠早期?

孕12周末以前。

哪个时间段为妊娠中期?

孕13~27周末。

哪个时间段为妊娠晚期?

孕28周及以后。

足月妊娠为多少天?

妊娠满37周至不满42足周(259~293天)。

什么是过期妊娠?

超过预期14天，或妊娠超过42足周。

什么时候易发生自然流产?

怀孕5个月以内，大多数发生在怀孕3个月内。自然流产率约为15%。

人工流产的适宜时间是什么时候?

停经后2个月内。

中期引产的适宜时间是什么时候?

妊娠16~24周内。

什么时候去确认是否怀孕?

停经1个月内，或出现早孕反应时。

妊娠反应消失在什么时候?

约为妊娠12周后。

妊娠呕吐约发生在什么时候?

停经1~3个月会出现呕吐，3个月后就会自然消失。

初次产前检查应在什么时候?

停经后3个月内。

产前检查间隔时间为多久?

怀孕28周前，每四周检查1次；怀孕28周以后，每两周检查1次；36周后，每周检查1次或遵医嘱。

孕妇每周增加的体重是多少?

正常值每周应少于0.5千克。

孕期体重增加应在什么范围内?

整个孕期体重增加以10~15千克为宜。

孕妇洗澡的适宜温度是多少?

38℃左右，一般不超过39℃。

孕妇洗澡多长时间合适?

一般一次洗澡时间不超过15分钟。

妊娠反应一般出现在什么时候?

约在妊娠4周左右。

孕期每日参考食量是怎样的?

主食500克左右，肉类及豆制品50~100克，鸡蛋1个，新鲜蔬菜500克，水果200~300克。

孕妇的活动量是多少?

每日应行走3~4公里。

什么时候能听到胎心音?

约在妊娠18~20周后。

胎心音的正常次数是多少?

约为每分钟120～160次。

首次胎动在何时出现?

妊娠16～20周内。

胎动最频繁是什么时间?

妊娠28～34周内。

胎动的正常次数为多少?

每12个小时30～40次，不应低于15次。

早产易发生在什么时候?

妊娠满28周至满37周前(196～258天)。

临盆时宫缩多长时间一次?

每隔5～6分钟宫缩一次，每次持续时间30秒以上。

产程约为多长时间?

初产妇12~16小时，经产妇6~8小时。

产妇什么时候可下床?

顺产后24小时。

产妇什么时候可以轻微活动?

产后2周。

产后什么时候可做一般家务?

产后5～6周。

产后身体什么时候完全恢复?

产后6～8周。

产后何时可恢复性生活?

约为产后6～8周。

何时为新生儿期?

婴儿从脱离母体开始到出生后28天为止。

新生儿什么时候可以喂奶?

出生后半小时。

新生儿出生后的体重是多少?

正常2500克～3500克。

超过4000克为巨大儿，低于2500克者为未成熟儿或早产儿。

婴儿前三个月体重增长多少?

平均每月500克～900克。

儿童体重增长公式是怎样的?

1～6个月体重(千克)=初生体重+(月龄×0.6千克)

7～12个月体重(千克)=初生体重+(月龄×0.5千克)

2～10岁平均体重(千克)=年龄×2+7

正常体重浮动范围是怎样的?

凡体重超过25%，或低于25%的，都可认为不正常。

儿童生长增长标准是怎样的?

足月新生儿出生时，身长平均为47～58厘米，第一年增长约为25厘米，以后每年增加约5厘米。

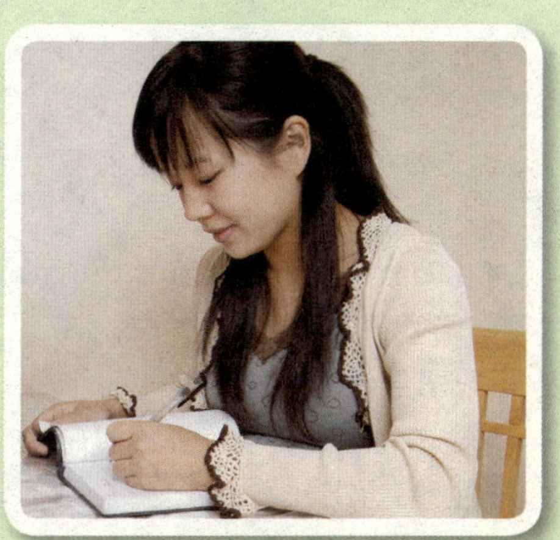

2.产前诊断

011 什么是产前诊断?

产前诊断又称宫内诊断或出生前诊断，是指在胎儿出生之前用各种先进的检测手段，如影像学、生物化学、细胞遗传学及分子生物学等技术，了解胎儿在宫内的发育状况，例如观察胎儿有无畸形，分析胎儿染色体核型，监测胎儿的生化项目和基因等，对先天性和遗传性疾病作出诊断，为胎儿宫内治疗（手术、药物、基因治疗等）及选择性流产创造条件。

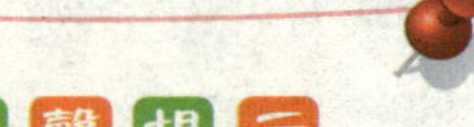

温馨提示

目前产前筛查通常是通过母血清标志物的检测来发现怀有某些先天缺陷胎儿的高危孕妇，也称作母血清产前筛查。可以筛查出60%～70%的唐氏综合征患儿和85%～90%的神经管缺陷。

012 哪些孕妇需要做产前诊断?

- 35岁以上的高龄孕妇。
- 生育过染色体异常儿的孕妇。
- 夫妇一方有染色体平衡易位。
- 生育过无脑儿、脑积水、脊柱裂、唇腭裂、先天性心脏病儿者，其子代再发生几率增加。
- 性连锁隐性遗传病基因携带者，男性胎儿有1/2发病，女性胎儿有1/2携带者，应作胎儿性别预测。
- 夫妇一方有先天性代谢疾病，或已生育过病儿的孕妇。
- 在妊娠早期接触过化学毒物、放射性物质，或严重病毒感染的孕妇。
- 有遗传性家族史或近亲婚配史的孕妇。
- 原因不明的流产、死产、畸胎或有新生儿死亡史的孕妇。
- 本次妊娠有羊水过多、羊水过少、发育受限等，疑有畸胎的孕妇。

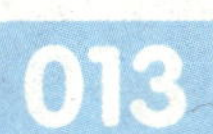

产前诊断针对的疾病有哪些？

1 染色体病

包括染色体数目异常和结构异常两类。染色体数目异常包括整倍体（如一倍体、二倍体或三倍体等）和非整倍体（如21-三体、18-三体、13-三体、47，XXX综合征、45，XO综合征等）；结构异常包括染色体部分缺失、易位、倒位、环形染色体等。绝大多数染色体病在妊娠早期即因死胎、流产而被淘汰，总自然淘汰率为94%，仅6%染色体异常胎儿可维持宫内生存到胎儿成熟。

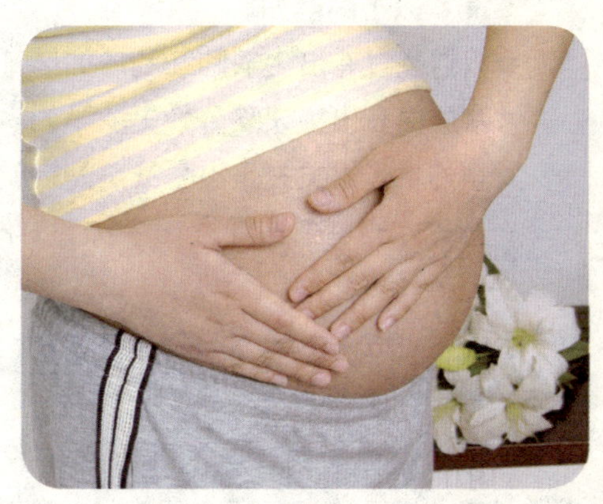

2 性连锁遗传病

以X连锁隐性遗传病居多，如红绿色盲、血友病等。致病基因在X染色体上，携带致病基因男性必定发病，携带致病基因女性为携带者，生育男孩可能一半患病，一半健康者；生育女孩表型均正常，但可能一半为携带者，故判断为男胎后，应行人工流产终止妊娠。患性连锁遗传病男性与正常女性婚配，生育的男孩均不患病，生育的女孩均为杂合体，故判断为女孩后，应行人工流产终止妊娠。

3 遗传性代谢缺陷病

多为常染色体隐性遗传病。因基因突变导致某种酶缺失，引起代谢抑制、代谢中间产物累积而出现临床表现。除极少数疾病在早期用饮食控制法（如苯丙酮尿症）、药物治疗（如肝豆状核变性）外，至今尚无有效治疗方法，故开展遗传性代谢缺陷病的产前诊断极为重要。

4 先天畸形

特点是有明显结构改变，如无脑儿、脊柱裂、唇腭裂、先天性心脏病、髋关节脱臼等。

温馨提示

不同的产前诊断方法各有长处，任何一种产前诊断技术都不能诊断出所有的先天性缺陷和遗传性疾病。比如，羊水染色体检查，针对的是胎儿是否患有染色体异常的遗传性疾病。

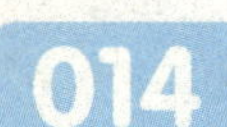

014 什么情况下须做羊水穿刺？什么时候做？

有下列情况的孕妇应做羊水穿刺：

- 35岁以上的孕妇。
- 以前生过有出生缺陷儿的孕妇。
- 家族中有出生缺陷分娩史的孕妇。
- 孕妇本人或丈夫是出生缺陷儿。

一般羊水穿刺多在妊娠16～20周时做，太早或太晚均不利于疾病的诊断。

015 抽取羊水会影响胎儿发育吗？

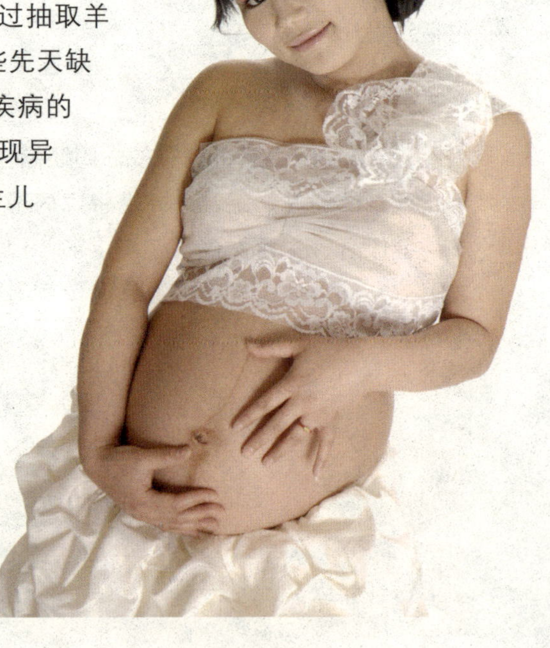

羊水穿刺是产前诊断的一种常用方法。由于羊水中含有胎儿躯体脱落的组织细胞，所以通过抽取羊水，经过分析和监测，可以预测胎儿的某些先天缺陷或遗传性疾病。高龄孕妇胎儿发生此类疾病的机会较多，因此最好做此种检查，如果发现异常，可以立即中止妊娠，避免有缺陷的新生儿出生。

羊水穿刺一般在妊娠16～20周进行，因为此时羊膜腔内趋于快速增长阶段，加上胎儿较小，穿刺一般不会伤及胎儿，必要时可在B超监护下穿刺。另外，羊膜腔穿刺只抽取15～20毫升羊水，与羊水总量相比极少，因而也不会影响胎儿的生长发育。

二、营养方案

1.饮食安排

001 孕早期饮食如何安排?

孕早期，胎儿各器官处在分化形成阶段，此时又逢恶心、厌食妊娠反应时期，故增加营养应重在饮食的质量，多吃一些适合自己口味、易消化、清淡、并富有营养的食物及小餐，并注意多吃一些粗制食品，但不要食用有刺激性的食物和精制糖块，尽量做到不要偏食。一日少食多餐，以瘦肉、鱼类、蛋类、面条、牛奶、豆浆、新鲜蔬菜和水果为佳。进食时，最好将饮食中的固体与液体食物分开，即在正餐完毕后隔些时间再喝水或汤。妊娠反应重的，可适当加服维生素B_1、B_6，以帮助增进食欲，减少不适感。

温馨提示

世界卫生组织建议女性怀孕早期每日增加热量150千卡。另外，作为一个聪明的准妈妈，补充优质蛋白质也是非常重要的，蛋白质是构成宝宝机体的重要成分。

002 孕中期饮食如何安排?

孕中期是胎儿生长发育及大脑发育的迅速阶段，此期饮食的质与量都必须保证，并注意使食物的基本营养素、碳水化合物、蛋白质、脂肪、维生素和矿物质搭配理想。

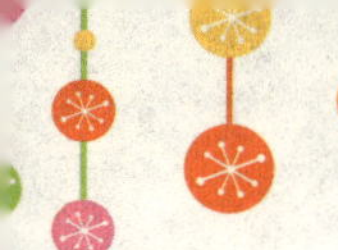

1 优质蛋白质

人体所需的氨基酸有20种，其中8种是人体所不能合成的，必须从食物中摄取，这些氨基酸称必需氨基酸。富含必需氨基酸的蛋白质则为优质蛋白质，如奶类、蛋类、肉类、鱼虾、豆制品及果实类。应注意动物蛋白与植物蛋白混合食用，增加蛋白质利用率。

2 脂肪

脂肪中脑磷脂、卵磷脂及DHA是宝宝大脑细胞的主要原料，孕妇摄入充足，对胎儿脑发育很重要。全脂奶、肥油、黄油、可可油、棕榈油以及其他植物油及谷类等均含量丰富。但注意动物性脂肪胆固醇含量较高，过多摄入可以致高胆固醇血症，而植物性脂肪能降低动物性脂肪中某些胆固醇。孕妇可混合食用，但要适量，过多可引起肥胖。

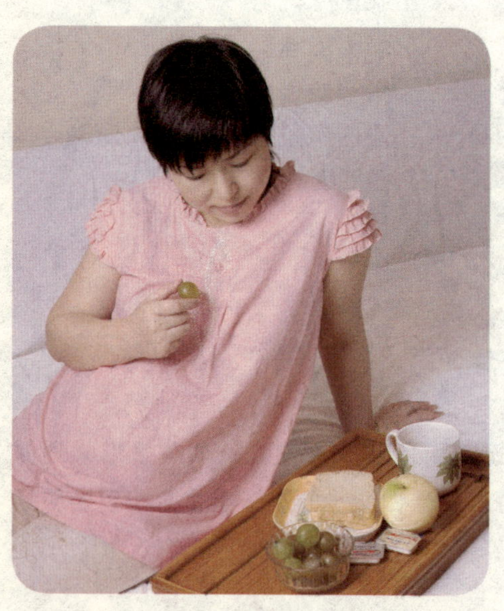

3 碳水化合物

谷类如大米、小米、玉米、薯类和蔬菜水果中均含有丰富的碳水化合物。孕妇所需热量除了蛋白质和脂肪提供外，其余则由糖类即碳水化合物补充。通常每日可在怀孕前的基础上增加50～100克。一般讲，产前检查中每周体重增加350克左右，说明摄入量合理。

4 维生素

与母婴密切相关的维生素有维生素A、维生素B_1、维生素B_2、维生素B_{12}、维生素C、维生素D、维生素E等。维生素缺乏与胎儿宫内发育迟缓、出生低体重儿、流产、早产等有关，孕期应注意补充。新鲜蔬菜和水果、蛋黄、肝、肉类等食物均富含多种维生素。

5 矿物质

如钙、铁、锌、碘等。奶和奶制品是很理想的钙源，含钙丰富且吸收率高；虾皮、小鱼、海带、豆制品等含钙也很高；强化钙食品和钙片也是补钙有效措施之一。多吃动物肝脏、瘦肉、禽类、鱼类、豆制品，可预防缺铁，同时应多吃蔬菜水果，增加维生素C，以增强肠道对铁的吸收。

003 孕后期饮食如何安排？

怀孕的后期，是胎儿肌肉、骨骼、脂肪及大脑等发育与功能完善的时期，应增加蛋白质及钙、铁、锌等微量元素的摄入，并适当限制碳水化合物（糖、淀粉）及脂肪的摄入，以免造成孕妇体重过重或胎儿偏大，增加难产的机会。孕晚期饮食，应包括以下食品：

1 鲜奶

牛奶、羊奶含有丰富的必需氨基酸、钙、磷、多种微量元素及维生素A、D和B族维生素。有条件者每日可饮用250～500克。应鼓励喝不惯奶的孕妇从少量开始喝奶，逐渐增加。食后如有胀气不适，可煮沸稍冷后，加入食用乳酸、醪糟汁或浓酸果汁制成酸奶食用。如喝奶后引起腹泻，也不要强求饮用。

温馨提示

怕胎儿过大难生，盲目控制饮食的做法是绝不可取的。孕期增加营养应根据自身素质、胎儿发育特点和经济状况综合分析，制定出切实可行的措施。为保证妊娠晚期营养需要的增加。

2 鱼、禽、瘦肉及动物肝脏

这些都是蛋白质、无机盐和各种维生素的良好来源。孕妇每天饮食中应供给50～150克。如有困难，可用蛋类，大豆及其制品代替。鱼和蛋是最好的互换食品，可根据季节选用。动物肝脏是孕妇必须的维生素A、D、叶酸、维生素B_1、B_2、B_{12}、尼克酸及铁的优良来源，也是供应优质蛋白质的良好来源，每周至少吃1～2次，每次100克左右。

3 蛋

蛋是提供优质蛋白质的最佳天然食品，也是脂溶性维生素及叶酸、维生素B_2、B_6、B_{12}的丰富来源，铁含量亦较高。不仅烹调方法简单多样，甜、咸均可，并宜于保存。凡条件许可，尽可能每天吃鸡蛋1～3个。

4 大豆及其制品

大豆及其制品是植物性食品蛋白质、B族维生素及无机盐的丰富来源。豆芽含有丰富的维生素C，农村或缺少肉、奶供给的地区，应每天进食豆类及其他制品50～100克，以保证孕妇、胎儿的营养需要。

5 蔬菜水果

绿叶蔬菜如冬寒菜、太古菜、小白菜、豌豆苗、乌鸡白菜、塔菜、菠菜、黄红色蔬菜如甜海椒、胡萝卜、红心红苕等都含有丰富的维生素、无机盐和纤维素。每天应摄取新鲜蔬菜250~750克，其中有色蔬菜应占一半以上。水果中带酸味者，既合孕妇口味又含有较多的维生素C，还含有果胶。每天供给新鲜水果150~200克。

温馨提示

瓜果类蔬菜中，黄瓜、番茄等生吃更为有益。蔬菜、水果中含有纤维素和果胶对防治妊娠期便秘十分有利。

6 海产品

应经常吃些海带、紫菜、海鱼、虾皮、鱼松等海产品，以补充碘。内陆缺碘地区应食用加碘食品。

7 硬果类食品

芝麻、花生、核桃、葵花子等，其蛋白质和矿物质含量与豆类相似，亦可经常食用。

2.补充营养素

004 为什么怀孕后仍要补充叶酸?

在怀孕的第一个月内，孕妇体内的胚胎细胞以惊人的速度分裂，胚胎的体积增加了7000倍之多，细胞的快速分裂过程需要大量的携带有父母遗传基因的脱氧核糖核酸，而脱氧核糖核酸的生成需要大量的叶酸参与。若孕妇缺乏叶酸，便会引起胚胎细胞分裂障碍，导致胚胎细胞分裂异常、胚胎细胞发育畸形，特别是由于神经管发育畸形，导致胎儿出现“无脑儿”或“脊柱裂”。在美国，因叶酸缺乏而导致脊髓或大脑缺损的婴儿约占千分之一。

温馨提示

怀孕后的女性，每天应摄取1毫克左右的叶酸。富含叶酸的食物有：

动物肝脏、西兰花、橙汁、甜菜、菠菜、青椒、萝卜等。

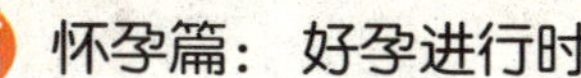

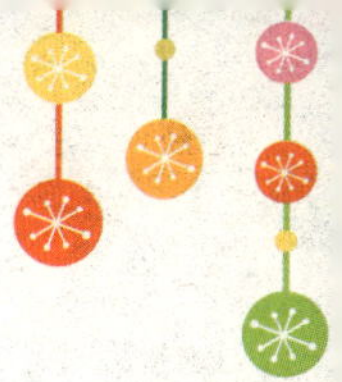

005 怎样补充叶酸效果好？

孕妇怀孕早期，应多吃含叶酸的蔬菜如菠菜、青椒、萝卜等，必要时可口服叶酸片，一次2～4片（10～20毫克），一日3次。可明显降低先天性无脑儿和脊柱裂患儿的出生率，若同时加服复合维生素B，效果可能更好。

006 吃坚果可以增进胎儿智力吗？为什么？

坚果有益于增进胎儿的智力，吃坚果无论是对准妈妈还是对胎儿，都是补脑、益智的佳品。

胎儿大脑的发育需要的第一营养成分就是脂类(不饱和脂肪酸)。据研究，脑细胞由60%的不饱和脂肪酸和35%的蛋白质构成。在食物的分类中，坚果都被归为脂肪类食物。高热量高脂肪是它们的特性。另外，坚果类食物中还含有15%～20%的优质蛋白质和十几种重要的氨基酸，这些氨基酸都是构成脑神经细胞的主要成分，同时还含有对大脑神经细胞有益的维生素B_1、维生素B_2、维生素B_6、维生素E及钙、磷、铁、锌等。

因此无论是对准妈妈，还是对胎儿，坚果都是补脑、益智的佳品。

007 维生素B_6可以缓解孕吐吗？

维生素B_6是中枢神经系统活动、血红蛋白合成以及糖原代谢所必需的辅酶。它与蛋白质、脂肪代谢密切有关。人体缺乏维生素B_6可引起小细胞低血色素贫血、神经系统功能障碍、脂肪肝、脂溢性皮炎等。准妈妈孕期适量服用维生素B_6可以有效缓解妊娠呕吐，控制水肿。

008 孕期为什么需要“脑黄金”？

这里所谓的“脑黄金”，是不饱和脂肪酸二十二碳六烯酸的时髦用语，它的英文缩写是DHA。DHA是人脑细胞的主要组成成份，是促进大脑发育、成长的重要物质之一。缺乏时可引发一系列症状，包括生长发育迟缓、皮肤异常鳞屑、不育、智力障碍等。

妇女怀孕6～9个月，是胎儿大脑发育最需要DHA的时刻，孕妇要想培育一个聪明的宝宝，就需要能够保证摄入足够的DHA供给胎儿大脑正常的生长发育，因为在胎儿出生前，大脑分化已经完成70%～80%，而在出生早期，可通过哺喂富含DHA的母乳使大脑分化完成其余20%～30%。

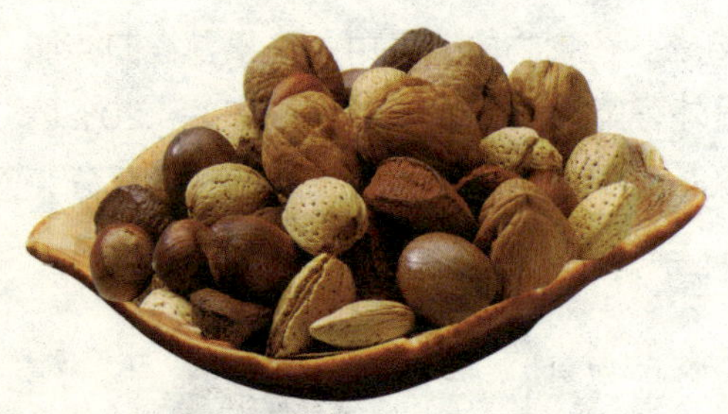

从理论上讲我们从食物中就能满足身体对DHA的需要。但是由于人们饮食习惯以及食物在加工、烹饪过程中营养素大部分都有损失，因此对于条件允许的人，应推荐食用富含DHA的营养补充剂，或使用富含DHA的食品添加剂。

009 孕妈妈为什么要补碘？

碘是人体必需的微量元素之一，人体各个时期均需要。它是人体甲状腺激素的组成成分，而甲状腺激素又是人脑发育所必需的内分泌激素。

人体需要足够的碘来合成足量的甲状腺激素供应脑发育，若缺碘就会造成不同程度的智力损害，这种损害是不可逆的。

孕妇、乳母、婴幼儿是吃不够碘盐的特殊人群，必须额外重点补碘。

温馨提示

海藻类食物如海带、紫菜、裙带菜等，含碘量高，孕妈咪每周吃50克，能有效补碘，但不宜经常大量食用。

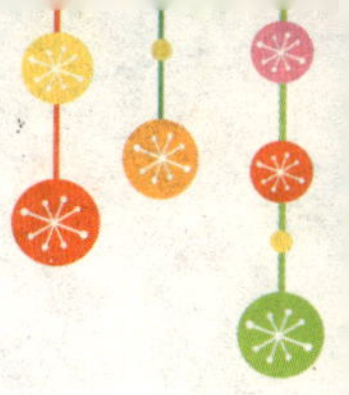

010 孕妈妈该如何补碘？

通过海产品等食物补碘，有一定的效果，但不能够做到每天大量吃，吃的量也无法控制，难以衡量摄取的碘是否完全满足人体的碘需求，特别是胚胎期至2岁婴幼儿期的特殊碘需求。

卫生部制定的碘营养摄入标准为成人不少于150微克，孕妇不少于200微克，儿童不少于90微克，达到这个标准能够保证不会出现严重碘缺乏病，一般认为，孕妇不少于300微克比较可靠。

011 孕期为何要多吃鱼？吃鱼该注意什么？

吃鱼不但可以确保自己日后的心血管健康，也可以为下一代储备细胞发育的基本营养。孕妇应该养成多吃鱼的习惯，以作为胚胎发育的营养基础。

虽然鱼类受到重金属污染的消息时有所闻，但是只要小心地选购鱼货，吃鱼还是应该值得鼓励的饮食习惯。

但是爱吃鱼的人，可能对于环境污染的后遗症，越来越紧张。因为美国食品药物管理局已经正式建议孕妇，尽量不要吃鲨鱼、剑旗鱼、青花鱼、或马头鱼这些容易受到汞污染的鱼种，避免民众受到重金属污染的影响。

如果你是爱吃鱼的人，千万要记住，经常变换鱼的种类，注意鱼货的新鲜度，尽量以清淡不油腻的方式料理，才能吃出鱼的美味。为了自己、更为了下一代，多吃鱼，可以让您更健康!

温馨提示

鱼肉是孕妈妈最好的食品之一。鱼肉不仅富含优质的蛋白质、优质的不饱和脂肪酸、氨基酸、卵磷脂、维生素D，还含有钾、钙、锌等矿物质元素，这些都是胎儿发育的必要物质。

012 怀孕后每天吃多少水果合适？

水果普遍含糖量较高，其中的葡萄糖、果糖经胃肠道消化吸收后可转化为中性脂肪，如果吃得太多，会导致准妈妈体重增长过快，胎宝宝过大，从而增加顺产的难度，同时还会使准妈妈体内糖代谢紊乱，患上孕期糖尿病，危害准妈妈和胎宝宝的健康。

因此，准妈妈要控制水果的摄入量，每天不要超过500克，同时尽量选择含糖量较低的水果，如桃子、柚子、生香蕉（略青的香蕉）、苹果、梨、橘子等，少吃或不吃含糖量高的水果，如西瓜、猕猴桃、葡萄、熟香蕉等。还要适量地运动，以加速体内糖代谢。

013 为什么要摄入足量的蛋白质？

胎儿需要蛋白质构成自己的身体组织，孕妇需要蛋白质供给子宫、胎盘及乳房的发育。因此,充足的蛋白质对孕妇极为重要。

如果孕妈妈蛋白质不足，胎儿不但发育迟缓，而且容易流产，或者发育不良，造成先天性疾病及畸形。同时，产后母体也不容易恢复。有的妇女就是因为孕期蛋白质不足，分娩后身体一直衰弱，还会有多种并发症发生。给身体带来极大的损害，对喂养婴儿也不利。

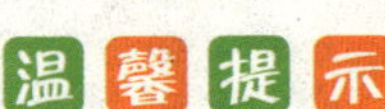

实验结果表明，孕期缺乏蛋白质，新生儿体重、身长、肝脏和肾脏重量也会降低，有的肾小球发育不良，肾功能不良。

014 孕妇多吃豆类食品有哪些好处？

有的孕妇不习惯吃豆类和豆制品，这对供给胎儿足够的健脑营养素很不利，因为豆类是健脑食品，多吃豆类食品，对胎儿健脑十分有益。

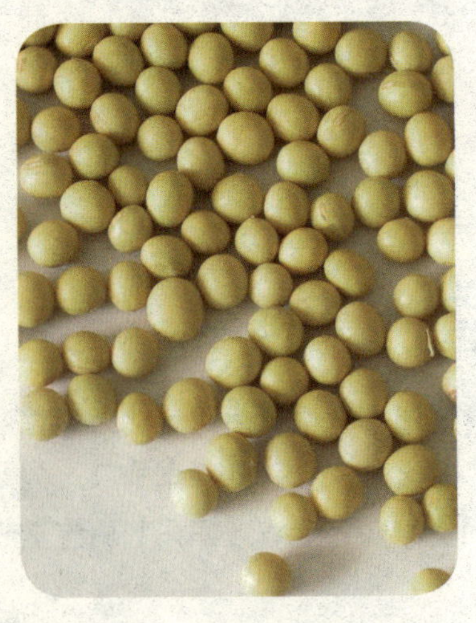

大豆中所含相当多的氨基酸和钙，正好弥补米、面中这些营养的不足。大豆含量中蛋白质占40%，不仅含量高，而且多为适合人体智力活动需要的植物蛋白。因此，从蛋白质角度看，大豆也是高级健脑品。大豆含脂肪量也很高，约占20%。在这些脂肪中，油酸、亚油酸、亚麻酸等优质聚不饱和脂肪酸又占80%以上，这就更说明，大豆确实是高级健脑食品。此外，100克大豆中含钙240毫克，含铁9.4毫克，含磷570毫克，含维生素$B_1$0.85毫克，$B_2$0.30毫克，烟酸2.2毫克，这些营养素都是智力活动所必需的。

低脂低热不发胖的食物

低脂酸奶有什么优点?

酸奶富含钙和蛋白质，即便是患有乳糖不耐症的准妈妈，对于酸奶也还是易于吸收的，而且有助于胃肠健康。

脱脂牛奶有什么优点?

准妈妈需要从食物中吸取的钙大约比普通人多1倍。多数食物的含钙量都很有限，因此孕期喝更多的脱脂牛奶就成了你聪明的选择。每天应该摄取大约1000毫克的钙，只要3杯脱脂牛奶(200克)就可以满足这种需求。

麦片有什么优点?

早餐用麦片替代油条不仅可以让你精力充沛，而且还能降低体内胆固醇的水平。不要选择那些味道香甜、精加工的麦片，最好选择天然的、没有任何添加成分的，然后按照自己的喜好在煮好的麦片粥里加一些果仁、葡萄干或蜂蜜。

全麦面包有什么优点?

把你每天吃的精粉白面包换成全麦面包，你就可以保证每天20～35克纤维的摄入量。同时，全麦面包还可以提供丰富的铁和锌。

全麦饼干有什么优点?

这种小零食有很多用途：早上你可以在床上细细地咀嚼它，能够非常有效地缓解孕吐反应；上班的路上，在车里吃上几块，可以帮助你打发无聊的时间；办公室里当你突然有了想吃东西的欲望，它就在你身边，方便而且不会引人注意。它是一种货真价实的迷你食品，并且会忠实地保证你一天的血糖平稳、精力充沛。

柑橘有什么优点?

尽管柑橘类的水果里90%都是水分，但其中仍然富含维生素C、叶酸和大量的纤维。能帮助你保持体力，防止因缺水造成的疲劳。

香蕉有什么优点?

香蕉可以快速地提供能量，帮你击退随时出现的疲劳。而且在你被呕吐困扰的时候，很容易为你的胃所接受。你可以把它切成片放进麦片粥里，也可以和牛奶、全麦面包一起做早餐。

豆制品有什么优点?

对于那些坚持素食的准妈妈，豆制品是一种再好不过的健康食品了。它可以为你提供很多孕期所需的营养，例如蛋白质。

瘦肉有什么优点?

铁在人体血液转运氧气和红细胞合成的过程中起着不可替代的作用，孕期血液总量会增加，因此孕期对于铁的需要就会成倍地增加。如果体内储存的铁不足，你会感到极易疲劳。通过饮食补充足够的铁就变得尤为重要。瘦肉中的铁是供给这一需求的主要来源之一，也是最易于被人体吸收的。

鸡蛋有什么优点?

很多孕妈妈一看见肉就觉得恶心，那么鸡蛋就成了你在孕期摄取蛋白质的最佳来源。而且鸡蛋中还含有人体所需的各种氨基酸。煎个鸡蛋再配点儿蔬菜会让你的早餐既简单又丰盛。如果你受不了煎鸡蛋的味道，那就煮吧!

坚果有什么优点?

如果怀孕前你因为坚果脂肪含量高而对它敬而远之，那么现在你应该重新认识：脂肪对于胎儿脑部的发育是很重要的。而且坚果可以让你饿得不那么快。专家建议可以用一些不饱和脂肪(在坚果中发现的一类有益于心脏健康的脂肪)取代饱和脂肪(在肉类和黄油中发现的)。但是因为坚果的热量和脂肪含量比较高，因此每天应将摄入量控制在28克左右。还有一个特别需要注意的地方，如果你平时有过敏现象，最好避免食用某些容易引起过敏的食物，例如花生。

绿叶蔬菜有什么优点?

菠菜含有丰富的叶酸和锌。甘蓝是很好的钙的来源。颜色越深的蔬菜往往意味着它的维生素含量越高。

花椰菜有什么优点?

吃这种蔬菜真是好处多多：它不仅营养丰富，富含钙和叶酸，而且还有大量的纤维和抵抗疾病的抗氧化剂。内含的维生素C,还可以帮助你吸收其他绿色蔬菜中的铁。

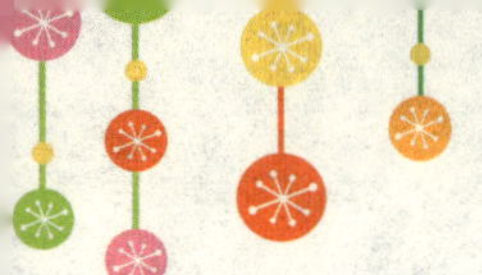

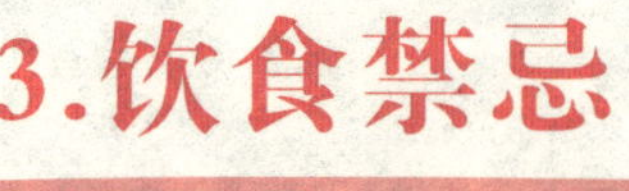

3.饮食禁忌

015 孕期进补误区有哪些？

❶大量服用人参：人参属大补元气之品，孕妇不宜食用。

❷吃大量桂圆保胎：大部分女性在怀孕后阴血偏虚，内热较重，而桂圆属性温、大热之物，容易出现“火上加火”的情况，孕妇不宜多食。

❸用温热壮阳之品：鹿茸、鹿角胶、胡桃肉、胎盘等属温补助阳之品，会滋生内热、耗伤阴津，孕妇不要服用。

❹常服人参蜂王浆、洋参丸、宫宝等补药：再好的补药，也要经过人体代谢过程，增加肝肾负担，还有一定副作用，所以对孕妇和胎儿都会带来程度不一的影响。

❺盲目吃药膳。

❻偏食热性食品。

❼过多吃山楂：山楂对妇女子宫有收缩作用，如果孕妇大量食用山楂食品，就会刺激子宫收缩，甚至导致流产。因此，孕妇多吃山楂是不适宜的。

❽过量补维生素A、维生素D，过量补钙：过多的鱼肝油、维生素D等会引起食欲减退、毛发脱落、维生素C代谢障碍等。孕妇补钙过量，胎儿可能得高钙血症。

❾过量食用鸡蛋：孕妇多吃蛋，摄入蛋白质过多，在体内可产生大量硫化氢、组织胺等有害物质，引起腹胀、食欲减退、头晕、疲倦等现象。

016 孕妇为什么不宜任意节食？

有些孕妇怕发胖影响产后体形，或怕胎儿太胖生不下来，因此就节制饮食，尽量少吃。殊不知，这种做法对孕妇和胎儿都是十分有害的。

孕妇需要营养，胎儿也需要从母亲身体中索取营养，先天营养是决定胎儿生命力的关键，俗话说：“先天不足，后天难养”，营养供应不足，就会给胎儿带来发育障碍的严重后果，甚而早产、流产、死胎；营养不良对于孕妇本身的危害就更严重，可导致水肿、贫血、腰酸腿痛、体弱多病。

孕妇摄取营养要合理、适度，任意节食是不可取的。

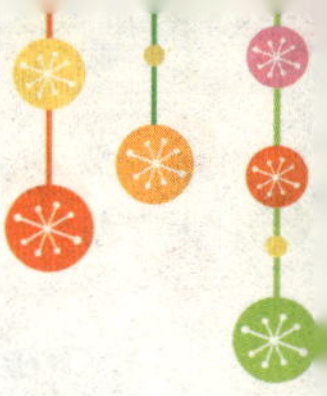

017 为什么偏食影响母婴健康？

有些孕妇在孕前有偏食的习惯，等到怀孕后就更加“变本加厉”了，她们往往只吃自己喜欢吃的食物，其实偏食和不合理的营养都会影响胎儿的正常生长发育。

一些孕妇在孕前就为了保持体形而很少摄入主食，她们认为主食是体形发胖的主要原因，其实主食为人们带来孕期需要的大部分能量和B族维生素、膳食纤维等，放弃主食将使母体严重缺乏能量使胎儿停止发育。

也有些孕妇为了保障孩子的营养而拼命摄入大量的动物性食物，每天每餐都有超量的鸡鸭鱼肉，同时炒菜用很多油脂，这将大大超过身体的需要而存积为脂肪，结果孕妇体重猛长，孩子却营养不良。也有孕妇日日与蔬菜水果为伴，不吃其他食物，结果热能和蛋白质摄入量均缺乏，胎儿生长缓慢。

很多孕妇每天吃大量的硬果类食物，希望补充必需脂肪酸和优质蛋白质有助于胎儿大脑的发育，其实过多的硬果类食物同时含有极高的热能和脂肪量，将影响其他营养素的吸收。

温馨提示

孕妇应当通过学习营养知识，纠正自己的不良饮食习惯，尽量让饮食接近平衡膳食，才能确保母婴平安。

018 怀孕后要忌口吗？

孕妇不需要忌口，而需要营养丰富的食品。孕妇不仅要维持自己的生理需要，而且要保证胎儿生长发育所需要的全部营养物质，还要为分娩和哺乳期的高度消耗做准备。因此孕期的营养直接关系到优生优育。

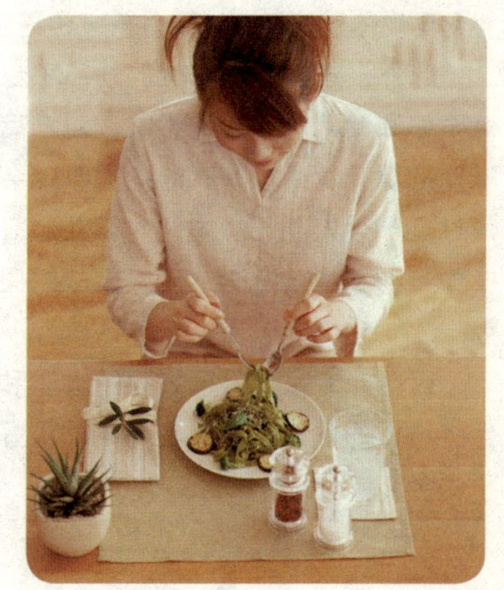

虽然孕妇不需忌口，但应注意各种营养物质搭配齐全、均匀，品种要多样化，要纠正偏食及素食的习惯。

另外，要注意调味品的食用。比如食物太咸，随后喝水多，易出现浮肿，因此，食盐应控制在每日10克左右。又如酸甜食物进食太多，会影响食欲，对于牙齿也不利。有痔疮的孕妇不可多食芥茉、姜、胡椒等，以免加重痛苦。

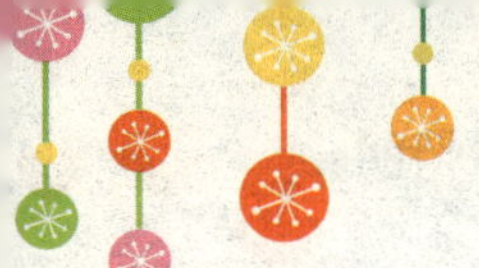

019 为什么孕妇不可多吃方便食品？

温馨提示

多吃方便食品虽然吃了足量的蛋白质，但却使必要的脂肪酸未达到营养需要，容易直接影响胎儿的发育生长，主要是胎盘及其有丰富供应能力的血管，出生后的婴儿也会体重较轻。

方便食品成分单一，营养价值不高。其中的色素、防腐剂、香精更对身体有害。研究人员还发现，生下瘦小婴儿的母亲，主要是因为她们在孕期吃方便食品太多，营养供给不足造成的。科学研究表明，在怀孕早期，要形成良好的胎盘及其丰富的血管，特别需要脂肪酸，这对胎儿大脑的发育也有益处。可是，若孕妇摄入太少或过分依赖方便食品，就会使脂肪酸不足。孕妇营养不良会造成新生婴儿体重不足。有些孕妇过分依赖方便食品，就是原因之一。

020 孕妇可以饮用含咖啡碱的饮品吗？为什么？

摄入过量咖啡碱对胎儿不利。茶、咖啡等含有咖啡碱，不宜多喝。

对于孕妈妈来说，应尽量回避可乐饮品，饮茶也不宜过多，因为可乐和茶水中含有一定比例的咖啡碱，咖啡碱可通过胎盘进入胎儿体内，抑制胎儿生长发育，影响胎儿大脑、心脏、肝脏等器官的发育，是胎儿致畸的因素之一。出生后的婴儿也容易出现体重偏低、抵抗力差、容易生病。

此外，这些含咖啡碱的饮品不仅对孕妇和胎儿的健康有影响，对产后哺乳期婴儿健康也有影响。咖啡碱会通过乳汁进入婴儿体内，对婴儿起兴奋作用而发生肠痉挛或无缘无故的哭闹。

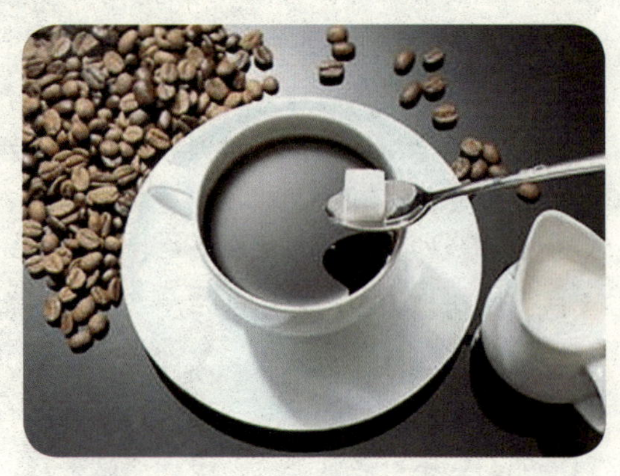

因此，专家反对孕妇饮用咖啡和含咖啡因的饮料，尤其在孕早期最好不喝含有咖啡因的饮料。

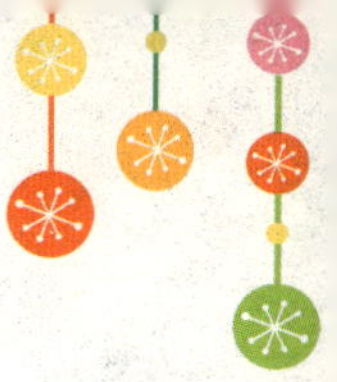

021 孕妈妈为何不宜多吃盐？

有些孕妇嗜好咸食，尤其是北方居民较严重。现代医学研究认为，食盐量与高血压发病率有一定关系，食盐摄入越多，发病率越高。

众所周知，妊娠高血压综合症是孕期妇女特有的一种疾病，其主要症状为水肿、高血压和蛋白尿，严重者可伴有头痛、眼花、胸闷、晕眩等自觉症状，甚至发生子痫而危及母婴安康。孕妇过度咸食容易引发妊娠高血压综合征，因此，专家建议孕妇每日食盐摄入量应为6克左右。

孕妇的食盐摄入量不宜过多，但也不必禁盐，一般情况下每天摄入6克以内的食盐不会造成任何危害，如果是妊娠晚期已出现了水肿与高血压症状，盐的摄入量最好控制在每日2～3克，有利于减轻水肿。

022 为什么孕妇不宜多吃油条？

油条在制作时，需要加入一定量的明矾，而明矾正是一种含铝的无机物。炸油条时，每500克面粉就要用15克明矾。也就是说，如果孕妇每天吃两根油条，就等于吃了3克明矾。这样天天积蓄起来，其摄入的铝量就相当惊人了。这些明矾中含的铝通过胎盘，侵入胎儿的大脑，会使其形成大脑障碍，增加痴呆儿发生的几率。

023 为什么孕妇不宜吃素？

孕妇全吃素食，而不吃荤食，会造成牛磺酸缺乏。因为荤食大多含有一定量的牛磺酸，再加上人体自身也能合成少量的牛磺酸，因此正常饮食的人不会出现牛磺酸的缺乏。

对于孕妇来说，由于需要牛磺酸的量比平时增大，人体本身合成牛磺酸的能力又有限，加之全吃素食，则素食中很少含有牛磺酸，久之，必然造成牛磺酸缺乏。因此，从外界摄取一定数量的牛磺酸就十分必要了。这种摄取，当然要靠吃些荤菜来补充。我们提倡孕妇要多吃素食，注意荤素搭配。

温馨提示

已怀孕而又不想吃荤食的妇女，为了自身健康，为了婴儿的正常发育，请适当食用些鲜鱼、鲜肉、鲜蛋、小虾、牛奶等含牛黄酸的荤食，以避免造成大人、孩子视力异常。至于素食习俗的孕妇，要多吃豆制品。

024 孕期饮水要注意哪些问题?

水是人体内重要的溶剂，各类营养素在体内的吸收和运转都离不开水。由于水质的千差万别，孕期饮水，大有讲究。

孕期内，准妈妈体内的血液总容量将增加40%～50%，因此更要保证水的供给充足。但是补水的过程中，孕妈妈要特别注意哪些水是不宜喝的?

- 孕妇切忌口渴才饮水
- 切忌喝没有烧开的自来水
- 久沸的开水不能喝
- 不能喝被工业污染过的水
- 不要喝保温杯沏的茶水
- 不宜喝浓茶
- 不宜喝汽水
- 不宜喝可乐类饮料
- 不宜喝冰镇时间过长的饮料

025 为什么孕妇不宜吃火锅?

火锅原料多是羊肉、牛肉、猪肉等，还有海鲜、鱼类。这些生肉片中都可能含有弓形虫的幼虫以及畜禽的寄生虫。这些虫体极小，寄生在畜禽的细胞中，肉眼是看不见的。

吃火锅时，人们习惯把肉片放到煮开的汤料中烫一下即吃，这短暂的加热不能杀死幼虫，进食后可能造成感染。

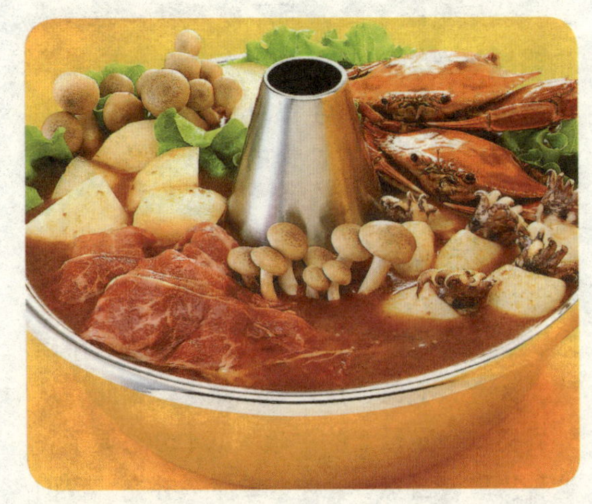

孕妇受感染后可能会感染胎儿，严重者发生流产、死胎、脑积水、无脑儿等。因此，专家认为孕妇不宜吃火锅，即使要吃，也一定要把肉煮透后再吃。

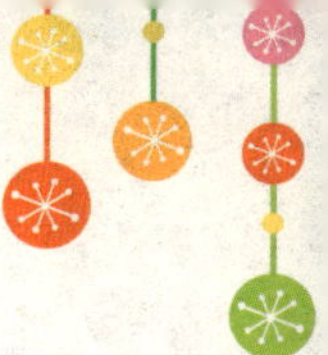

026 孕妇为什么不宜多吃海带？

海带含有丰富的蛋白质、糖类、矿物质和纤维素，特别是含碘量很高，对人体健康大有益处，但孕妇过量食用会事与愿违，对胎儿产生危害。

孕妇每日摄入海带量超过20克以上，即可对胎儿产生不良影响。海带中含有较多的碘，吸收入血液后，可以通过胎盘进入胎儿体内，过多的碘可引胎儿甲状腺发育障碍，婴儿出生后可能出现甲状腺低能症。

027 孕妇为什么不宜吃糖精？

糖精是和糖截然不同的两种物质。糖是从甘蔗和甜菜中提取的。糖精是从煤焦油里提炼出来的，其成分主要是糖精钠，无营养价值。

纯净的糖精对人体无害，但孕妇不应长时间过多地食用糖精，或大量饮用含糖精的饮料，或是每天在饮料中加入糖精。糖精对胃肠道黏膜很有刺激作用，并影响某些消化酶的功能，出现消化功能减退，发生消化不良，造成营养吸收功能障碍。由于糖精是经肾脏从小便排出，所以会加重肾功能负担。

温馨提示

制造糖精的原料主要有甲苯、氯磺酸、邻甲苯胺等，均为石油化工产品。甲苯易挥发和燃烧，甚至引起爆炸，大量摄入人体后会引起急性中毒，对人体健康危害较大。

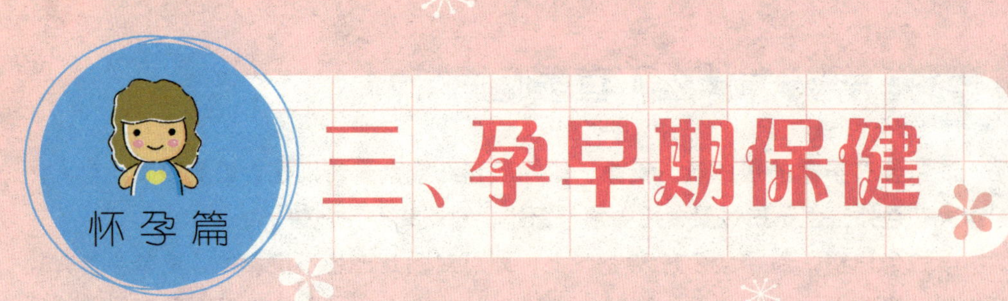

1.早孕反应

001 什么是早孕反应？会持续多久？

早孕反应是指一般月经每月一次的育龄妇女，停经约40天可出现厌食怕冷、倦怠、恶心和呕吐等症状，轻者仅感到不适，影响进食，严重者，可以滴水不进，出现黄疸，肝功能异常，肝脏受到损伤，并有低钾，低钠等电解质不正常等严重情况。

妊娠反应持续的时间有长有短。一般地讲，妊娠反应多在停经40天左右出现，到怀孕3个月（12周）时逐渐消失。当然，这些反应因人而异，有的人可能一点反应都没有，有的人可能一直反应到怀孕5、6个月甚至到分娩。

002 如何缓解早孕反应？

早孕反应对孕妇和胎儿影响不大，而重症者，由于进食少甚至完全不能进食，则可发生营养不良，维生素和矿物质缺乏，对孕妇和胎儿均可造成不良影响。因此发生妊娠呕吐应注意以下3个方面：

1 消除精神紧张情绪

一般地讲，大多数妇女怀孕后，或轻或重地都会发生恶心、呕吐、嗜睡、乏力等早孕反应，一般在12周后会自然消失。因此孕妇正确对待妊娠和分娩，保持心情舒畅、精神愉快，消除不必要的顾虑。

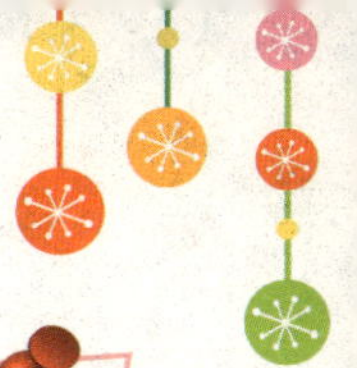

2 注意休息，加强营养

对一般的恶心、呕吐等早孕反应，应注意休息，饮食上多吃些清淡可口、易消化的饭菜，不要吃油腻的食物。每次不要吃得太饱，可少吃多餐，同时多吃蔬菜、水果以补充维生素和矿物质。

3 全面检查

对反复呕吐、不能进食等重症情况，应去医院由医生做全面检查，必要时应住院治疗，以防止发生意外情况。

温馨提示

精神因素对妊娠剧吐的发生有着较大的关系，特别是孕妇对妊娠本身有恐惧心理，或有厌烦，以及受到民间封建迷信思想影响等等，均可致呕吐加剧有严重痛经史者，发生妊娠剧吐的增多。

4 保持心情舒畅

首先要知道这些反应不是病，然后可以采取转移注意力的办法，如：和丈夫一起去看电影，去朋友家做客，逛公园，观花赏景等。同时，坚持进食，牢记吃饭是为了孩子的健康发育。

因为每个人的情况不同，有人有反应，有人无反应，且反应的时间长短不一，但只要在各方面尽可能地消除产生早孕反应的原因，就一定能顺利地度过反应期。

003 早孕反应太剧烈怎么办？

早孕反应一般在清晨空腹时较重，但对生活和工作影响不大，不需要特殊治疗，但如果早孕反应太过剧烈，则应考虑是否保胎。

早孕反应在妊娠12周左右会自然消失。有少数孕妇反应较重，出现妊娠剧吐，呈持续性，食、水难进。由于频繁剧吐，吐物除食物、粘液外，还可有胆汁和咖啡色样物(证明是胃粘膜出血)。孕妇明显消瘦、尿少，应及早到医院检查。如果出现血压降低，心率加快，伴有黄疸和体温上升，甚至出现脉细、嗜睡和昏迷等一系列危重症状时，不宜强求保胎，应及时住院终止妊娠。

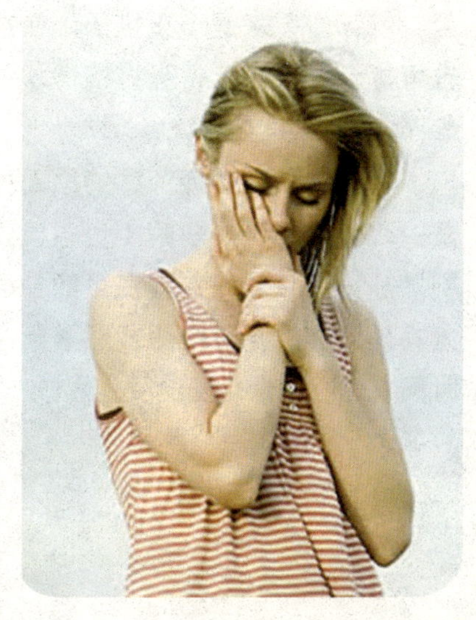

2. 身体变化

004 孕早期孕妇身体有什么变化?

孕早期，孕妇一般会出现头晕、乏力、嗜睡、流涎、恶心、呕吐、喜食酸味食物、厌油腻等，早孕反应表现明显。多数孕妇会有尿频、乳房增大、乳房胀痛、腰腹部酸胀等症状，有人还会感觉到身体发热。这时孕妇子宫增大，大小如鹅蛋。

下腹部还未明显隆起，但子宫已增长到如握拳大小。增大的子宫开始压迫膀胱和直肠，由此出现排尿间隔缩短、排尿次数增加、总有排不净尿的感觉，还容易出现毫无原因的便秘或腹泻。乳房除了胀痛外，开始进一步长大，乳晕和乳头色素沉着更明显，颜色变黑。有的孕妈妈的耳朵、额头或嘴周围会长出斑点。

005 孕妇为什么容易疲劳?

孕妇在孕期感到疲劳，特别是在孕早期感到疲劳是特别正常的。大多数孕妇对孕早期印象最深的就是，她们总是觉得很疲劳。怀孕使你全身紧张，所以你会感觉特别疲劳。就算你原来是个夜猫子，在这个时候你也可能会发现自己得强打精神才能看完自己最喜欢的八点档连续剧。

造成这种孕期疲劳感的原因可能是荷尔蒙的改变，特别是孕酮（也叫黄体酮）的急剧增加。而且现在你现在可能会睡不好觉，尤其是当你感觉不舒服或频繁起夜上厕所的时候，睡眠质量就更会受到影响。

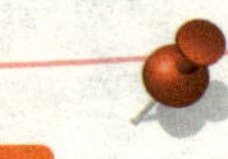

温馨提示

妊娠第一个月时极易产生疲倦感，甚至很多准妈妈会感觉自己一天到晚都好累，怀疑自己还能否继续工作。准妈妈怀孕初期的前3个月，如果身体里缺乏铁、蛋白质和足够的热量，这种疲倦感会更为剧烈。不过不要担心，这种疲倦感是完全正常的。

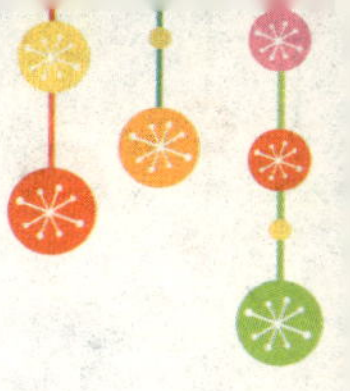

006 孕妇为什么会尿频？

尿频是准妈妈最容易产生的症状和困扰，这主要是因为逐渐增大的子宫和胎头挤压到膀胱，让准妈妈产生尿意，进而发展为尿频。

膀胱位于子宫的前方，怀孕3个月时，子宫增大，从骨盆腔出来，可以在耻骨联合上方触及到增大的子宫，此时，增大的子宫可以刺激前方的膀胱，出现尿频症状。到了中期后，子宫在腹腔内慢慢增大，对膀胱的刺激症状随之减轻。在妊娠28周以后，正常时均可出现不规律的子宫收缩（子宫发硬），但是，一般没有症状。

温馨提示

一旦宫缩刺激膀胱，也会出现尿频的症状。如果未达足月，宫缩很频繁，应该及时就医，防止早产的发生。

007 孕妇为何会呼吸加快？

为了适应宝宝的需求，孕期不断增大的子宫会压迫肺部下方的横隔膜，使呼吸困难。与此同时，孕妇新陈代谢速度不断增加，二氧化碳的产生增加，全靠肺将之清除。同时，孕妇体内需要更多的氧，肺通气量约增加了40%。因此随着每次呼吸吸入和排出的气体量增加，呼吸频率也加快了，呼吸也更深。

008 孕早期为什么会胀气？怎样减轻胀气？

导致便秘的肠道变化同样可使你感到胀气。由于怀孕时子宫的增大会压迫到大部分的消化系统，因此消化道内会本能地产生气体与之抗衡。

应对措施——减缓胀气发生的方法。

❶时常让你的肠道保持蠕动。避免便秘可减少胀气的发生。

❷细嚼慢咽。当你吃饭、喝水速度很快时，很容易会咽下许多气体。吞下的气体越多，已经迟缓的肠道必须应付的气体越多。

❸避免食（饮）用含气的食物。常见的产气的食品包括：甘蓝菜、包心菜、花椰菜、芽甘蓝、豆类、青椒以及一些碳酸饮料，如汽水等。

❹避免食用油炸以及过于油腻的食物。含高油脂的食物由于较难消化，因此，停留在消化道的时间要对较久，从而导致胀气。

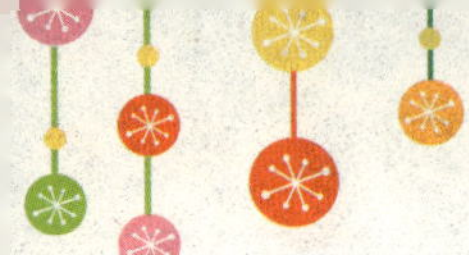

009 孕早期骨盆区为什么会疼痛？如何减轻疼痛？

在怀孕的前三个月，由于子宫韧带所引起的疼痛，往往较为短暂、轻微，更像是一种不适而不是真正的疼痛。要想减轻骨盆韧带的疼痛，你可以试着一脚站着，把另一脚抬起来，然后，尽量保持身体的平衡，用双手反向顶着椅背，然后将举起的脚保持离地5厘米左右，慢慢转向、接近疼痛的部位，然后停留10秒钟左右。重复10次，然后换脚。

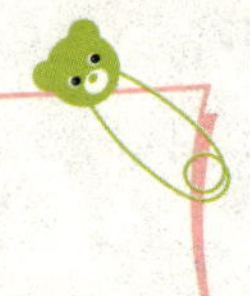

3.异常妊娠

010 什么是宫外孕？

宫外孕指的是受精卵在子宫体腔以外的部位种植并生长发育。其中95％的宫外孕发生在输卵管，其他部位如卵巢、腹腔、阔韧带、子宫颈等处也可发生。严格地讲，宫外孕应该称为“异位妊娠”。因为这些部位狭窄、壁薄，不能充分扩张，无法适应孕卵生长发育，使胚胎易穿过壁管，破坏血管造成大出血。

宫外孕发病急，病情重，处理不当可危及生命。因此，处于育龄时期的妇女要警惕宫外孕，及早发现，及时就诊，拖拉下去随时可能出危险。

011 宫外孕的主要表现是什么？

- 停经：输卵管妊娠流产或破裂前，症状和体征均不明显，除短期停经及妊娠表现外，有时出现一侧下腹胀痛。检查时输卵管正常或有肿大。
- 腹痛 ：下腹坠痛，有排便感，有时呈剧痛，伴有冷汗淋漓。破裂时患者突感一侧下腹撕裂样疼痛，常伴恶心呕吐。
- 阴道出血：常是少量出血。
- 其他症状：可以有恶心、呕吐、尿频。
- 晕厥与休克：由于腹腔内急性出血，可引起血容量减少及剧烈腹痛，轻者常有晕厥，重者出现休克。

如果妊娠试验为阳性，B超扫描或腹腔镜可协助诊断。

012 宫外孕术后的护理措施有哪些？

●宫外孕开腹手术后，12小时内应平卧位，此期间护理人员可帮助进行必要的下肢屈曲活动及按摩，以及腰骶部、肩背部的按摩，以改善相应部位的血液循环。

●术后12小时应增加床上活动如翻身和下肢的伸屈运动。

●术后24小时应设法坐起并下床活动，这样可以改善全身的血液循环，增加肠管蠕动，减轻肠粘连，利于胃肠功能的早日恢复，并有助于防止下肢血栓性静脉炎。

●关于术后饮食，凡采用硬膜外麻醉，术后无恶心呕吐者，术后8小时就可少量进食，如稀粥、面条等。全身麻醉者要在术后24小时以后方可进食，以容易消化、蛋白质丰富、维生素含量高及含铁丰富的饮食为首选，为改善贫血，必要时可服用一定量的铁剂，同时配合稀盐酸或口服维生素C以利补血。

宫外孕术后常有不同程度的阴道流血，这属正常情况，因此不必过于紧张。流血量如果超过以往的月经量，需让医生检查一下。

013 什么是葡萄胎？如何及早发现葡萄胎？

葡萄胎是一种妊娠期的良性肿瘤，是胚胎的滋养细胞绒毛水肿增大，形成大小不等的水泡，相连成串，像葡萄一样，故称葡萄胎。

发生葡萄胎的孕妈妈，一般表现为闭经后的6～8周不规则阴道出血，最初出血量少，为暗红色，后逐渐增多或继续出血。可伴有阵发性下腹痛，腹部呈胀痛或钝痛。一般能忍受，常发生于阴道流血产，也可伴有妊娠呕吐。

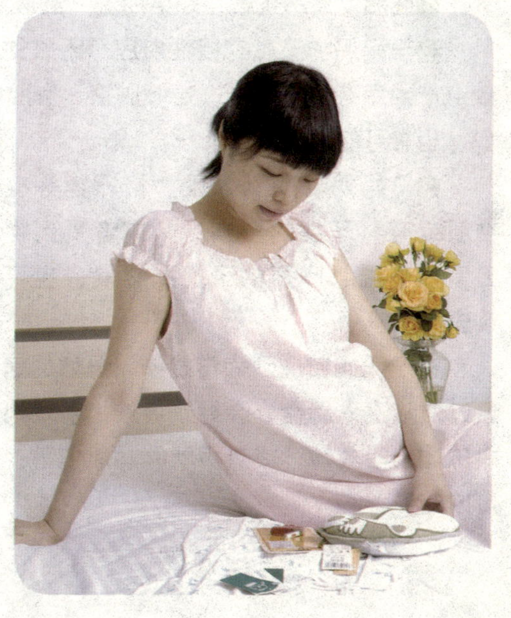

患有葡萄胎的孕妈妈，在孕早期就有妊娠高血压综合征征象，如高血压、下肢水肿和尿中有白色絮状沉淀。在妊娠4个月左右，临近自行排出时可发生大出血，并可见到葡萄样组织。

一旦发现以上症状，应及时到医院就诊。葡萄胎一旦确诊后应及早手术，以求保留子宫，避免其发生远处转移。

014 什么是流产？

所谓流产，是指妊娠不满20周而产生的妊娠中断现象。发生于妊娠2～3个月的流产，称早期流产；妊娠4个月后出现的流产称为晚期流产；连续流产3次以上，称为习惯性流产，也叫复发性流产。

流产是孕早期出血的常见原因之一，不但影响妇女的健康，而且，当出现急性出血或严重感染时，常可危及生命。

015 流产的征兆有哪些？

流产最主要的信号就是阴道出血和腹痛（主要是因为子宫收缩而引起腹痛）。如果孕妈妈发现自己阴道有少量流血，下腹有轻微疼痛或者感觉腰酸下坠，这可能就是流产的前兆。这时孕妈妈也不必太过紧张，最好的方法就是卧床休息，如果情况变严重，则需要及时就医。

016 导致流产的原因有哪些？

导致自然流产的原因很多，遗传基因缺陷、免疫因素、母体疾病因素甚至是环境因素，都可能引起自然流产。

❶胚胎发育不正常，是早期流产最常见的原因。

❷孕妈妈如果患有慢性疾病，比如贫血、高血压、慢性肾炎、心脏病，容易导致流产。患有子宫畸形、盆腔肿瘤、宫腔内口松弛或有裂伤等生殖器官疾病的孕妈妈，也有可能造成流产。

❸孕妈妈若受到含汞、铅、镉等有害物质或有毒环境的影响，又或者受到物理因素如高温、噪声的干扰和影响，也可导致流产。

❹孕妈妈若受到病毒感染。母体的病毒通过血液进入胎盘，会导致流产。孕妈妈体内黄体功能失调，或者甲状腺功能低下也会造成流产。

温馨提示

自然流产是一种淘汰缺陷胎宝宝的机制，不是完全有害的。因此，一旦发生流产，孕妈妈也不必过于伤心。

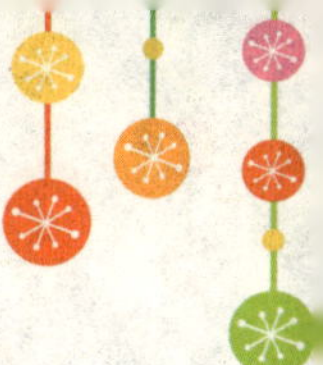

017 怎样预防流产？

❶在适宜年龄生产，可以减少流产的发生。

❷注意均衡营养，摄取足够的维生素与矿物质。

❸养成良好的生活习惯，协调工作压力，改善工作环境，避开所有污染物质。

❹避免使腹部紧张或受压迫的动作，如弯腰、搬动重物、伸手到高处去取东西及频繁地上楼下楼等活动。

❺不要乘坐震动很剧烈的交通工具，如坐汽车时尽量坐在前排。

❻稳定情绪，情绪激动和波动会诱发子宫收缩。

一旦发生流产征兆，就应卧床休息，必要时去医院就诊。

018 习惯性流产怎么办？

我们已知道，习惯性流产是指连续发生自然流产达3次或3次以上者。

偶然一次流产，可能是优胜劣汰或由于精子、卵子或受精卵的发育异常引起。但多次连续的自然流产，可能流产的原因已不是偶然的，而是可能有固定的因素存在，这个固定的因素也就是造成不育的原因。

如果经过全面检查后确定夫妇双方均无严重疾病，医生同意再次怀孕，准父母就可以放心地迎接下一次妊娠的到来。

019 为什么不能盲目保胎？

孕妈妈忌盲目保胎，是否可以实施保胎，必须进行检查。

1 要注意胚胎是否存活

要定期做妊娠试验或抽血做绒毛膜促性腺激素（HCG）免疫测定、妇科检查和超声检查。若妊娠试验阴性或超声检查证明胚胎已死亡，应终止保胎，并立即做刮宫手术，不可再盲目保胎。

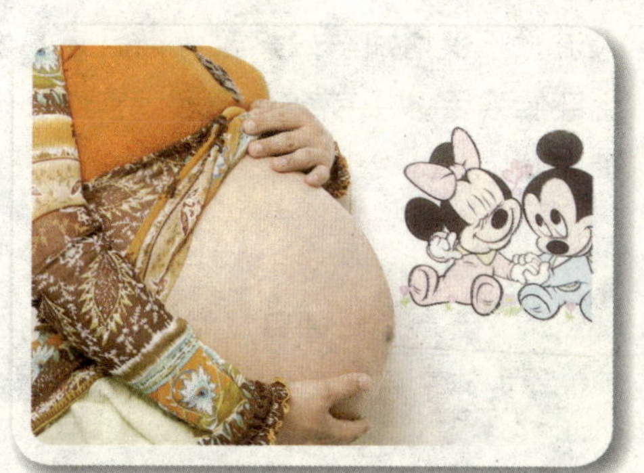

2 大龄孕妇保胎应进行以下检查

●羊膜穿刺术：怀孕17～21周进行。抽取羊水，通过分析，判断是否存在染色体异常。

●音谱分析：把胎儿活动声波转化到屏幕上。这种方法常安排在羊膜穿刺术前进行，以确定胎儿在子宫中的位置。此法还能够观察头骨的变化、形成，并确定胎儿的年龄以及判断孕妇怀有几胎。

●抽取胎儿血样：有助于直接观察胎儿及其血液，可以检查出一些胎儿血液病。通过以上检查可以确定继续妊娠还是终止妊娠。

020 盲目保胎的危害有哪些？

当孕妇发生先兆流产时，医生必须通过详细的检查找出原因，若进行强行保胎会对母婴产生以下危害：

1 心理创伤

由于未找到流产的原因，虽多次妊娠，多次保胎，均告失败，孕妇会对怀孕产生担忧心理，背上沉重思想包袱。

2 过期流产

盲目保胎可使滞留在宫腔内的胎盘与子宫壁发生粘连，使用保胎药的某些激素有抑制子宫收缩作用，使坏死的胚胎不易排除，导致过期流产。再做补救人流，不仅增加孕妇痛苦，而且还易发生胚胎残留，子宫穿孔或术后宫腔粘连等并发症。

3 生殖系统感染

发生感染又不及时处理，可成为慢性炎症，造成继发性不孕。

4 胎儿畸形

有些流产是胚胎发育异常之故，盲目保胎，可生出畸形婴儿。

5 母体凝血功能障碍

停止发育胚胎滞留宫内，可释放凝血酶原，干扰母亲凝血功能，引起出血，甚至危及生命。

流产是一种自然淘汰，要用科学的态度对待，关键是要注意准备再怀孕或怀孕后应及早就医，以尽量避免不良因素引发的流产。

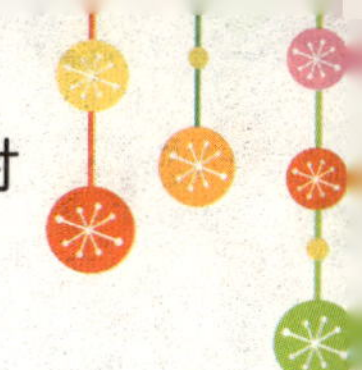

4.注意事项

021 怀孕早期能做B超吗？

现代社会超声波检查是诊断疾病不可缺少的一种手段，应用领域不断扩大，妇产科也不例外。但值得注意的是孕妇做超声波检查要慎重。

在胚胎发育的早期，特别是在妊娠31～64天之间，是胚胎分化和形成的关键时期，是胚胎的高敏阶段，此时B超检查有可能造成胚胎的发育异常。怀孕18周以内的孕妇最好不要进行超声波检查，尤其是孕早期。因为怀孕2个月以内，胚胎处于细胞分裂与人胚的成形期，这一时期进行超声波检查，有可能使细胞分裂与人胚成形受到影响。

因此，早孕妇女应慎做或不做B超。如果有明显适应征要做，应以少剂量、小的辐射强度和最短的辐射时间为宜。

022 怀孕早期应做好哪些保健？

❶早期妊娠应进行全面的病史询问和体格检查，并登记、建立母子保健手册；尽早检查是否患有贫血、高血压、心脏病、结核等合并症，并给予及时治疗；不宜继续妊娠者要尽早终止妊娠，对可能有遗传病及胎儿畸形者应做产前诊断。

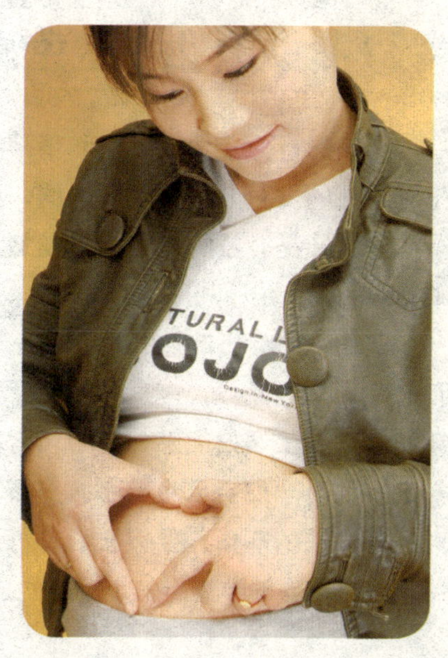

❷妊娠前8周是胎儿各器官、脏器发育形成的时期，此时如果受外界因素的干扰如病毒感染、药物、射线、有毒物质等，则可能产生胎儿畸形，因此应避免这些不良刺激。

❸妊娠反应轻者，可做一般性处理；妊娠剧吐应及早去医院检查治疗；如有腹痛、阴道流血时，应想到先兆流产、宫外孕等异常妊娠。

❹禁止性生活，特别是有“习惯性流产”史者。

023 孕期为什么忌X线诊断?

研究表明，孕妇在妊娠第2～25周期间接触大剂量X射线（2.5戈），可能引起胎儿先天畸形。最多见的畸形有生长迟缓、小头畸形、智力低下、小眼畸形等。

那么孕妇在怀孕期间是否绝对不能做X线检查呢？根据现有资料，目前临床上使用的各种X线放射诊断方法基本上都是低频并经过滤的放射线，人体所接受的放射剂量较低，一般来说，孕妇接受这一剂量范围的剂量照射时引起胚胎发育异常的危险度是很低的。

但是有足够的证据表明，孕妇在妊娠期间接受腹部放射性治疗或诊断，可能对胚胎产生有害的影响。如果确实需做X线检查，一定要请有经验的放射科医生和专科医生会诊，准确地确定孕妇所受照射的总剂量，并估计胚胎所吸收的总剂量。

因此孕妇在孕期一定要慎重接受X线检查，最好不接触X线。

024 为什么要小心手机辐射?

现在手机成了我们生活中必不可少一种通讯工具，做到不使用很难，孕妈妈有必要要使用，一定要多加防护，如尽量不要在汽车内接通手机，因为据有关专家测定，此时的电离辐射比其他场所突然增大好多倍；而且，最好在手机接通后1～2秒再拿起话机通话，以减轻对脑部的辐射，因为手机在接通的刹那间电磁辐射的强度会突然增强，而在接通后，电离辐射的强度便很快减弱了。

025 为什么要避免情绪波动过大?

孕妇的行为、生活环境和精神状态的变化对胎儿的发育是有一定影响的，当然好的情绪对胎儿是有益的，但如果情绪波动过大则会对胎儿产生不利影响。

孕妇情绪会影响胎儿的发育。因此丈夫和家庭中其他成员，应对孕妇给予更多的关怀和体贴，使孕妇能够保持心情舒畅、情绪安定。同时孕妇自己也要心胸开阔、乐观，对于不愉快的事情，要以正确冷静的态度对待，使自己能够孕育出一个健康的孩子。

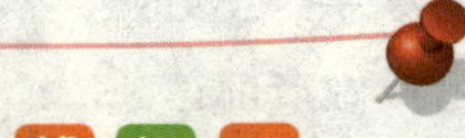

人在发怒时，往往面红耳赤、心跳加快、血压升高。人的情绪变化还与肾上腺有密切关系。所以胎儿的某些先天性生理缺陷可能与孕妇妊娠期的情绪有关。

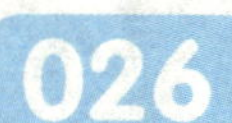

026 孕期易致畸的病毒感染有哪些？

生活环境中存在大量的病原微生物，如细菌、病毒等，它们随时可袭击人体，影响人体健康，甚至威胁生命。如果妊娠后受到感染，这很可能影响胎儿，造成不可弥补的后果。

致畸的病毒感染具体有以下几种：

1 风疹

早孕期患急性风疹病可引起胎儿畸形。常见的有先天性白内障、视网膜炎、耳聋、先天性心脏病、小头畸形及智力障碍。

2 巨细胞病毒症

可致小头畸形、视网膜炎、智力发育迟缓、脑积水、色盲、肝脾肿大、耳聋等。

3 水痘

可引起胎儿肌肉萎缩、四肢发育不全、白内障、小眼、视网膜炎、脉络膜炎、视神经萎缩、小头畸形等。

4 流感

可引起胎儿唇裂、无脑、脊椎裂等神经系统异常。

5 单纯疱疹

可发生小头畸形、视网膜炎、晶状体混浊、心脏异常、脑内钙化、神经系统异常、短指。

有人认为，痴呆儿中有20%的染色体疾病是由于病毒感染造成的。所以，预防病毒感染对孕妇来说是非常重要的。

027 哪些疫苗孕妇可以接种？哪些不宜接种？

接种疫苗主要是为了保护孕妇的身体健康，但是，接种疫苗后会不会给胎儿造成损害？哪些疫苗孕妇可以接种而哪些疫苗不能接种呢？

1 乙肝疫苗

为死疫苗，孕妇可用。没有受到感染的孕妇，只需常规注射3针疫苗即可预防。怀疑受到感染的孕妇，则应先注射一支免疫球蛋白，然后验血，如乙肝表面抗原或乙肝表面抗体阳性，就不需要注射了；若均为阴性，则需再注射3针乙肝疫苗。

2 甲肝疫苗

国外多用死疫苗，而国内目前应用的是活疫苗，孕妇最好不用。如有感染甲肝的可能，应马上注射丙种球蛋白。

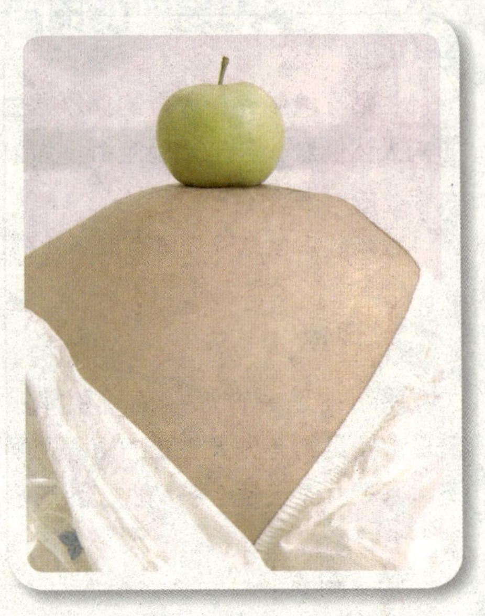

3 麻疹疫苗

为活疫苗，最好不用。如有可能受感染，可注射丙种球蛋白。

4 狂犬疫苗

可接种。

5 乙脑疫苗

可接种。在乙脑流行季节8～10月到流行区最好先注射乙脑疫苗。

6 破伤风类毒素和破伤风抗毒素

对于从未注射过破伤风类毒素的孕妇，在破伤风高发区或从事易受外伤的工作者，最好进行破伤风类毒素注射，3次注射即可。对无免疫力的孕妇，如受到外伤，可能感染破伤风时，则应注射破伤风抗毒素。

7 风疹疫苗

为活疫苗，孕妇禁用。未患过风疹的孕妇，在妊娠早期接触风疹病人时，因风疹极易引起胎儿畸形，而且免疫球蛋白的预防效果又难以肯定，故最好终止妊娠。

028 孕妈妈口腔护理的要点有哪些?

孕期由于内分泌和饮食习惯发生变化，体耗增加等原因，往往容易出现牙龈肿胀、牙龈出血、蛀牙等口腔疾病。因此，要重视口腔护理。护理要点如下：

❶坚持每日2次有效刷牙。对容易感染蛀牙的孕妇，适当用一些局部使用的氟化物，如氟化物漱口液等。使用短软毛的牙刷轻轻刷牙，这样不会引起牙龈出血。

❷每天用具有杀菌功能的漱口水多漱几次口，漱完口后将漱口水吐掉，千万别把漱口水当饮料一饮而尽。

❸使用不含蔗糖的口香糖清洁牙齿，如木糖醇口香糖。如果能在餐后和睡觉前咀嚼1片，每次咀嚼至少5分钟，对于牙齿和牙龈健康是很有帮助的。

④少吃粘牙的糖果或甜点。多吃富含维生素C的水果与蔬菜。含钙丰富的食物也有益于牙齿的健康。

⑤每隔3个月检查口腔。如果自觉有口腔疾病，应随时就诊，及时处理，按医嘱做好保健工作。

029 孕妇可以拔牙吗？

大量临床资料表明，在妊娠最初3个月内拔牙可诱发流产；妊娠8个月后拔牙可诱发早产。这是因为，拔牙时的精神紧张及疼痛刺激易诱发子宫收缩，可能会引起流产和早产。

如必须在孕期拔牙，也应在妊娠中期（4～7个月）进行。在拔牙前应充分休息、睡眠、做好口腔护理，并精神放松，拔牙时充分麻醉，避免子宫受刺激产生子宫收缩而诱发流产与早产。孕妇若有习惯性流产及习惯早产史应禁忌拔牙。

030 为什么不能接触农药？

孕妇不应接触农药，这是比较普通的知识。但是，有些孕妇仍从事喷洒农药的劳动，她们认为，只要戴上大口罩就不会影响胎儿了。其实，这种看法是很片面的。

目前，在农业生产中大量使用的是有机磷农药，这种农药不但可以通过呼吸道进入人体，还会通过皮肤和粘膜吸收。在喷药时，农药呈细雾状，布满空间，通过皮肤和粘膜的吸收进入体内，孕妇还是会受到农药侵害的。

温馨提示

一旦发生农药中毒，孕妇本人身体健康会受到损害，并对胎儿发生较强的影响，轻者会妨碍胎儿的正常生长发育，重者会发生畸形或死胎。

031 准妈妈怀孕后为何要做妇科检查？

有些妇女怀孕后不愿做妇科检查，担心妇科检查会导致流产或对胎儿有影响等。其实这些担心是不必要的。

怀孕早期做妇科检查可以确定妊娠是否正常。医生还可以了解怀孕时间与停经时间是否相符合，如子宫小于停经时间的子宫，应考虑胚胎死亡、宫外孕等异常情况，以便能做进一步的检查和及时处理。一般地讲，做检查时，医生的手法都比较轻，会尽量减少孕妇的不适感。

032 为什么要计算预产期？

正确推算预产期有很多好处，首先根据预产期，孕妇可以提前得知何时临盆，尽早做好充分准备，也可以根据自身具体情况在这段特殊的日子里制定好孕期的生活规划，并安排各阶段的胎教计划。此外，推算出预产期有助于医生观察胎儿的发育，并对是否与孕妇体重匹配做出准确判断。

033 推算预产期的方法有哪些？

已经确定怀孕，夫妻及其亲朋好友自然想知道小宝宝何时降生，以便为将要出生的小宝宝早作安排，这就需要学会如何推算预产期。规定从末次月经的第一天开始计算，整个妊娠时间为280天左右，即10个妊娠月，常用的计算预产期方法有以下4种：

1 末次月经推算法

具体方法是：末次月经的月份减3或加9，日数加7。例如：末次月经为2009年4月10日，预产期应为2010年1月17日。若按农历计算，月份计算同前，只是日数加15天，所得日数而为农历的预产期。不过最好是根据日历将农历换成公历，因为农历、公历每月天数不全相同，且农历有闰月，故用公历算较准确。

2 根据早孕反应出现的时间推算法

一般早孕反应出现在停经6周左右，此时再加34周，为估计分娩日期。

3 从胎动时计算预产期

如记不清末次月经日期，或哺乳月经未来潮而怀孕者，可以根据胎动日期来大概计算。一般胎动开始时间大约在怀孕后的4～5月，此时，再加上20周就是大约的预产期。

4 B超检查推算预产期

如有条件作B超测胎头双顶间径，头臂长度及股骨长度进行测算，即可测出胎龄，并用以推算预产期。另外，还可根据子宫的大小初步推算预产期。

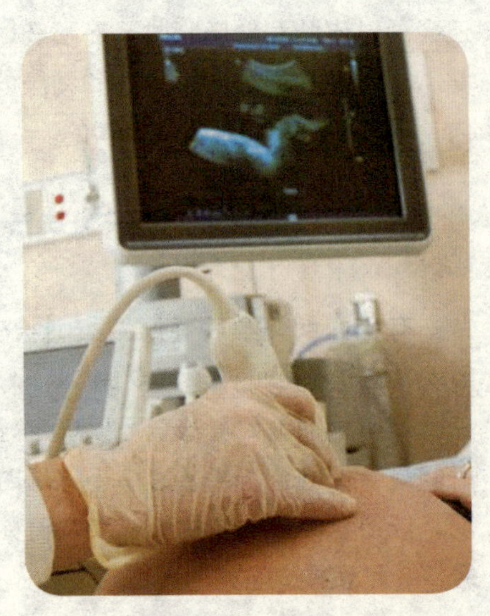

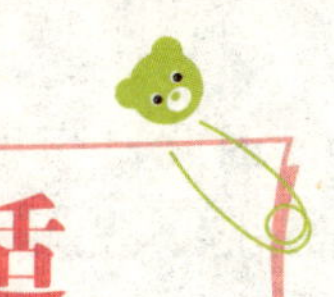

5.应对不适

034 孕早期发生出血怎么办？

据统计，大约有20%的准妈妈都在孕早期出现过流血的现象。出血原因和症状不同，应对方法也不同，有的只需在家静养，有的则需住院治疗。但无论哪种方法，保持安静是最基本的。住院还是在家静养，要听医生的意见。

1 住院治疗

当诊断不可避免的流产、宫外孕、葡萄胎时就一定要入院治疗。入院后根据你的情况医生会作相应的处理。手术处理结束后，要在医院观察一定的时间就可出院，在家继续静养一段时间，恢复你的体力，让你的身心都能够得到适当的调整。

2 在家静养

诊断为先兆流产时，应该在家静养一段时间。一般来说，在持续出血期间不可做家务，除了如厕外，均需躺卧。要尽量避免外出，停止洗澡淋浴，严禁房事，避免大便干燥，可以在家听一点柔和的轻音乐、读一些上口的散文诗等，既可以陶冶情操，也可起到早期胎教的作用。

宫颈息肉摘除术后，适当休息即可，不必卧床，更不需要停止工作。宫颈糜烂导致的妊娠期少量血性分泌物，不需要休息，不影响正常的工作和生活。

温馨提示

出血的原因有很多，仅仅根据血的颜色及出血量等，很难判断出是否需要紧急处理。因此，原则上，出血后不要自行判断，要尽快去医院接受检查，弄清楚原因。什么情况下可以在家静养，也最好向医生咨询。

035 孕期外阴瘙痒的原因有哪些？

孕期外阴瘙痒大多与局部因素有关。白带刺激、阴道霉菌感染是常见的原因。

怀孕期间，由于体内雌激素水平较高，再加上整个盆腔充血，使宫颈、阴道的

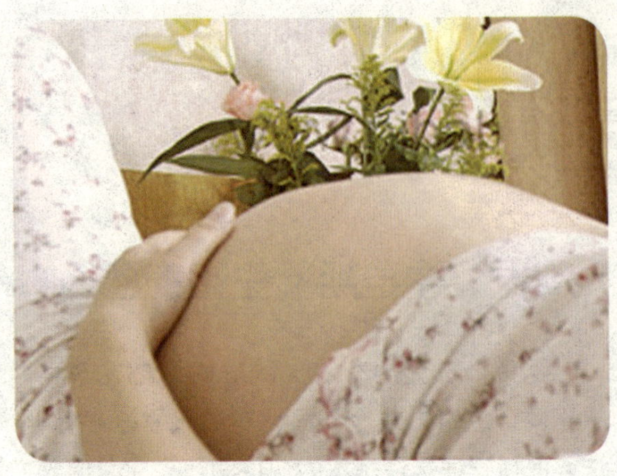

分泌物大量增加，因此白带增多。另外，会阴部汗腺、皮脂腺的分泌物也较多，如不注意局部清洁，不勤换内裤等，可刺激会阴部而引起外阴瘙痒。

阴道霉菌感染是孕期外阴瘙痒的另一个常见原因。

除以上两种常见原因外，外阴瘙痒也可能是全身瘙痒的一部分。当孕妇有妊娠期肝内胆汁淤积症时，胆红素升高可造成全身瘙痒，外阴瘙痒只是其表现症状的一部分。

036 如何治疗孕期外阴瘙痒？

单纯外阴瘙痒应先查明原因，采取局部治疗。保持外阴清洁，勤换内裤，以碱性液体清洗外阴，或将制霉菌素片或霜放入阴道内。一般不主张口服或注射药物。

037 怎样防治孕期鼻出血？

妇女怀孕后，体内大量的雌激素使黏膜肿胀，局部毛细血管扩张充血，易于破损出血。再加上鼻中隔的前下方本来就血管丰富，并且位置表浅易受损伤，因此，有些孕妇经常鼻出血。由于鼻出血的部位多在鼻中隔的前下方，因此，可把出血侧的鼻翼向鼻中隔压紧或塞入一小团干棉花压迫止血。如果双侧鼻出血，可用拇指和食指捏紧两侧鼻翼部以压迫出血区，再于额部敷上冷毛巾，促使局部血管收缩止血。紧张、惊慌会使血压增高而加剧出血，如果血液流到口咽部，一定要吐出来，不可咽下去，也不能仅用棉花堵住鼻孔。如通过上述方法仍出血不止，应立即找医生处理。

038 妊娠后白带增多正常吗？是否须要就诊？

妇女的白带是阴道粘膜的渗出物、宫颈腺体及子宫内膜的分泌物混合而成，内含阴道杆菌及生殖道粘膜的脱落细胞，白带的量及性状与雌激素水平的高低有关。正常情况下，白带呈乳白色，排卵期量多稀薄，呈蛋清样。当生殖道出现炎症或继发感染时，白带往往显著增多。但在妊娠期，受胎盘分泌的雌、孕激素的影响，阴

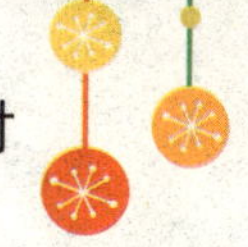

道粘膜有充血、水肿现象，外观呈紫蓝色，阴道皱裂增多，松软而有弹性，表面积增大，此时，阴道粘膜的通透性增高，渗液比非孕时明显增多，同时子宫颈管的腺体分泌增多，因此妊娠期阴道分泌物比非孕期明显增多，常呈白色糊状，无气味，这属正常生理变化，无需治疗。如果白带不但多而且有臭味，呈豆渣样或灰黄色泡沫状，并伴有外阴瘙痒，则属异常，应及时就诊。

039 引发妊娠牙龈炎的原因有哪些？

孕期牙龈炎主要是由于孕妈妈体内的孕激素增多，使牙龈毛细血管扩张、弯曲，弹性减弱、血液淤滞等原因而引起的。口腔卫生差、有牙垢、牙齿排列不整齐和喜欢张口呼吸等因素也容易导致孕妈妈发生妊娠期牙龈炎。

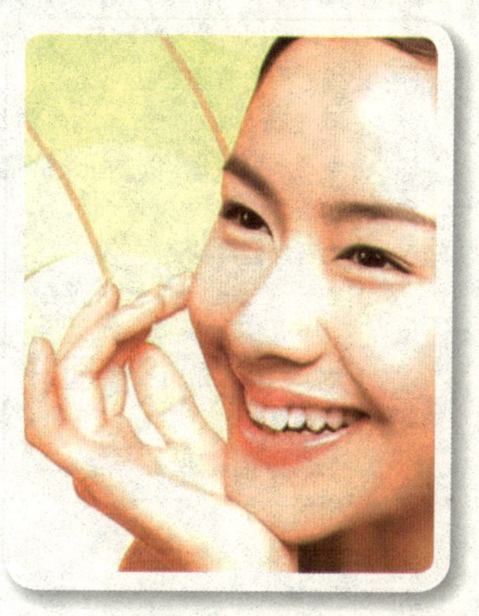

妊娠本身不会引起牙龈炎，只是由于妊娠时性激素水平的改变，使原有的慢性牙龈炎加重和改变特性。所以，如果孕妈妈孕前就患有牙龈炎，那么孕期患牙龈炎的几率就会大大增加。一般妊娠牙龈炎从妊娠2～3个月开始出现症状，至8个月时达到高峰，分娩后2个月时，牙龈炎大部分退至妊娠前水平。

040 怎样防治妊娠牙龈炎？

❶去医院牙科仔细、轻巧地除去一切局部刺激因素，如牙石、菌斑、不良修复体、充填开放的龋洞。若能在妊娠初期及时治疗原有的牙龈炎，并能认真控制菌斑，可预防妊娠期牙龈炎的发生或复发。

❷注意均衡营养，补充维生素和钙质。

❸进行细致的口腔健康维护，吃饭后用牙签和牙刷彻底清洁牙齿。

❹孕期患了牙龈炎，必要时应去看牙科医生，但不要接受放射线照射和麻醉，同时尽量避免使用抗生素等消炎药，以免影响胎宝宝。

十月孕程须知

孕一个月须知

胎儿有多大?

胎芽身长约为0.2cm。

初期的胎儿是什么样子?

妊娠一个月(四周)时胎儿的身长约0.7厘米左右,当然还看不出人形的样子,好像海马的形态,将这个时期的胎儿叫做胎芽。

妈妈的变化有哪些?

妈妈没有自觉症状、基础体温持续保持高温、黄体荷尔蒙的分泌增加、受精卵立刻开始细胞分裂的增殖。

医生有什么建议?

月经迟来2周以上,就立刻去医院检查。

孕二个月须知

宝宝有多大?

身长约为3cm,体重约4g。

宝宝的发育情况是怎样的?

开始形成头部、身体、手、脚、眼、耳、口。形状也好象人的样子,但还不能辨别男女。

妈妈的生理变化有哪些?

月经停止、开始害喜、下腹部与腰部发胀、乳房胀大、乳晕变化、阴道的分泌物开始增加、尿频。

医生有什么建议?

产前检查要按医生指示进行。注意身体的变化情形。避免服用未经医生指定的药剂。避免剧烈的动作,必须充分休息。

孕三个月须知

宝宝有多大?

身长约为9cm,体重约20g。

宝宝的发育情况是怎样的?

可以辨别男女性别。

妈妈有什么变化?

害喜程度更严重、膀胱受压迫,尿频、带下增加、腹部感到紧绷、没有食欲。

医生有什么建议?

避免照X光,服用药剂要谨慎。孕三月前做超声波检查也持保守态度,能不做就不做。这个时期非常容易流产,应充分注意,防止早孕流产。定期上医院接受医生的诊察。不要患感冒。预先做血型、梅毒、贫血、风疹、弓形体、HR抗原等检查。

孕四个月须知

宝宝有多大?

身长约18cm,体重约120g。

宝宝的发育情况是怎样的?

胎盘形成。胎儿的心跳有力地搏动,皮肤稍红润,从外表可明分辨男女。

妈妈的生理变化有哪些?

妊娠反应停止了,精神也好起来,食欲逐渐恢复。可以看出下腹部膨胀、子宫如婴儿头部大小,位于上方,所以可减少对膀胱的压迫。

医生有什么建议?

注意胎教。摄取营养均衡的食物。充分休息。害喜程度减轻,进入安定期。正确接受定期检查。领取母子健康手册。避免粗暴的性生活。注意避免疲劳。尽量避免身体受凉。

孕五个月须知

宝宝有多大?

身长约为25cm,体重约为250g。

宝宝的发育情况是怎样的?

全身长满胎毛,也开始长头发。胎儿的头较大,占全身三分之一,叫做三等身。

妈妈的生理变化有哪些?

分泌乳汁。出现皮下脂肪,体重增加。可以看出下腹部膨胀。胎儿的活动逐渐频繁,可以感觉到胎动。

医生有哪些建议?

开始保护乳房。准备孕妇装。用超声波确认胎儿的心音。

孕六个月须知

宝宝有多大?

身长约30cm，体重约600g。

宝宝的发育情况是怎样的?

胎毛增多，也长出头发、眉毛、睫毛。

妈妈的生理变化有哪些?

仍然持续安定期。可以感觉到胎动。出现食欲，体重逐渐增加。乳房变大且膨胀，开始分泌淡淡的乳汁。

医生有什么建议?

4周接受1次产前检查。准备分娩用品和婴儿用品。注意体重的增加的情形和贫血。避免便秘。注意适当的运动和营养均衡。

孕七个月须知

宝宝有多大?

身长约35cm，体重约1000~1200g。

宝宝的发育情况是怎样的?

大脑皮质发达，可以控制身体机能。

妈妈的生理变化有哪些?

腹部变大。出现腰痛、背痛，开始出现妊娠纹。足部浮肿、抽筋等症状。子宫底增高，心脏与呼吸器官受到压迫，会出现心悸、呼吸急促。

医生有什么建议?

避免发生贫血。下半身的血液循环欠佳，容易发生起立性晕眩。开始练习拉梅兹分娩法。腹部渐大，一不小心就容易跌倒，所以平常务必要保持正确的姿势。

孕八个月须知

宝宝有多大?

身长约为40cm，体重约为1500~1700g。

宝宝的发育情况是怎样的?

全身显得越红，全身的胎毛减少。

妈妈的生理变化有哪些?

胃、心脏受到压迫，而且会感到痛苦。母体开始准备分娩。乳晕、外阴的色素会变深。足部会出现静脉瘤、浮肿。会出现剧烈的腰痛。

医生有哪些建议?

2周接受1次产前检查。容易出现妊娠中毒症，必须特别注意。注意早产的迹象。特别注意体重的异常增加。胎位容易变动，必须注意动作。

孕九个月须知

宝宝有多大?

身长约为46cm，体重约为2000~2500g。

宝宝的发育情况是怎样的?

皮下脂肪增多，全身圆形而皱纹减少，胎毛也减少。已经逐渐发育成熟，不论男女，性器官已基本完成发育。性器官都完成了。

妈妈的生理变化有哪些?

胃部受到压迫，一次不能吃太多。排尿的次数增加。全身无力，腰痛加剧。腹部会不规则发胀。阴道分泌物增加。偶尔分泌初乳。

医生有哪些建议?

注意避免跌倒。再度检查一切分娩用品。充分睡眠和休息。偶尔会出现阵痛，表明已接近分娩阶段。分泌物增加，所以应每天沐浴，保持干净。

孕十个月须知

宝宝有多大?

身长约50cm，体重约3000g。

宝宝的发育情况是怎样的?

皮下脂肪较丰满，任何时候分娩，都可以放心了。

妈妈的生理变化有哪些?

由于胎儿下降压迫膀胱，会出现尿频。同时，由于接近临产，会出现腹部有时胀硬、有时软的阵痛，不必惊慌。

医生有什么建议?

充分地休息和睡眠，蓄积体力。一个人不要走得太远，以免发生意外，严禁性生活，以免造成早产或胎膜早破或产后感染等。孕妇将个人物品一切都准备好，随时准备住院分娩。

四、孕中期保健

1.身体变化

001 孕中期孕妇身体有什么变化？为什么？

基础体温逐渐呈现低温状态。由于早孕反应的结束，身、心都很舒服，食欲因此大增。子宫持续变大，尿频、腰部沉重感、脚跟扎痛现象依然存在。母体的下腹部稍稍隆起，还感觉不到胎儿的活动，乳房开始变大。

体重增加，下腹部的隆起开始明显。由于子宫向上推挤内脏，饭后易出现胃中饱满的感觉。孕吐消失。由于皮下脂肪开始生长，身体突然发胖，乳房也由于乳腺的发达而变大。已能感觉到胎动。由于荷尔蒙分泌失衡，面部开始出现色斑。

腹部越来越大，已接近典型孕妇的体型。体重急剧增加。膨大的腹部破坏了整体的平衡，使人易感疲劳，同时伴有腰痛。睡眠中有时出现腿部痉挛。在腿肚以及膝盖内侧，容易出现静脉瘤。已能明显地感觉到胎动。乳房更加发达，挤压时会出现淡淡的初乳。

002 什么是妊娠纹？

妊娠纹是大多数妇女妊娠5～6个月时受荷尔蒙影响，腹部的膨隆使皮肤的弹力纤维与胶原纤维因外力牵拉而受到不同程度的损伤或断裂，皮肤变薄变细，腹壁皮肤会出现一些宽窄不同、长短不一的粉红色或紫红色的波浪状花纹。分娩后，这些花纹会逐渐消失，留下白色或银白色的有光泽的疤痕线，大腿上部、腹部及乳房等处皮肤出现许多淡红色或紫色条纹，称为“妊娠纹”。

妊娠纹的位置主要在腹壁上，也会出现在大腿内外侧、臀部、胸部、肩膀与手

臂等处，初产妇最为明显。并且一旦出现后，并不会随时间慢慢消失，使妇女的皮肤出现松弛，褶皱，乳房下坠，腹部脂肪堆积，严重影响了妇女产后的体态和身心健康。

003 如何减轻妊娠纹?

目前尚没有药物能够改善妊娠纹。不过注意以下方面,会对减轻妊娠斑和妊娠纹有所帮助：

1 均衡饮食

怀孕期间应补充丰富的维生素及蛋白质。而由于胶原纤维本身是蛋白质和维生素C所构成，所以可以多摄取含丰富蛋白质的食物。避免摄取太油、甜食(容易肥胖)、太咸(容易水肿)的食物。

2 控制体重增长

在怀孕时体重增长的幅度上，每个月的体重增加不宜超过2公斤，整个怀孕过程中应控制在11至14公斤。

3 适当服用一些保健品

目前有一些针对孕妇使用保健品，可以促进真皮的纤维生长，增加皮肤弹性，预防妊娠纹。

建议不要随便用药，必须向医生咨询。否则,误食激素类药物，还会造成类似的萎缩纹。

4 使用托腹带

托腹带可以承担腹部的重力负担，减缓皮肤过度的延展拉扯。

5 使用专业的去妊娠纹产品

这个是最有效的预防和消减妊娠纹方法了，有条件的准妈妈可以购买适合自己的去妊娠纹霜。

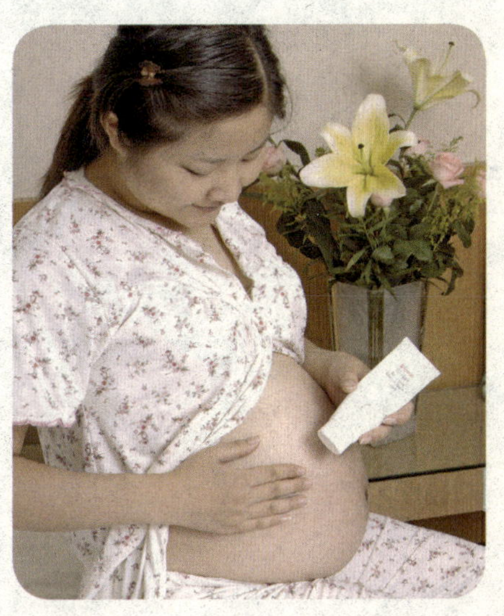

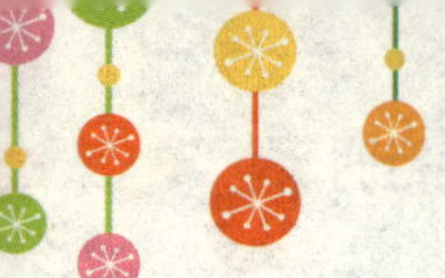

004 怀孕后乳房有什么变化?

乳房于妊娠早期开始增大，充血明显。孕妇自觉乳房发胀或偶有触痛及麻刺感，随着乳腺增大，皮肤下的浅静脉明显可见。随着乳腺腺泡增生导致乳腺增大并出现结节。乳头增大变黑，更易勃起。乳晕颜色加深，其外围的皮脂腺肥大形成散在的结节状隆起，称为蒙氏结节。

已知乳腺细胞膜有垂体催乳激素受体，细胞质内有雌激素受体和孕激素受体。妊娠期间胎盘分泌大量雌激素刺激乳腺腺管发育，分素、皮质醇、甲状腺激素等的参与。妊娠期间虽有大量的多种激素参与乳腺发育，作好泌乳准备，但妊娠期间并无乳汁分泌，与大量雌、孕激素抑制乳汁生成可能有关。

温馨提示

在妊娠末期，尤其在接近分娩的时候，挤压乳房时，会溢出少量淡黄色稀薄液体，称为初乳。分娩后新生儿吸吮乳头时正式分泌乳汁。

005 怀孕期间如何做好乳房护理?

妊娠后，乳房受雌、孕激素及胎盘泌乳素的影响，逐渐发育增大，有时还会出现乳房胀痛。产后乳房要担负起哺乳的重任，因此在孕期就应做好哺乳准备。

❶上衣要宽松，乳罩应合适。

❷注意乳房卫生，经常洗澡、清洗乳头。

❸注意观察乳头的形状。

多数妇女的乳头是凸起的，如果有乳头内陷，应经常用手指将乳头向外牵拉，坚持一段时间，就可将乳头拉出来了。若待胎儿娩出再做准备就晚了。

❹妊娠晚期，每天清洗、按摩乳头。

这样做，既可以为哺乳做准备，也可以增加子宫的敏感性，有利于防止发生过期妊娠。

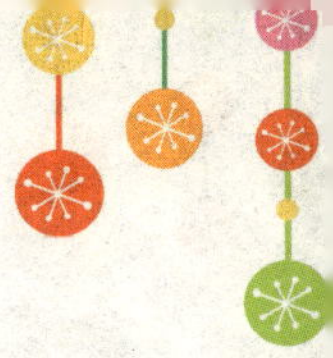

006 怎样预防孕妇下肢水肿？

妊娠中、晚期，由于妊娠子宫压迫盆腔静脉、站立位工作、腹内压力的增加，都会影响下肢静脉回流，从而导致下肢水肿。但是，营养不良性低蛋白血症、贫血和妊娠中毒症也是孕妇水肿的常见原因。下肢水肿的应对措施：

❶指导孕妇增加卧床休息时间，坐立时最好抬高腿部，要避免过久站立；同时要避免穿环形紧口袜带。

❷当孕妇出现下肢甚至全身浮肿等较严重的水肿时，如同时伴有心悸、气短、四肢无力、尿少等不适症状时，要及时看医生。

❸要加强饮食调理。饮食要清淡少盐，尤其不能吃咸菜。每天要保证食入畜、禽、肉、鱼、虾、蛋、奶等动物类食物及豆类食物，保证足够的蛋白质;保证摄入足量的蔬菜和水果。水肿较严重的孕妇应适当控制水分的摄入。

❹少吃或不吃不易消化和容易产气的食物（如洋葱、白薯、土豆等），以避免引起腹胀，导致血液回流不畅而加重水肿。

007 小腿抽筋怎么办？

在孕中期进入尾声时，许多准妈妈都会在睡梦中被小腿抽筋的疼痛惊醒。这是由于子宫压迫于主要血管上，长时间站立、坐着、躺着，都会减缓血液对下肢肌肉的供应而产生抽筋。小腿抽筋时该怎样做呢?

1 缓解抽筋

❶让你的丈夫立即按摩抽筋的肌肉或按摩肌肉促进血液循环。

❷你起身下床，慢慢行走或靠墙站立，效果更好。

2 做预防抽筋的运动

❶站着伸展小腿：站立，未抽筋腿在前，抽筋的腿在后；前腿慢慢屈膝，身体前倾，后腿缓缓伸展小腿。

❷推墙：双手平放于墙，双臂完全伸直，脚踩地板，背部直立；之后弯曲肘部，呈推墙状，此时小腿肌肉舒适展开。

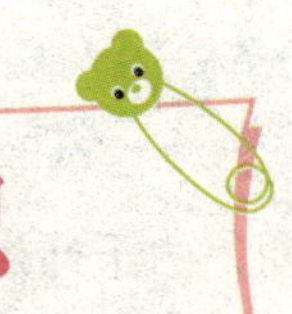

2.生活常识

008 孕期洗澡要注意哪些问题?

洗个澡能促进血液循环、消除疲劳，尤其是孕妇，身体的新陈代谢增加，汗腺和皮脂腺分泌更加旺盛，因此孕妇在孕期应常洗澡，但孕妇洗澡大有讲究。

孕妇在洗澡过程中应注意以下几个方面：

1 最好不用盆浴，而采用淋浴

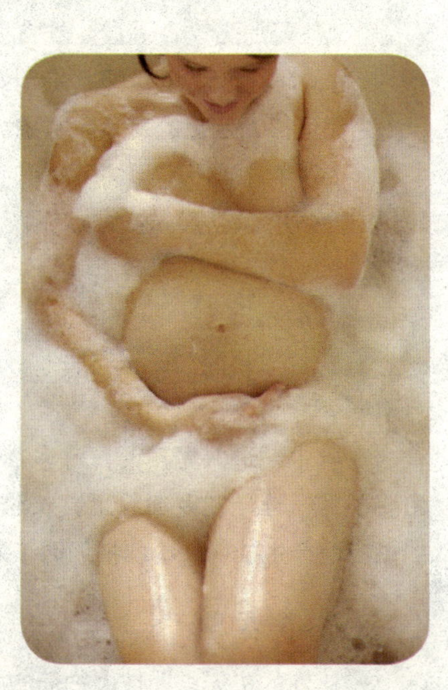

妊娠期间，由于身体内激素的分泌发生了变化，使阴道分泌物的酸碱性改变，阴道对外来病菌的抵抗力降低，坐浴时，浴后的脏水可进入阴道，进而引起宫颈炎、附件炎，有时还会导致宫内感染，引起早产，尤其是妊娠后期更易发生这种情况。因此，孕妇不宜盆浴，更不要到公共浴池去洗澡。

2 在淋浴中不要弯腰

尤其是妊娠晚期更应注意。要扶着墙边站稳，不要滑倒。最好是请别人擦澡。

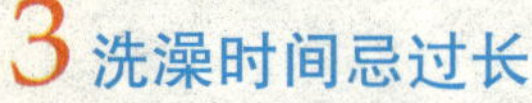

3 洗澡时间忌过长

孕妇洗澡时间过长，会造成胎儿缺氧，胎儿脑缺氧时间如果过长，则会影响神经系统的生长发育。因此，孕妇一般要控制自己洗澡时间不宜超过15分钟，或以孕妇本身不出现头昏、胸闷为度。

4 水温不宜过高

水浴温度过高，会对胎儿的中枢神经系统造成危害。孕妇体温比正常体温高1.5℃时，胎儿细胞发育可能停滞；上升3℃时，则有杀死胎儿脑细胞的危险。因此，孕妇不要用39℃以上的温水水浴。

009 孕期做家务有哪些注意事项？

孕妇做家务应掌握一定的尺度，要在不疲劳的前提下做一些家务，如做饭、收拾屋子、扫地等等。体力劳动时不能累，时时都要有自我保护意识。具体说来，孕妇应注意以下几方面的情况。

❶不宜登高去打扫卫生，不要在扫除时搬动沉重的东西。

❷冬天在寒冷的地方打扫卫生时，不能和冷水长时间打交道，因身体着凉会导致流产。

❸做饭时为避免脚部疲劳、浮肿，能坐在椅子上操作的就坐着做。

❹出去买东西要选择人少的时候。

❺洗完衣服晾衣服时，因为是向上伸腰的动作，要肚子用劲，因此要特别小心才不会发生诸如流产等问题，也可以把晾衣服的竹杆降低。

❻踏缝纫机时，腹部要用力，也应尽量避免使用。

010 如何保证孕妈妈的睡眠质量？

怀孕期间的睡眠要比平时多1小时左右，最低不要少于8小时。因为睡眠不足会引起孕妈妈身体疲劳，影响胎宝宝健康发育。

如何保证孕妈妈的睡眠质量呢？可以试用以下一些方法：

❶妊娠后换一张较大的床，这可能更容易使你保持舒适的体位。要采取侧卧位，适当的在头、脚下或腰间加垫一些软垫子。上床前喝一杯热牛奶将对睡眠大有好处。临睡前洗一个热水澡，可使肌肉放松，对大多数孕妇都有一定的催眠作用。如果做不到，用热水泡泡脚也有一定的镇静安神效果。

❷为了保证睡眠的质量，还应该注意睡眠的姿势。那么什么样的姿势才算好的呢？应该说只要自己觉得舒服就可以。一般说来，按下列方法可能较好些：怀孕初期，一般仰卧的姿势比较舒服，还可以在膝盖下垫一个小枕头或沙发靠垫，这样更容易入睡。到了怀孕中期以后，宜采取侧卧的姿势较好些，而且尽量取左侧卧位，这样能更好地保证子宫的血液，使宝宝在宫内养分充足。

温馨提示

在孕晚期的时候，一些孕妇因肚子突在前面，并有腰酸等不适，睡觉时可在腰下垫上个小枕头，那样会更舒服些。

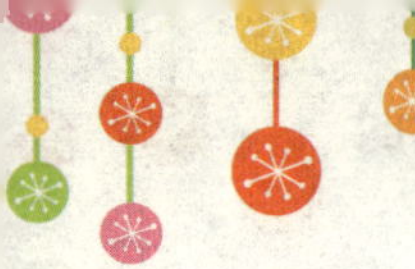

011 孕妇为什么不宜采取仰卧和右侧卧位？

由于胎儿的生长发育，子宫逐渐增大，妊娠中晚期，腹腔大部分被子宫占据。如果仰卧睡觉，增大的子宫就会向后压在腹主动脉上，使子宫的供血量明显减少，影响胎儿生长发育；仰卧时，增大的子宫还可以压迫下腔静脉，使下肢静脉血液回流受阻，引起下肢及外阴部水肿、静脉曲张；同时，由于回心血量减少，造成全身各器官的供血量减少，从而引起胸闷、头晕、恶心、呕吐、血压下降，医学上称之为“仰卧位低血压综合征”。

另外，子宫还可压迫输尿管，使排尿不畅，易患肾盂肾炎。对患有妊娠高血压疾病的孕妇，仰卧睡觉还会加重病情。

孕妇右侧位卧，对胎儿发育也不利。因为怀孕后的子宫往往有不同程度的向右旋转，如果经常取右侧位卧，可使子宫进一步向右旋转，从而使营养子宫的血管受到牵拉，影响胎儿的血液供应，造成胎儿缺氧，不利生长发育，严重时可引起胎儿窒息，甚至死亡。

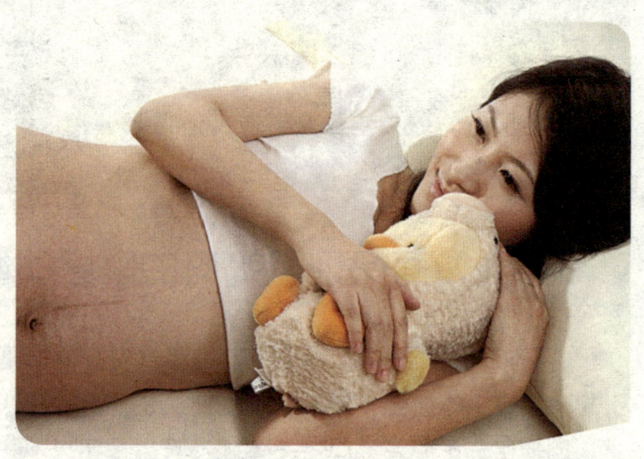

012 孕妇为什么不能使用电热毯？

研究表明：生育畸形儿的妇女多爱使用电热毯。电热毯通电后便产生磁场，这种磁场会影响胚胎细胞的正常分裂，导致胎儿畸形。

孕期对电磁场最敏感的是胎儿骨骼细胞，故胎儿出生后，其骨骼发生畸形。孕妇在怀孕初期受热，就会造成胎儿脑细胞死亡，影响其大脑的发育，使出生后的婴儿智力低下。电热毯越热，电磁场对胎儿的影响越大。我国专家对2000名孕妇病例进行回顾性对照得出如下结论；孕早期使用电热毯是形成流产的危险原因之一。

另外，电热毯所产生的高温有影响睾丸产生精子的作用，导致男性不育。据统计，半数患精子稀少和不育原因未明的男子，都有过阴囊超高温的病史。

013 孕妇睡过软的席梦思床好吗？

席梦思床因其弹性好以及良好的睡卧、柔软、舒适感等特点而成为当今家庭常用卧具，但过软的席梦思床对孕妇则不宜。

怀孕后胎儿逐渐长大，腹内压力也随之增大，更压于腰肌。加上席梦思床的弹性，使腰肌更加紧张和得不到稳妥的支撑，久而久之腰肌会发生疼痛和劳损。腰肌张力出现减弱现象，分娩时还可能导致腰痛及生产不顺利的情况的发生。

一般人夜间睡眠时体位经常变化，辗转反侧可达20次左右，这有助于大脑皮质抑制扩散，调节肌肉疲劳，提高睡眠效果。而孕妇睡席梦思床深陷其中，不易翻身。妊娠晚期为避免仰卧综合征的发生，孕妇宜采用左侧卧位或左右交替侧卧，但睡席梦思床恐怕难以做到。

014 孕妇看电视有哪些危害？

电视机工作时不断发出肉眼看不见的X射线；彩色电视机的X射线比黑白机更高。显像管产生高压静电和正离子，对早期胎儿产生危害。荧光屏产生的紫外线，引起室内“光化学雾”，对母婴健康也都不利。当然，孕妇在较长的孕期内不看电视，也会使孕期生活过于枯燥，不利于身心调节。

另外，看电视久坐会影响下肢血液循环，加重下肢水肿，更易导致下肢静脉曲张；电视中的紧张情节和惊险场面，对孕妇来说，可以称为劣性刺激，有碍优生；因看电视睡得过晚，妨碍孕妇的睡眠和休息。这一切对孕妇胎儿都不利。

015 孕期看电视应注意哪些问题？

1 忌近距离看电视

孕妇距离电视机的距离，一般应该在2米以上。

2 忌连续长时间看电视

孕妇一次看电视时间，一般不宜超过2小时，避免过度使用眼睛。

3 忌看恐怖、紧张、悲剧性电视节目

这些节目都不能看，否则会引起准妈妈的情绪紧张不安，或者情绪大幅波动，使胎宝宝出现不安，造成不良影响。

4 电视音量不宜过大

声音过大会对胎宝宝正在发育中的耳蜗造成伤害。

5 忌熬夜看电视

晚上看电视不要太晚，要保证充足的睡眠，尽量在22～23点之间就寝。

6 忌饱食后看电视

饭后食物需要消化，看电视需要用脑，这样势必使人体内供给胃肠的血液相对减少，从而影响正常的消化、吸收功能，也不利于胎儿发育生长。

7 忌边看边吃

边看电视边吃零食、蜷着身体看电视等，会使腹腔内压增大，胃肠蠕动受限，不利于食物的消化吸收，特别不利于胆汁排泄，易发胆道疾病。

016 使用空调的注意事项有哪些？

孕妇的新陈代谢十分旺盛，皮肤散发的热量也有所增加，在炎热的夏季或寒冷的冬季，常常借助空调纳凉或取暖。其实借助空调纳凉或取暖存在着很多隐患。

对于经常使用空调的孕妈妈一定要注意以下事项：

- 及时清洗空调水箱等死角，防止细菌和病毒，尤其是长时间不开机前要清洁。
- 空调避免过凉导致感冒，将空调的温度定在23～28℃，室内感觉微凉就可以了。切忌温度太低，与室外温差太大。
- 孕妇使用空调，要经常开窗换气，以确保室内外空气的对流交换。一般开机1～3小时后关机，然后打开窗户换气。
- 孕妇皮肤的毛孔比较疏松，容易受风，在空调房里，孕妇要避免自己的位子直吹到空调的冷风。
- 关空调后不要马上走出空调房，等室温稍微回升，身体相对适应再走出房间。
- 从空调房到室外(办公室、空调车)，可以捏着鼻子走出去(屏住呼吸大概5秒钟)，让皮肤先适应室外的温度，这样可以减少感冒的可能。
- 晚间使用空调时最好穿一件薄的棉长袖上衣。

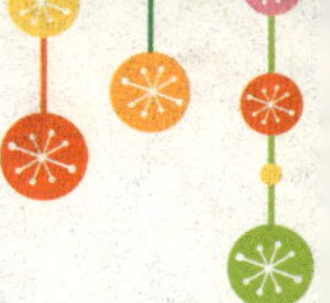

017 孕妇打麻将的危害有哪些？

对于孕妈妈来说玩麻将的危害是很大的，它不仅危害到孕妈妈的身体健康，还会影响胎儿的生长发育。

❶孕妇的情绪状态对胎儿的发育有着很大的影响。玩麻将时，孕妇往往处于大喜大悲、患得患失、惊恐无常的不良心境中，加之语言粗暴、争论激烈，植物神经高度紧张，母体内的激素分泌异常。这些恶性刺激对胎儿大脑发育造成的损害，会远远超过对母体本身的损害。

❷孕妇所处环境的卫生条件也直接影响着胎儿的生长发育。而“方城之战”的场面，多是烟雾弥漫、酒气扑鼻。即使孕妇本人不吸烟，被动的吸入量也足以造成对母体和胎儿的严重危害。

❸孕妇腹部充盈，应避免长时间处于一种姿势。玩麻将时，长时间处于坐位，胃肠蠕动减弱，胃酸返流增加，会刺激黏膜，引起便秘、厌食、呕吐与上腹部烧灼感。同时腹部的压迫会使盆腔静脉血液回流受阻，肛门周围静脉丛充血，引发痔疮、下肢静脉曲张和下肢严重水肿，甚至小腿抽筋。

❹古人养生讲究“起居有常”，是指生活要有规律。而麻将一旦打上往往身不由己，错过饭时，忘记晨昏，冷热饥饱失调。这对母亲和胎儿都是十分有害的。

❺麻将上面沾染着多种致病微生物。一副麻将，上面沾染着多种致病微生物。一旦孕妇由此患上传染性疾病，则可能殃及胎儿。

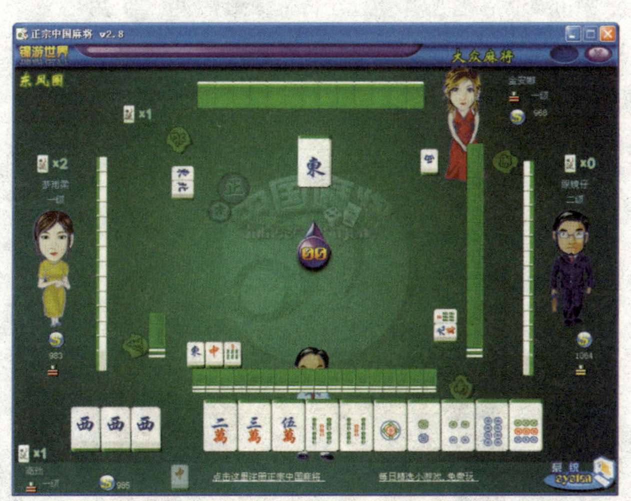

温馨提示

如果某些孕妈妈玩麻将的兴趣一下上来了，欲罢不能，怎么办呢？那就打开电脑，游戏一下吧。同样有趣，但也不能太沉迷其中了。

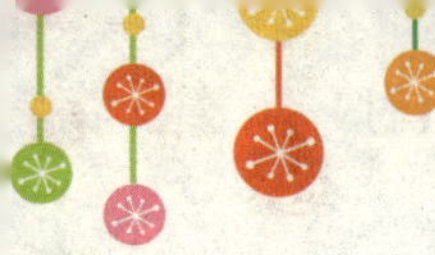

3.注意事项

018 为什么体重不可增加过多?

有些孕妇以为孕期营养越丰富，吃得越多，将来生出的孩子身体就越好，这是错误的。其实这会导致妊娠肥胖，而妊娠肥胖有时是很危险的。

孕妇不懂得控制饮食，特别是妊娠中晚期，由于体重增加过快，势必会加重心血管系统的负担，流产、妊高征等并发症的发生率随之增高，难产、死胎的发生率也会增高。据调查，孕20～30周体重增加7.5～9.1千克的孕妇胎儿死亡率可增加1倍，体重增加9.1千克以上者胎儿死亡率增加3倍。美国国家科学院食品与营养委员会经研究得出的结论是：孕妇足月分娩前，以体重增加9～11千克较为安全。足月胎儿平均重3.5千克，胎盘重0.5千克，其余均为母体的增重（总血量增加1.3千克，组织液增加1.3千克，后者含0.9千克羊水），乳房充盈0.4千克，孕妇还要增加4千克脂肪作为热能贮存，以供分娩和哺乳所需。

019 控制孕妇体重应采取哪些措施?

孕早期正常体重增加应为0.5千克，中间4个月增加体重5.5千克，最后两三个月约为5千克。因此，孕妇应常称体重，控制饮食，多吃蔬菜、水果等热能低的食品，代替一部分主食，力争不要使每周体重增加量超过0.4千克。

控制孕妇的体重可注意采取以下措施：

1 注意身体锻炼

适当锻炼身体，可以减少孕妇体重，而不会影响胎儿的生长。

2 晚饭适当少吃

人们吃了晚饭活动少，热量容易在体内堆积，会使人发胖。适当少吃晚饭，并不影响对胎儿的营养供给。

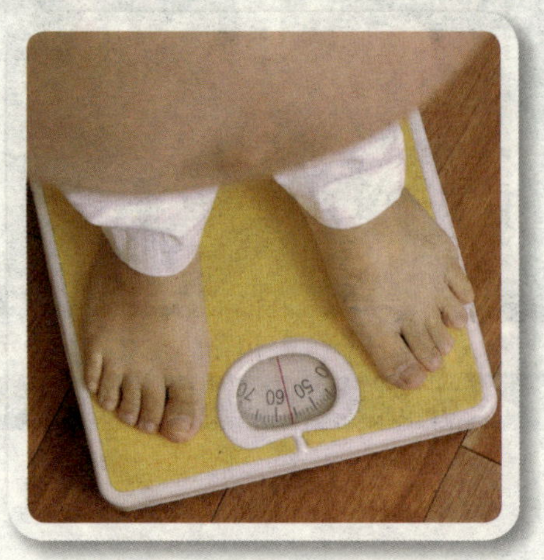

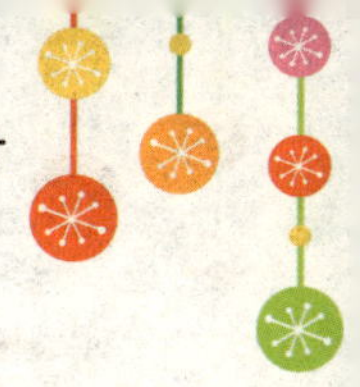

3 适当减少主食，增加蔬菜和水果的进食

因为瓜菜中热量少，含有多种维生素。瓜菜中的纤维素还能缓解或消除便秘现象。这对于减少体内吸收热量很有利。那种怀孕后猛吃好东西的做法不可取。因主食热量大，容易使人发胖。

020 孕期如何做好自我监护？

孕妇进行简易的自我监护可以及时发现妊娠并发症，预防早产，减少难产的发生率。家庭自我监护的内容很多，主要有以下三项：

1 胎动计数

这是预测胎儿在宫内安危的重要指征。一般在怀孕4个月以后，孕妇可感觉到胎动，但对于第一次做妈妈的人，也可能要等到怀孕5个月才感到胎动。在妊娠28～32周时，胎动达高峰，38周后逐渐减少。一天中胎动以下午2～3时最少，晚上8～11时最频繁，故测胎动不能随便数一个时间段宝宝动了多少次就算，而应在每日早、中、晚各测1小时（晚上须在8～10点进行），然后将所测的胎动数相加乘以4，即得到12小时的胎动总数。这个数若小于20次则提示胎儿在宫内有缺氧情况，如果胎动突然消失，应立即到医院诊治以保证胎儿的安全。需要说明的是胎儿开始动到停止算一次胎动。每日测量的三个时段最好取相同的时间。

2 听胎心音

怀孕5个月左右可以听到胎儿心跳的声音。腹壁厚的孕妇常要到稍晚些才能听到。胎心音系双音，第一音和第二音相接近，如钟表的滴嗒声，次数在每分钟120～160次之间。听胎心音要求每日至少一次，每次不得少于1分钟，若超过正常范围，且有胎动，可等待胎动结束，若无胎动，则嘱孕妇向左侧卧位或等待5分钟后再听一次，如仍为不正常，则应到医院去诊治。若胎心音出现时快时慢不规则的情况，也说明胎儿有危险，应立刻到医院检查。

温馨提示

准爸爸直接将耳贴于准妈妈腹前壁听胎心，是最简单而实用的自我监护方法之一，一般胎儿背部所在一侧胎心较响亮。

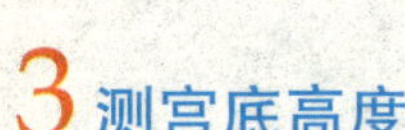

3 测宫底高度

宫底高度可以了解胎儿在子宫内生长的情况。一般怀孕6个月可长到与肚脐相平，9个月时在胸骨剑突下三横指位置，8个月时在肚脐和剑突连线的中点上。

宫底高度可以每周测量一次。若连续2～3周宫底高度无变化，或宫高明显低于怀孕月份，应及时到医院查找病因。如果过分高于怀孕月份也应到医院检查，以排除羊水过多、滋养细胞疾病等，还可了解是否有多胎妊娠。

021 孕期可以清洗阴道吗?

妊娠后阴道上皮通透性增高，宫颈腺体分泌增多，所以白带增多，阴道上皮内糖原积聚，经阴道杆菌作用后变为乳酸，使阴道的酸度增高，不利于致病菌的生长，可防止细菌感染。

有些孕妇不知道分泌物增多的原因，以为白带增多是由于阴道炎而引起的。因此在清洗外阴的同时清洗阴道，致使阴道固有的酸性环境被破坏，增加了阴道感染的机会。阴道感染后可上行感染至宫腔，造成宫腔感染，致使胎儿宫内感染或流产。正确的方法是每日用温水清洗外阴部即可，不必清洗阴道。

022 为什么孕妇乳罩不可过紧?

戴乳罩是现在女性的时尚，一般说对妇女有益。但对于孕妇来说则不宜戴过紧的乳罩。因为妇女怀孕期要分泌乳汁，以备作产后哺乳用，所以乳房会逐渐膨胀，假若孕期限制乳房增大，就会造成泌乳障碍，不利分娩后哺乳婴儿。另外，孕妇戴过紧乳罩影响乳房血液循环，容易使乳房内组织发生各种病理性变化。

023 为什么孕妇不可涂清凉油?

清凉油中所含成分如樟脑、薄荷、桉叶油均可经皮肤吸收，并可通过胎盘进入胎儿体内影响其生长发育。樟脑可能引起胎儿畸形、死胎或流产。尤其怀孕头3个月其危害更大。此外，诸如此类的风油精、万金油之类药物，孕妇也不宜涂用，不可大意。

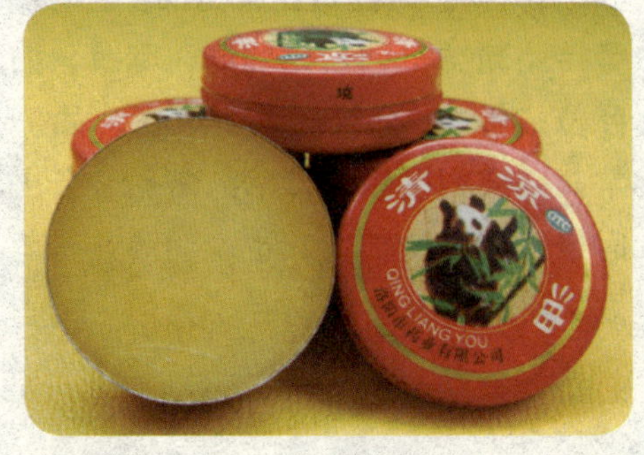

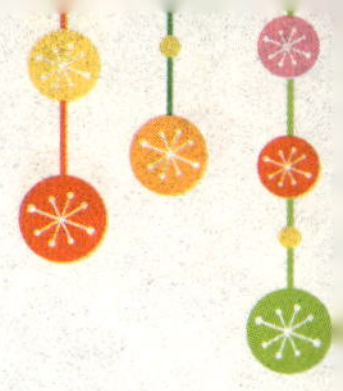

024 孕妇不宜活动太少？

有些妇女怀孕后很重视休息调养，活动大大减少，甚至停止做一切工作和家务。其实，这样做是没有必要的，反而不利于母婴健康。

孕妇活动太少，会使导致胃肠蠕动减少，从而引起食欲下降、消化不良、便秘等，对孕妇的健康也不利，甚至会使胎儿发育受阻，还会导致难产。

妇女在怀孕期间应注意做到适量活动、运动和劳动，注意劳逸结合。不可一味卧床休息，整天躺在床上，什么活也不做。同时，生活要有规律，每天要到室外活动一下，散散步或做一些力所能及的家务活。还要经常做些体操，对增进肌肉的力量、促进机体新陈代谢大有益处，同时还可以避免难产。

025 为什么孕妇不能参加剧烈运动？

孕妇适当运动，可以调节神经系统的功能，增强心肺活力，促进血液循环，有助消化和睡眠，也有利于胎儿生长发育。但孕妇一定要禁忌参加剧烈的运动。

❶孕妇要忌肩挑重担，不要提举重物和长时间蹲着、站着或弯着腰劳动。这样过重的活动会压迫腹部或引起过度劳累，导致胎儿不适，造成流产或早产。

❷不要跑步、举重、打篮球、踢足球、打羽毛球、打乒乓球等，这些运动不但体力消耗大，而且伸背、弯腰、跳高等动作太大，容易引起流产。

026 为什么要防止甲醛的危害？

人的一生约有92%的时间在室内度过，室内空气的洁净程度与人体健康关系十分密切。因此，我们应谨防室内空气污染。

室内空气污染的头号大敌是甲醛污染。甲醛是一种无色易溶的刺激性气体，室内含量为0.1毫克/米^{3}时，人就会有不适感；0.5毫米/米^{3}时，可引起咽喉不适或疼痛；浓度如果继续升高，会使人恶心、呕吐、气喘，甚至引发肺气肿；30毫克/米^{3}时，可立即致人死亡。

危险的是，处于低浓度甲醛环境而不知道。长此以往就会患上多种疾病。如果孕妇长期接触甲醛，会造成新生儿体重降低、染色体异常。因此绝不可掉以轻心。

027 怎样防止甲醛污染？

防止室内甲醛污染最简单有效的方法是加强室内空气流通。刚装饰过或刚购置了新家具的房间，应暂不住人，等到2～3个月或半年以后，室内甲醛的释放量显著减少时，方可入住。

028 长途旅行应注意哪些事项？

准妈妈在身体状况许可的情况下，适当的外出旅行，改变一下单调的生活，非常利于母亲和胎儿的身心健康。

为了减缓孕妈妈旅途疲劳，减轻身体的压力。下面介绍孕妈妈出行注意事项，供准妈妈参考。

1 减缓旅途劳顿

假设你坐飞机出行，那么你的随身行李最好是少而精的。如果行李实在是多的话，尽量寻求机场工作人员或是随行人员的帮助。你还可以利用等候的时间抓紧休息以补充旅途中消耗的能量。一旦到达目的地，一定要先休息，调整一下再安排事情。晚上要早睡以保证第二天精力充沛的活动工作。

2 加倍呵护自己

孕期的身体比以往任何时候都需要格外的体贴和呵护。在旅途中你更应当加倍细致地照顾自己。利用一切可以利用的时间休息来保存并产生能量。一天的疲劳过后，在酒店中泡一个澡，或做个足部的按摩，都可以帮助你迅速恢复体力，并有助于睡眠。

3 多带可口食物

外出旅行，由于舟车劳顿，孕妇更容易饥饿。因此，应准备一些小零食以备不时之需。可以准备些能慢慢咀嚼的食物，比如果仁、葡萄干、甘草柠檬等，甚至酸乳酪也不错。

4 不要憋尿

怀孕的时候由于子宫不断增大而压迫膀胱，孕妇会出现尿频的情况。孕妇必须在旅行中充分利用休息停顿的时间来方便一下，长时间的憋尿对身体和胎儿都会有不良的影响。

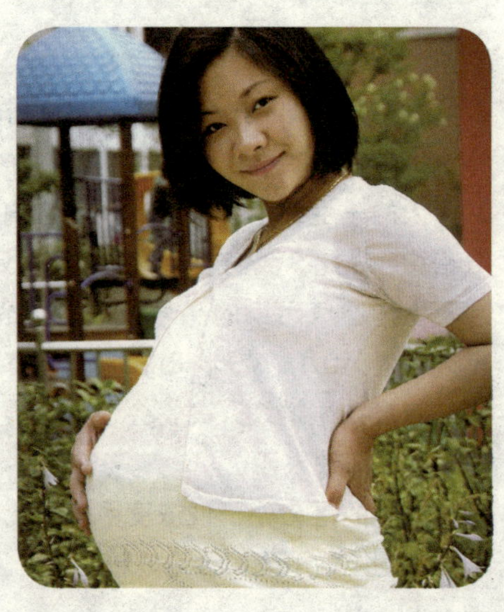

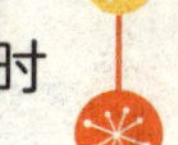
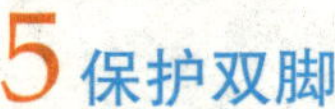

5 保护双脚

长途跋涉会造成孕妇脚踝小腿等处乏力酸胀，严重的会出现水肿等症状。如果开车旅行，请每90分钟停一次车，站到地上轻轻的伸展小腿和双臂以缓解疲劳。如果您是乘飞机，假设身边的位子是空的，可以在征求服务员同意的情况下，将腿平放在座位上，并用手按摩脚踝和小腿肌肉以缓解肢体疲劳促进血液循环。

6 注意卫生，防止疾病的发生

我们知道外出会大大增加孕妇感染病毒和细菌的机会，因此要随时注意个人卫生和饮食卫生，保健，以避免不必要的麻烦。通常路途中容易患呼吸系统，消化系统及泌尿系统等疾病。一旦感觉身体不适，应立即到最近的医院就诊。

7 注意疫苗问题

如果准妈妈要出国工作或旅游，很多国家入境的时候要检查准妈妈是否注射了该国规定的某种疫苗，这时你一定要询问医生并得到医生的认可后再注射该疫苗。

029 双胎妊娠应注意哪些问题?

与单胎妊娠相比，双胞胎妊娠很容易使母体处于超负荷状态，如果不加注意，就会发生许多并发症，其后果是极其严重的。

❶双胎妊娠妇女往往在妊娠早期即出现贫血，这是因为她们的血容量比单胎妊娠明显增大，对铁的需求量也很大。为防止贫血，除加强营养、食用新鲜的瘦肉、蛋、奶、鱼、动物肝脏及蔬菜水果外，还应每日适当补充铁剂、叶酸等。

❷双胎妊娠孕妇的子宫比单胎明显增大，且增速较快，特别是在24周以后，尤为迅速。这不仅增加了孕妇身体负担，同时由于对心、肺及下腔静脉的压迫，还会产生心慌、呼吸困难、下肢浮肿及静脉曲张等压迫症状，在孕晚期更为明显。因此，在孕晚期，要特别注意避免劳累，多休息，这对减轻压迫症状，增加子宫的血流量，预防早产都有好处。

❸由于双胎导致子宫过度膨大，往往难以维持到足月分娩。因此，双胎孕妇需要提前住院待产，以保证产妇的顺利分娩。

温馨提示

双胎妊娠的孕妇要特别注意休息，因为充足的休息可以避免早产等意外的发生，因此，到妊娠28～30周以后，就应注意多休息，休息时宜采取左侧卧位，而不宜采用平卧位。左侧卧位可以增加子宫血流量。

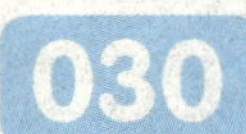

030 孕妇为什么不宜戴隐形眼镜?

孕期母体的许多改变，如内分泌激素、血液、心脏血管及免疫功能等，会对眼睛造成生理上的影响，所以孕妈妈不宜戴隐形眼镜。

妊娠期间，由于孕妇角膜的含水量比常人高，角膜透气性差，此时如果戴隐形眼镜，容易因缺氧导致角膜水肿而对眼睛造成危害。同时，孕妇的角膜曲度也会随着怀孕周期及个人体质的改变而改变，使近视的度数增加或减少。如果勉强戴原先的隐形眼镜，容易因为不适而造成眼球新生血管明显增长，甚至导致角膜上皮剥落。此时，一旦隐形眼镜不洁，更易滋生细菌，造成角膜发炎、溃疡，甚至失明。

所以在怀孕期间要减少隐形眼镜的配戴次数及时间，尤其是怀孕最后3个月，最好不要戴隐形眼镜而改戴普通眼镜。

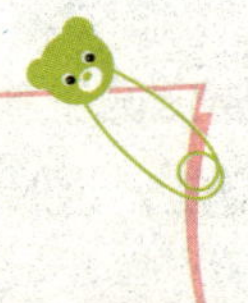

4.应对不适

031 孕妇为什么会出现便秘?

妊娠后胎盘分泌的大量孕激素使胃肠道的平滑肌张力减低，活动减弱，影响食物的消化。因此孕妇常有消化不良，肠胀气和食物运送延缓现象。食物残渣在大肠内滞留越久，水分被肠壁吸收越多，最终形成的粪便干燥而坚硬。排便需要动力，但孕妇腹壁肌肉变得松驰，收缩力不足，再加上增大的妊娠子宫有碍下进，虽然粪便已达肛门，引起排便感觉，但就是解不出。

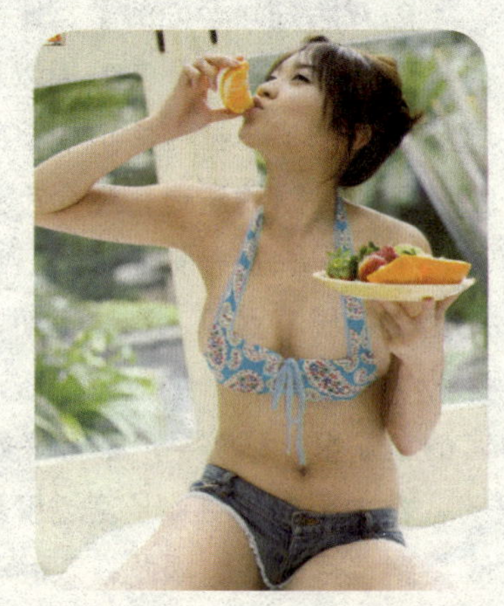

032 怎样防治便秘?

❶养成每天按时排便的习惯，可以定时坐厕所以形成条件反射；

❷多吃芹菜、白菜等含纤维素比较多的蔬菜；

❸勤散步，最好做一些轻便的体操；

❹多喝水，此外最好每天清晨能喝一杯淡盐开水，但不宜长时间喝，有水肿或高血压者的禁喝；

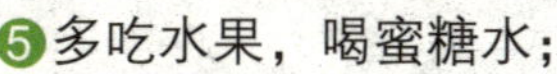

❺多吃水果，喝蜜糖水；

❻如果已有严重的便秘，可用开塞露滑润通便，或石蜡油30毫升（也可用麻油、花生油代替）或果导片2片，暂时通便，但禁用强烈的泻药，否则肠蠕动剧增，可导致流产、早产。

033 为什么要警惕孕期出现的各种疼痛？

孕期伴随着腹部的增大常常会带来身体各个部位的疼痛，其常见的症状、原因及对策如下：

1 全身酸疼

正常人体立正时，由于各组肌肉及韧带彼此调和，身体重心前后左右维持平衡。而在妊娠期，由于子宫逐渐扩大，腹部膨胀隆起，身体重心前移，为了维持身体前后平衡，有关的肌肉、韧带势必加重负荷及张力。因此肌肉的动作则由自然性转变为有意识性，经常处于这种张力状态下，有的孕妇很容易感到疲乏，从而产生肌肉酸痛。因此妇女在怀孕期，应该认识到生理解剖的变化，适当活动是应该的，但也要多休息，尽量少做或避免做重体力劳动。

2 头部疼痛

怀孕使血压降低并引起头晕，尤其是快速起身或长时间站立时。如果不吃饭，低血糖也会引起头晕。如果经常感到头晕以至于晕倒或看到光晕，或者感觉1天小睡超过2小时，就要打电话给医生。过度头晕和疲劳可能是贫血的征兆。

3 胸部疼痛

孕期胸痛时有发生，好发于肋骨之间，犹如神经痛。此种情况可能是由于孕妇缺钙或膈肌抬高所致。可适当补充一些高钙食物。

4 手部疼痛

妊娠期有的妇女有拇、食、中指指端感觉异常或手指疼痛，疼痛又以夜间为甚，有时还会向肘、肩部放射，可单侧，也可双侧。这些症状在医学上称腕管综合征，主要是因为妊娠期生理性水钠潴留引起手腕腕管部局部水肿，压迫神经所致。它一般在妊娠晚期症状开始减轻、分娩后多可自愈。

5 腰部疼痛

腰部疼痛多发生在妊娠末三个月，主要原因，一为骨盆疼痛综合征，二为致密性骶髂关节炎，而不是什么肾亏。

6 臀部及小腿痛

孕妇妊娠期有的感到臀部、小腿外侧疼痛，有时可牵涉到下背部，其疼痛通常呈渐进发展，这就是坐骨神经痛。它的主要原因是妊娠期间，受卵巢松弛激素的影响，使腰椎附近韧带较正常松弛，另外由于脊椎过度前凸，使椎间盘受到异常挤压。使椎间盘膨出，挤压神经根而致坐骨神经疼痛。一般情况下，分娩后期随着脊椎及韧带张力的恢复，症状会自然消失。出现此症状后，患者宜卧硬板床休息。

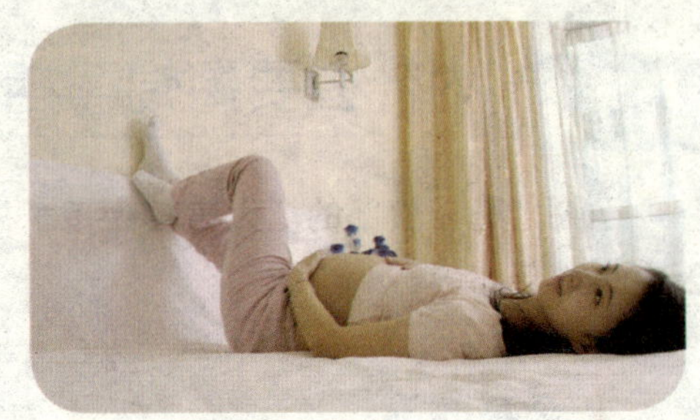

034 孕妇为什么多汗？

孕妇常有多汗现象。这是因为妊娠期血中皮质醇增加，肾上腺皮质功能处于亢进状态。再加上孕妇基础代谢增高，植物神经功能改变，引起血管收缩功能不稳定，皮肤血流量增加，于是出汗增多。

035 孕妇多汗应注意哪些问题？

- 多饮水，多吃水果，以补充水分和电解质。
- 避免过多的体力活动。
- 勤洗澡、换衣服，衣服宜宽松以利散热，内衣穿棉织品以利吸汗。
- 不要因为怕出汗而过多吹电扇或长时间在空调房间里。

036 孕妇为什么偶感胃灼痛？

不少妇女怀孕后时时觉得胃部麻乱，有烧灼感和口苦，有时烧灼感逐渐加重而变成烧灼痛。这些孕妇以往无胃炎、胃溃疡等胃痛病史，医学上称之为妊娠期胃灼热，这种烧灼样痛通常在妊娠后期出现，分娩后消失。出现妊娠后期胃灼热的主要原因是胃酸返流，刺激了食管下段的痛觉感受器引起。此外，妊娠时巨大的子宫对胃有较大压力，胃排空速度减慢，胃液在胃内滞留时间较长，也容易使胃酸返流到食管下段。

037 怎样防治胃灼痛？

轻微的胃灼热，孕妇大多可以耐受，不需服用药物。但应避免下列可能加重的诱发因素，如过饱、高脂肪饮食，吸烟、饮酒、喝咖啡、浓茶等。病情较严重的孕妇可服用一些降低胃酸药物，如氢氧化铝片(胃舒平)等和减少胃酸返流药物,但应在医生指导下服用，以免增加其他并发症。

温馨提示

饮食过饱时，胃内压升高，易诱发食管返流。肥腻饮食、巧克力、浓茶、咖啡及芳香性食物，都可降低食管下段平滑肌张力，使食管返流加重。

038 孕妈妈为何会头晕？

头晕是孕妇常见的症状。轻者头重脚轻，走路不稳；重者眼前发黑，突然晕厥。孕妇头晕的原因是多种多样的，常由多种疾病引起。

供血不足 血压偏低

孕妇常常会发生供血不足、大脑缺血的情况，这类孕妇一般在突然站立或乘坐电梯时会晕倒。妊娠的早中期，由于胎盘形成，血压会有一定程度的下降。原有高血压病的孕妇，血压下降幅度会更大。血压下降，流至大脑的血流量就会减少，造成脑血供应不足，使脑缺血、缺氧，从而引起头晕。这种一时性的脑供血不足，一般至孕7个月时即可恢复正常。

进食过少 血糖偏低

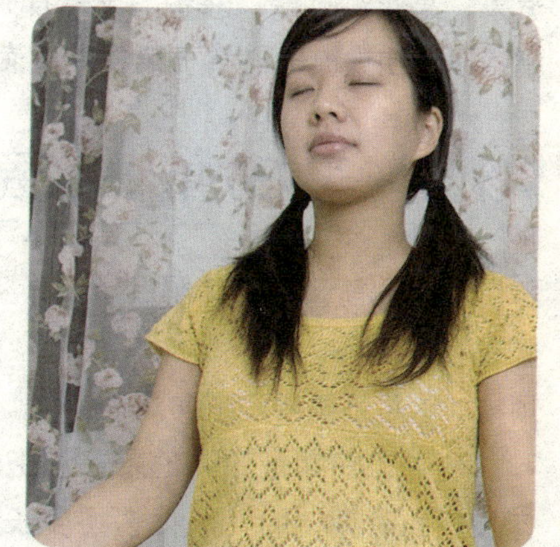

这类孕妇有时发作性头晕，伴有心悸、乏力、冷汗，一般多在进食少的情况下发生。进食少，使血糖偏低，从而导致身体不适。这类孕妇早餐应多吃牛奶、鸡蛋等食物，随身带些奶糖，一旦头晕发作时，马上吃糖，可使头晕得以缓解。

体位不妥 压迫血管

这类孕妇一般在仰卧或躺坐于沙发中看电视时头晕发作。该类孕妇的头晕属于仰卧综合征，是妊娠晚期由于子宫增大压迫下腔静脉导致心脑供血减少引起的。只要避免仰卧或半躺坐位，即可防止头晕发生。如发生头晕，应马上侧卧。

此外，贫血也是引起孕妇头晕的觉见原因。孕妇平时应摄入含铁丰富的食物，如动物血、猪肝、瘦肉等。

039 怎样预防孕妈妈头晕？

由于低血糖引起的孕妇头晕

三餐可吃多些、吃好些，尤其是早餐，可多吃些牛奶、鸡蛋、肉粥、蛋糕、糖水和面条等高蛋白、高脂肪和高碳水化合物的食物，必要时可吃第四餐。还可随身携带些方便食品，出现低血糖症状时立即进食，使头晕等低血糖症状得以及时缓解。

由于低血压引起的孕妇头晕

姿势动作（从躺位、蹲位和坐位转为站立位的过程）要缓慢，以免造成大脑突然供血不足；头晕发生时饮食可偏咸，多喝开水，以增加血容量；锻炼时应避免出汗，冲凉时应避免水温过高，以防血管扩张、血压下降；头晕发作时应立即坐下或侧卧休息，必要时到医院请医生给予对症处理。

由于仰卧综合征引起的孕妇头晕

应尽量采取平坐位：如长时间平坐位累了则可改为侧卧位，或在室内或附近户外散步。总之，要尽量避免仰卧位和半卧位。一旦仰卧综合征发生，应立即侧卧，或侧卧后缓缓平坐，以减轻子宫压迫心脏和下腔静脉，恢复大脑血液供应。

由于生理性贫血引起的孕妇头晕

应多进食富含铁质的食物，如动物血、动物肝脏、猪瘦肉、鸡蛋黄、鹅肉、菠菜、菜花、苋菜、海带、黑木耳和花生等；平时煮菜应少用铝锅，多用传统的铁锅，以便使铁离子溶解于菜肴中随菜食入；必要时可在医生的指导下补充铁剂。

040 孕妇为什么容易小腿抽筋？

小腿抽筋又称“转腿肚子”，实际是小腿肌肉痉挛，可能与缺钙和受凉有关，多在夜间发作，影响睡眠，使人紧张烦恼。这是妊娠中晚期常见的症状。

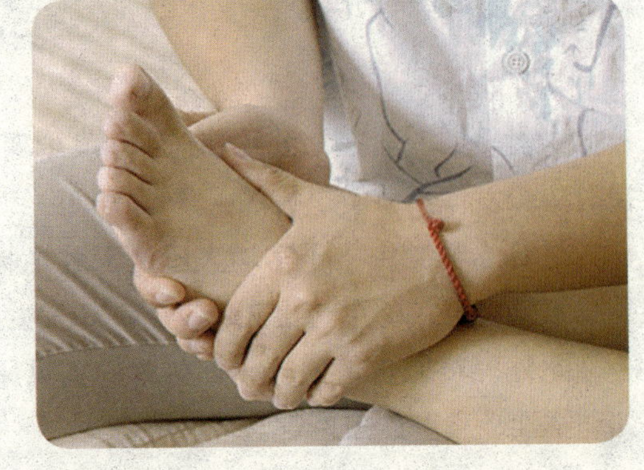

孕中、晚期是胎儿的骨骼细胞发育加快的时期，胎儿肢体慢慢变长，逐渐出现钙的沉积骨骼变硬。胎儿要从孕妇体内摄取大量的钙质，如果此时孕妇钙质摄入不足，自己身体的骨骼等处的钙质便会解离，以补充血钙的不足来供给胎儿。由于钙离子与骨

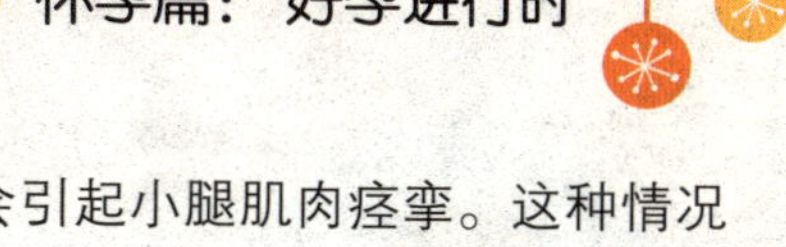

骼肌的兴奋性密切相关，孕妇血钙低到一定程度便会引起小腿肌肉痉挛。这种情况经常发生在夜间。

041 怎样预防小腿抽筋?

❶一旦抽筋发生，立即站在地面上蹬直患肢；或是坐着，将患肢蹬在墙上，蹬直；或请身边亲友将患肢拉直。总之，使小腿蹬直、肌肉绷紧，再加上局部按摩小腿肌肉，即可以缓解疼痛甚至使疼痛立即消失。

❷为了避免腿部抽筋，应多吃含钙质的食物，如牛奶、鱼骨、孕妇奶粉等，还要合理搭配其他五谷、蔬菜、肉类等。并且要适当进行户外活动，接受日光照射。必要时，准妈妈可遵医嘱加服钙剂和维生素D。

❸需注意不要使腿部的肌肉过度疲劳。不要穿高跟鞋。

❹睡前可对腿和脚进行按摩。

042 如何防治孕期静脉曲张?

孕期静脉曲张是由于怀孕之后子宫血流量增加，体内静脉压增加，加上激素变化让血管放松，使得下肢血管回流变差，造成血液滞流，腿部表面浮现青筋。

为了预防和减轻孕期下肢静脉曲张的发生，孕妇平时应该注意以下几点：

❶孕妇应当注意适当休息。

❷抬高下肢。每天睡眠时，可用枕头适当垫高双腿，以促进下肢的血液回流。

❸每天起床前，穿长筒弹力袜，压迫下肢静脉，减少其充血，扩张血管减少瘀带。由于孕妇的体质比较特殊，因此尽量不要穿尼龙材质的减压袜，那种大豆蛋白纤维的亲肤性比较好，穿起来比棉质还舒服。

❹按摩小腿常用手法：挤压小腿：孕妇坐在靠背椅上，腿伸直放在矮凳上，丈夫拇指与四肢分开放在孕妇小腿后面，由足跟向大腿方向按摩挤压小腿，将血液向心脏方向推进。搓揉小腿：孕妇坐姿，丈夫将两手分别放在孕妇小腿两侧，由踝向膝关节搓揉小腿肌肉，帮助静脉血回流。

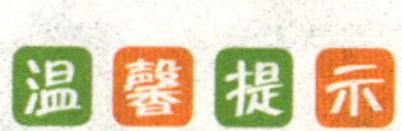

孕妇分娩后，下肢静脉曲张多能自愈。如果仍有不舒适的感觉，建议再使用一段时间的医用减压袜，基本上不会留下什么隐患的。

五、孕晚期保健

1. 身体变化及注意事项

001 孕晚期孕妇身体有什么变化？

孕妇的身体明显沉重，动作显得更笨拙、迟缓。

由于腹部向前挺得更为厉害，所以身体的重心移到腹部下方，只要身体稍失衡就会感到腰酸背痛，有时还会放射到下肢，引起一侧或双侧腿部疼痛。子宫底的高度上升到肚脐之上，心脏负担逐渐加重，血压开始升高，心脏跳动次数增加，身体新陈代谢时消耗氧气量加大，孕妇呼吸变得急促起来，活动时容易气喘吁吁。由此开始，静脉曲张、痔疮及便秘这些麻烦可能会从此时接踵而至。

子宫顶压膈肌和胃，使饭量减少，会觉得胸口上不来气，甚至需要肩来协助呼吸，食欲开始减退，尿频更加明显；乳房高高隆起，乳房、腹部以及大腿的皮肤上的一条条淡红色的花纹更为增多，乳头周围、下腹、外阴部的颜色日渐加深，有的孕妇耳朵、额头或嘴周围也生出斑点。

如果以上症状加重，或出现其他不适时，要及时看医生。

002 孕妇为什么易贫血？

贫血是孕期常见症状。妊娠期贫血有两种情况：一种是生理性贫血，由于怀孕后血容量逐渐增加，而其中血浆的增加幅度超过了血细胞的增加幅度，造成血液稀释而使血红蛋白相对下降。如孕妇血红蛋白不低于100克/升，称为生理性贫血。这种贫血不需治疗，产后即能恢复正常。另一种贫血则属病理性的，较常见的为缺铁性贫血和较少见的巨细胞性贫血。病理性贫血原因和防治办法见本书161页。

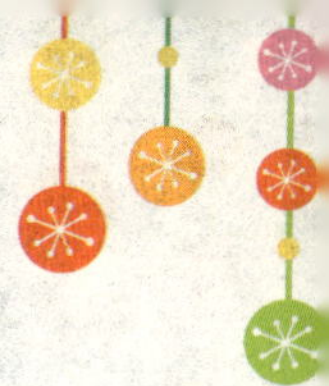

003 长期卧床不利于分娩吗？为什么？

近年来，医院产房里经常出现这样的情况：孕妇身体健康，胎儿生长发育情况良好，胎位正常、产道畅通，自然分娩应该是顺理成章的。但是，在临产时，产妇却宫缩无力，产程进展缓慢，只好进行剖宫产。

调查发现，滞产发生的一个主要原因是孕妇在妊娠期，尤其是妊娠中晚期卧床静养较多。很多妇女怀孕后，便受到特殊“待遇”，增加营养，停止了一切家务劳动和工作，也不进行适当的运动。

孕妇长期缺乏活动和锻炼，使机体的肌肉，尤其那些与分娩有关的腰、腹及盆腔肌肉变得松弛无力，所以不利于分娩。

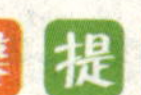
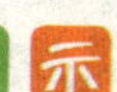

孕妇平时应该经常活动以提高肌肉的收缩力，利于正常分娩。反之，平日身懒不动，经常卧床，分娩自然有较大痛苦。

004 为什么孕妇不宜常去公共场所？

妇女怀孕以后身体抵抗力下降，易招病毒，细菌感染。公共场所中各种致病微生物密度远远高于其他地区，所以孕妇应尽量少去公共场所。

1 人多拥挤，易出意外

孕妇在人多拥挤的地方，要避免挤来挤去，一旦腹部受压，很容易诱发流产、早产。去商场、乘公车，最好有人陪护。

2 人声嘈杂，噪音分贝高

公共场所的噪音污染可影响胎儿的生长发育及其情绪。

3 空气污浊，氧含量减少

公共场所会使孕妇感到胸闷气短，胎儿氧供应随之受到影响。

4 环境复杂，易受感染

孕妇很容易染上病毒和细菌性疾病。公共场所人多嘈杂，很难防范病菌的传染，所以对于孕妇和胎儿来说是很危险的。

005 孕晚期为什么不可久坐久站?

妊娠晚期由于胎儿已逐渐发育成熟，子宫逐渐膨大。为了避免更多的腰酸背痛，孕妇应该避免久坐久站。

孕妇站立时，腹部向前突出，身体的重心随之前移，为保持身体平衡，孕妇上身代偿性后仰，使背部肌肉紧张，长时间站立可使背部肌肉负担过重，造成腰肌疲劳而发生腰背痛，故应避免久站。在站立时应尽量纠正过度代偿姿势，可适当活动腰背部，增加脊柱的柔韧性可减轻腰背痛。

妊娠晚期由于增大的子宫压迫腔内静脉，阻碍下肢静脉的血液回流，常易发生下肢静脉曲张或会阴静脉曲张。若久站久坐因重力的影响，可使身体低垂部位的静脉扩张、血容量增加、血液回流缓慢，造成较多的静脉血潴留于下肢内，致下肢静脉曲张。常表现为下肢酸痛，小腿隐痛，踝及足背部水肿，行动不便。

006 冬季保健有哪些注意事项?

冬季气温低、温差大，孕妇要加强自身保健，保证胎儿顺利成长。

1 注意保暖，严防病毒感染

冬天气温低，温差变化大，易发生风疹、流感等病毒性传染病，孕妇若感染此类病毒，会对胎儿造成不同程度的损害。因此孕妇注意不要与患病人员接触，并且自己要注意衣着和起居，室温力求稳定，寒潮来临时要多加些衣服，外出时要注意保暖，以防着凉受寒。切不可到疾病流行的公共场合去，包括公共厕所。

2 严防跌伤

冬天潮湿路滑，孕妇身体笨重。因此,孕妇穿鞋要注意防滑，以防滑倒跌伤。穿布底、软底鞋较为适宜。

3 调节饮食，保证营养

冬季，人消耗热量大且快，因此，孕妈妈要吃好，如多吃些鸡、鱼、瘦肉、蛋、乳、豆制品和动物肝肾等营养丰富的食品。另外，还要注意多吃些蔬菜和水果，以保证所需的维生素。

4 多晒太阳

由于胎儿骨骼发育的需要，孕妇要补充比常人更多的钙质。钙在体内的吸收和利用离不开维生素D，维生素D又需要在阳光紫外线参与下在体内进行合成。因此，孕妇必须注意多晒太阳，平均每天不应少于半小时。

007 夏季防暑应注意哪些问题?

夏季天气炎热，孕妇新陈代谢旺盛，产热比常人多，体温也比常人约高0.5℃，因此，夏季孕妇比一般人更怕热，更要注意保健。

休息好

要保证充足的睡眠时间，减少活动量，防止大量出汗。

要注意营养

要设法调节饮食，增强食欲，注意摄取高蛋白、多种维生素和各种微量元素，以增强体质，保证胎儿健康发育。为防止便秘，应多喝水，多吃新鲜蔬菜和瓜果。

要勤洗澡，勤换衣

用温水淋浴是散热防暑的好方法，不宜坐浴。水温以28～30℃为好。洗浴时注意外阴部和乳房的卫生。

不宜过多食冷饮，以免伤脾胃

出汗多时应补充足量的水分和盐分，每天可喝几杯桔子果汁，以增强抗病能力。有的孕妇经不起伏热，便想法贪凉，结果健康受损。

避免受凉

睡觉时注意盖好腹部，以防受凉。用电风扇吹风时，宜用近似自然风的一档，并适可而止。孕妇从高温中走入冷气较足的房间，不宜呆得过久，防止腹部受凉。

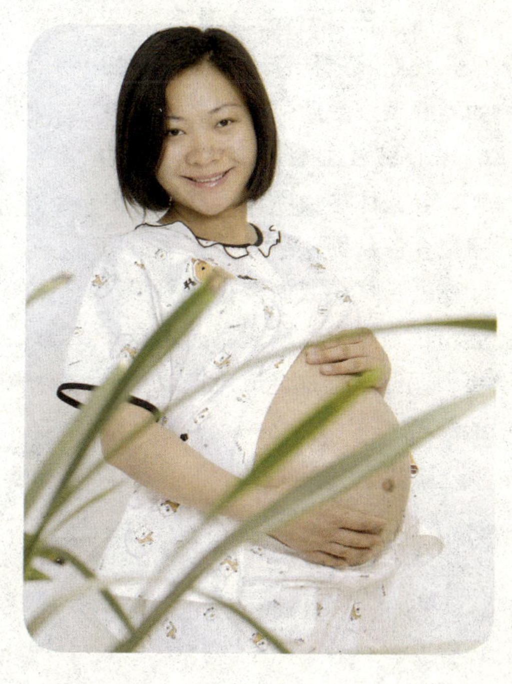

孕妇的服装款式要简洁宽松，易脱穿

夏季炎热，内衣要柔软，吸湿性强，不穿化纤衣物，化纤织物透气性差，影响皮肤散热，又容易引起皮肤搔痒。

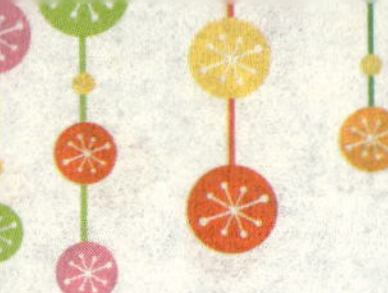

008 噪音污染对孕妇的危害有哪些?

目前，噪音对人体健康的危害越来越引起人们的重视。长期生活在噪音污染的区域会使人烦躁不安、情绪不稳、影响食欲、休息和睡眠，长期受噪音影响还可致听力下降。

目前噪音污染已严重危害到人体的健康，而噪音对孕妇的危害更大，可影响孕妇的中枢神经系统的机能活动。研究表明，孕妇长期处在超过50分贝的噪音环境中，会使内分泌腺体功能紊乱，并出现精神紧张和内分泌系统失调。严重的会使血压升高、胎儿缺氧缺血、导致胎儿畸形甚至流产。

温馨提示

孕妇受噪音影响还可使胎心加快，胎动增加，对胎儿极为不利。

高分贝噪音可能损害胎儿的听觉器官。

009 为什么孕妇不宜听摇滚乐?

自古以来，人们就把音乐和舞蹈作为一种艺术来欣赏，然而，并不是所有的音乐都对人的身心健康有益。对孕妇而言，摇滚乐还是不听为宜。

摇滚乐属于过分激烈的音乐，长期听这种音乐，会使孕妇的神经系统受到强烈的刺激，并破坏心脏及血管系统的正常功能，使人体中去甲肾上腺素的分泌增多。从而使孕妇子宫平滑肌收缩，造成胎儿血液循环受阻，胎盘供血不足，引起胎儿发育不良，同时这也是造成流产或早产的原因之一。

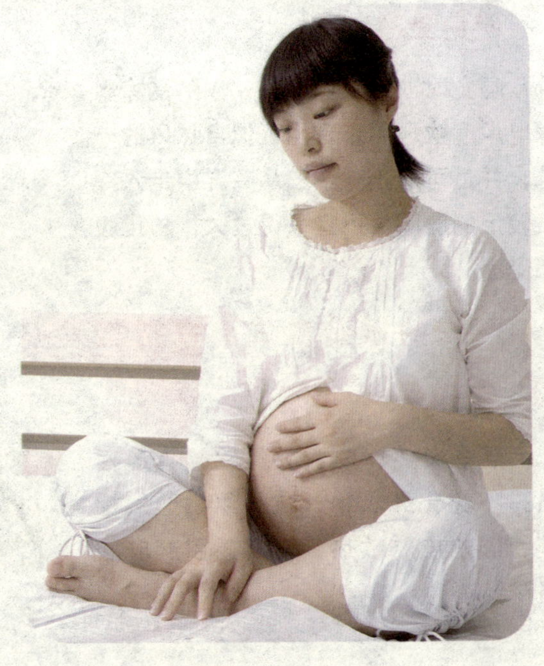

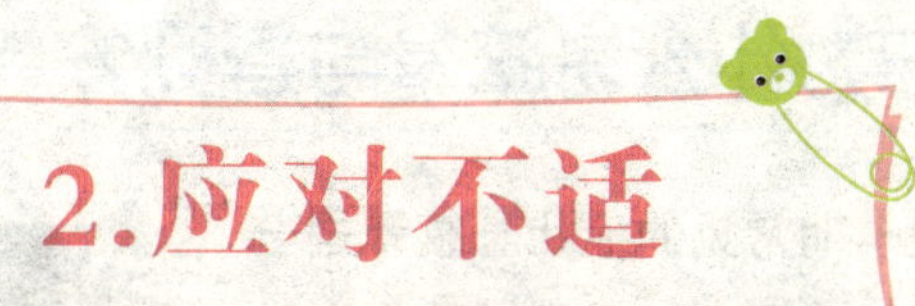

2.应对不适

010 孕妇为什么易长痔疮?

妊娠期的妇女容易发生痔疮，这是由于妊娠期盆腔器官的血管分布增多，子宫一天天增大，肛门直肠部位受到子宫压迫逐渐加重，阻碍静脉回流，痔静脉压力增高，高度曲张而引起痔疮。便秘时用力屏气排便，使痔静脉瘀血加重，也是促进痔疮发生发展的原因之一。

011 痔疮防治注意事项有哪些?

孕期痔疮患者十分为多见，治疗要及时、合理，否则就会造成更大的痛苦及严重的后果。痔疮防治注意事项如下：

- 孕期痔疮以保守治疗为主；
- 手术治疗最好在孕中期；
- 孕期痔疮重在预防。

012 孕妇为什么易发生尿路感染?

妇女的尿道较短而且直，仅有3～5厘米，阴道、肛门的分泌物、粪便等很容易污染尿道而发生感染。怀孕后，由于孕激素分泌增多，可使输尿管及肾盂的平滑肌蠕动减少，减缓尿液的流速。子宫右旋挤压右侧输尿管，膀胱的张力降低，导致尿液存留时间变长，因此细菌容易繁殖、感染。孕妇尿中的葡萄糖也有利于细菌的生长。这些因素都可以造成孕妇尿路感染，出现尿急、尿频、尿病等症状，严重者可出现发热、腰痛及血尿等。

如果有条件，每一个月左右去医院做一次尿液检查，如果确诊患了尿路感染，务必做到早期彻底治愈，即使在还没有出现尿频、尿急、尿痛的症状的时候。

如果不加以重视，任病情继续发展、恶化或反复发作，对孕妈妈和太宝宝都是极为不利的。

013 孕妇为什么易眩晕与昏厥?

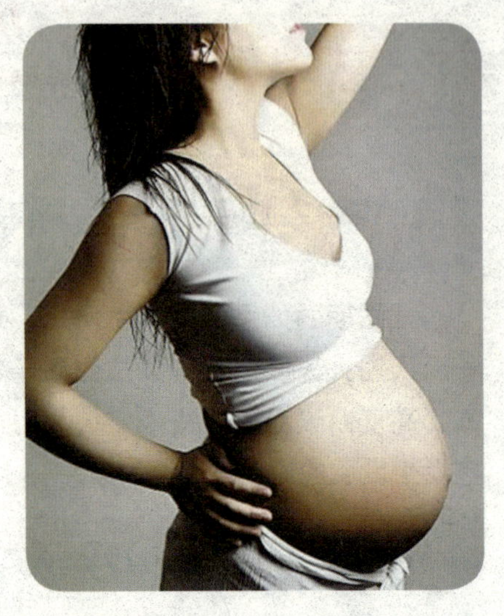

眩晕与昏厥是孕期常见的症状。眩晕是一种运动性幻觉，孕妇感到自己或周围景物发生旋转。昏厥为急性发作、短暂的意识丧失，孕妇突然全身无力，不能随意活动而跌倒在地。

妊娠期间，由于体内激素的变化和植物神经功能的改变，使血管神经调节功能不稳定，再加上妊振期间孕妇多有贫血，因此在体位改变或长时间站立时，会发生心输出量减少，血压降低，导致脑缺血，即出现眩晕和昏厥。

对此，孕妇应避免长时间站位，不要突然变换体位，及时纠正贫血。如眩晕、昏厥频繁出现，应及时去医院检查。

014 孕期为什么会手指肿胀?

孕晚期，许多孕妇会遇到手掌、手指、脚踝轻度肿胀的现象，这与体内的水、钠潴留有关。此时，最好做一些手部活动，并多抬高手臂，直到胎儿出生，肿胀消退。

一般来说，如果一天中到了傍晚才出现水肿，多半为正常现象。因为活动了大半天，水分集中下肢，产生水肿，是为正常现象。但如在早晨起床，而发现脸、手脚出现水肿，即有可能是不正常情形。尤其是一般孕妇的水肿，常发生于小腿、脚踝，如有全身性水肿，则需考虑为异常情形。另外如又发现体重快速增加（正常孕期体重增加，一星期不超过500克），若一星期增加超过1000克以上，即要考虑到可能不是单纯的发胖，而有可能是病理性水肿，需要及时去医院就诊。

015 孕妈妈为什么会有心悸的感觉?

孕后期，你的心跳大概每分钟会增加10下，而每一次的心跳所输送的血液也比以前多了30%。这些改变在怀孕中期达到高峰，所以你很可能会感觉到心脏负荷增加。很多孕妇在怀孕后半期甚至会感觉到心悸，尤其是在活动后或突然变换姿势时特别明显。

016 为什么孕妇会感到髋部疼痛？

在怀孕的最后几个月内，你可能还会注意到在走路的时候，臀部和耻骨的地方不太舒服。为了准备让宝宝顺利分娩，你的髋部和骨盆的韧带会变得松弛，软骨也会软化。这种松弛和软化不但会造成走路时不舒服，也会让你的髋部松垮，这也就是为什么你走路会一摇一摆的原因了。

017 为什么孕妇会感到全身酸痛？

有些孕妇在孕晚期会觉得全身僵硬，她们觉得就像是老年人得关节炎一样。宝宝的头会压迫到骨盆的神经和血管，可能会造成大腿抽筋。这些新的变化就跟骨盆的疼痛一样，是怀孕激素影响到全身关节的韧带组织所引起的。全面性的韧带松弛一般认为是造成膝盖和手腕无力的原因。

一旦你开始每天散步，这些疼痛就会慢慢消失。千万别瘫在沙发椅上，要不然你的肌肉、心血管、呼吸、消化等系统就会容易失调。

3.临产问题对策

018 为什么胎位会经常发生变化？

有些孕妇在产前体检时会发现，胎儿一会儿是头位，一会儿又是臀位，然后又是头位，于是感到很奇怪，同时也很担心，怕将来出生时胎位不正。

在妊娠28周前，羊水较多，子宫腔容积较大。而胎儿相对较小，胎儿在羊膜囊内的活动较自由，不太受限，因此胎位可能会发生改变，这时不必纠正异常胎位，随着妊娠的进展，胎儿逐渐长大，特别是胎头增大，重量增加，靠重力作用，胎儿大多能转为头位。特别是32周后，羊水逐渐减少，胎儿活动受限，胎位不再会有较大改变。

当然，也有少数孕妇如经产妇，腹壁及子宫壁较松驰，羊水较多或胎儿偏小等，可能到预产期或接近分娩时胎位还会变化。

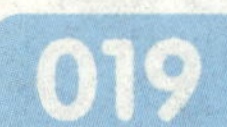

019 怎样发现与矫正胎位异常?

胎位异常分娩者对母亲及胎儿都有很大的威胁，是造成难产和围产儿死亡的重要原因之一。因此，早期发现异常胎位，及时给予矫正，可降低难产发生率，从而也降低了围产期孕妇及胎儿死亡率。具体措施：孕妇要及时去医院进行孕期检查，医生通过四步手法确定胎位是否异常。若为臀位或横位，应在孕30周前可以自行转位而成正常。但若30周后不能自动复位者，应加以矫正。方法如下：

1 胸膝卧位

做前应解小便，松腰带，必要时于半小时前服舒喘灵4.8毫克，以增加成功率。在医生的指导下正确执行，每次15分钟，每日早、晚各一次，一周后复查。

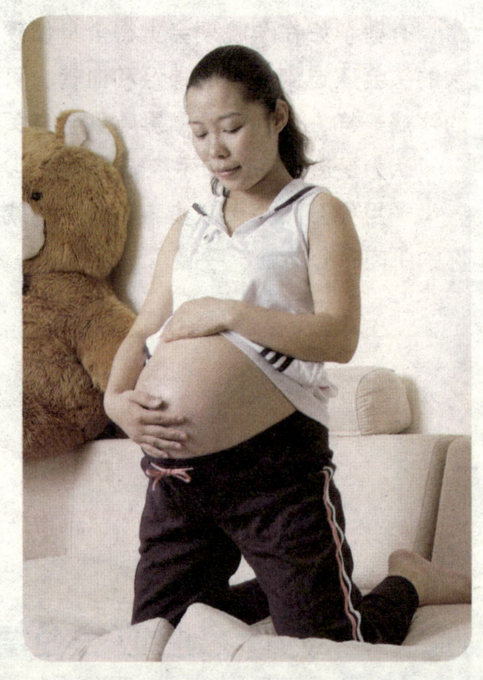

2 侧卧位转位法

孕妇夜间睡觉时，身体卧位胎儿身体肢侧，利用重力的关系使胎头进入骨盆。

3 艾灸至阴穴

每日一次，每次15分钟，一周后复查。

4 改良外倒转术

适用于32～36周妊娠的转位。方法是术前30分钟先口服舒喘灵4.8毫克，以松弛子宫平滑肌，然后进行腹壁阴道双合倒转术，转位成功后用腹带加以固定。手术要慎重，严格筛选适应征和禁忌征。

020 如何预防早产?

早产是在妊娠28～37足周前这一阶段提前分娩。早产儿由于各个器官组织发育还不够成熟，体重往往低于2500克，也被称为低体重儿，孕妈妈要谨慎预防早产：

❶注意孕期卫生，充分认识各种可能引起早产的因素，并加以避免。

❷注意生活中不要过度劳累，每天按时起居，注意休息。

❸节制性生活，特别是曾有流产或早产史的孕妇，在孕晚期应禁止性生活。

❹注意控制饮食中的盐分摄入，以免体内水分过多而引发妊娠高血压疾病，从而引发早产。

❺预防便秘和腹泻，避免因此引起子宫收缩，引起早产。

❻坚持定期作产前检查，一旦发现胎位异常，应及时在医生指导下积极纠正。

❼不长时间做压迫腹部的家务活，避免撞击腹部，避免剧烈活动。

❽走路和起坐时要小心，避免摔倒。孕晚期避免开车，也不要乘机出行或搭乘振动较大的交通工具出行。

021 前置胎盘有哪些表现?

正常妊娠时胎盘是附着在子宫体的前壁、后壁或侧壁。如果胎盘部分或全部附着在子宫的下段或覆盖在子宫颈内口上，则称为前置胎盘。前置胎盘是妊娠晚期出血的重要原因之一。

前置胎盘的典型表现是无痛性阴道出血。因妊娠晚期子宫下段逐渐伸展，导致前置胎盘与附着部位分离，胎盘血窦破裂出血，所以出血多发生在妊娠晚期，常常初次出血量不多而且不经治疗可能就停止了。随着孕期的增加，子宫下段不断伸展，出血可能反复发生，且量一次比一次多，出血前常无任何征兆。出血发生的早晚和出血量的多少与胎盘的位置相关，如果胎盘覆盖了整个子宫颈内口，则出血发生早且量多，对母儿威胁巨大。如果胎盘附着于子宫下段，其边缘不超越宫颈口，出血可能其发生在临产前。

温馨提示

前置胎盘除出血会直接威胁母儿的安危外，反复的出血也会使孕妇贫血，增加产褥感染率。孕妇在妊娠晚期出现无痛性阴道出血时，无论量多少，都应该及时到医院明确诊断。B超对前置胎盘的诊断准确率较高。其处理需根据出血量、胎盘的位置和孕周而定。

022 什么是胎盘早期剥离?

正常分娩中胎盘要在胎儿娩出之后才与子宫剥离并娩出。如果正常位置的胎盘在妊娠晚期或分娩中胎儿娩出前就部分或全部从子宫壁剥离，称为胎盘早期剥离(简称胎盘早剥)。胎盘早剥是产科的严重并发症，对母儿生命威胁极大。

胎盘早剥常常发生在有妊娠高血压综合征的孕妇，或有腹部外伤的情况下，起病急，孕妇有持续性的腹部剧痛，有阴道出血。因为出血可以积存在子宫腔内为主，也可能以经阴道流出而表现为外出血为主，所以阴道出血量多少不一定与腹痛和恶心、呕吐、面色苍白等表现一致。重者在短时间内就可能致孕妇血压下降、休克，胎死宫内。在妊娠晚期，孕妇只要发生持续腹痛就须立即到医院。

023 什么是胎膜早破？如何预防？

胎膜在子宫颈口处破裂，羊水流出，这是胎宝宝即将分娩的前兆之一，一般发生在临产后，大多在子宫口扩张6～7厘米以上。如果它在胎宝宝成熟之前发生破裂，就会危及母子生命。一旦流出羊水，就有可能发生逆行感染。胎膜早破后，子宫内部与外界相通，容易导致宫内感染。腹部外伤、宫颈内口松弛、孕晚期粗暴性交、胎膜感染、胎膜发育不良，以及缺乏微量元素锌、铜等都有可能出现胎膜早破。胎膜早破后不久就有规律性宫缩，所以一旦发生胎膜早破，应马上住院待产。

024 胎宝宝脐带绕颈怎么办？

脐带绕颈与脐带长度及胎动有关，如胎宝宝较多地自动回转或外倒转术，都可能导致脐带绕颈。据统计，脐带绕颈的发生率为20%～25%，也就是说，每4～5个胎宝宝中就有一个曾经发生过脐带绕颈。脐带绕颈松弛，不影响脐带血循环，不会危及胎宝宝的生命，不必过于担心。

要照顾好脐带绕颈的胎宝宝，建议孕妈妈：

- 坚持数胎动，胎动过多或过少时，应及时去医院检查。
- 坚持作好产前检查，及时发现并处理胎宝宝可能出现的危险状况。
- 通过胎心监测和超声检查等间接方法，判断脐带的情况。
- 减少震动，保持睡眠左侧位。

025 怎样对胎儿进行自我监护？

妊娠期的胎儿监护方法归纳起来有两种，即产前检查和孕妇自我监护。前者需要在医院由医生进行，但需要孕妇配合。后者是由孕妇本人或家人完成。胎儿与母亲血肉相连，母亲能最先感知胎儿的变化。所以，只要您掌握了自我监护胎儿的方法，就有可能做到对胎儿随时进行监护。

医学监护和自我监护方法结合应用，是胎儿整个宫内生长期的双保险。

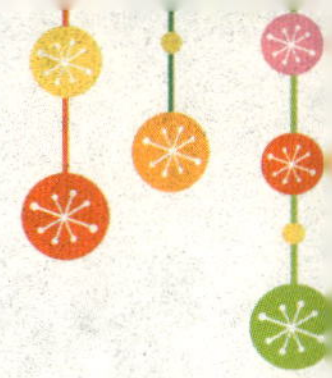

常用的自我监护方法有：

1 详细记妊娠日记

每天记录自己身体的变化、生活情况，如有服药应清楚记录药名、剂量、服药天数等，是否接触了有害物质，到医院检查情况等。

2 胎动计数

从怀孕30周开始，每天早，中、晚在相对固定的时间里数胎动，每次1小时，注意胎动的次数和强弱。3次胎动数之和乘4即为12小时的胎动计数。当胎动计数每12小时大于等于30次时为正常，小于20次为异常；小于10次则提示明显缺氧。若胎动突然减少或突然频繁、强烈，特别是随之出现的胎动停止是胎儿急性窘迫的表现，提示胎儿在宫内缺氧，应到医院检查。

3 称体重

孕妇体重变化可间接反映胎儿生长情况。孕28周后每周体重平均增加300～500克，若连续几周体重不增或增加过快，都应请医生帮助查原因。

4 胎心率记数

由丈夫或其他人帮助听胎心率也是自我监护的方法之一，正常胎心率为每分钟120～160次。

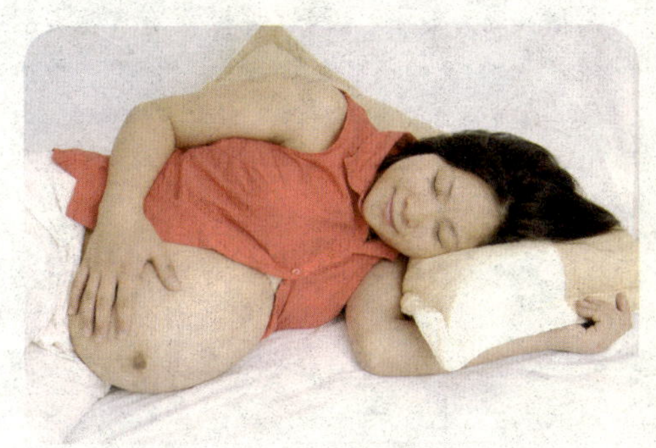

026 什么是胎儿窘迫？

胎儿窘迫又叫胎儿窒息，是由于胎儿在子宫内缺氧、酸中毒等造成的。多见于以下3种情况：

母体有严重并发症

如严重的心脏病、高烧、重度贫血、急性传染病、妊娠高血压综合征等。

胎盘脐带因素

如胎盘早期剥离、前置胎盘、脐带绕颈、脐带扭转等。

胎儿因素

如胎儿畸形、先天性疾病等。

胎儿窘迫可表现为胎心变快（超过160次/分）或变慢（低于12次/分）、胎动次数减少，羊水混浊或混有胎粪等表现。

孕妇做家务的有关问题

为什么提倡孕妈妈适当做家务？

怀孕之后要保护好胎儿，防止流产，所以有很多孕妇基本是自从怀孕初期开始就不做任何事情，其实这样并不是最佳选择。专家建议，在怀孕期也要做一些力所能及的家务活，只要感觉不疲劳，做家务也是一种有益的运动。在孕早期身体运动时还很方便，到了孕中期和孕晚期，身体的变化很大，行动也变得笨拙起来，这时要从头到尾做好一件事是不可能的，因此做家务时要注意适可而止。

晾衣服时注意什么？

晾衣服时，因为是向上伸腰的动作，肚子要用很大的力气，长时间这样做也有可能会引起流产。如果洗的衣服太多，连续一件接一件地去晾，站立的时间长了会造成下半身浮肿，所以应该干一会儿歇一会儿。

下厨时注意什么？

早孕反应严重的准妈妈，做饭炒菜时要注意避免油烟、烹调料等气味刺激而加重不适。怀孕晚期尤其注意不要让锅台压迫已经突出的大肚子。为避免腿部疲劳、浮肿，橱事尽可能坐着进行操作。

外出购物时注意什么？

外出购物时可以当成散步，选择人不太拥挤的时间及路线，必要的时候，可分成几次购买。注意不要骑自行车外出购物，特别是在怀孕早期，骑自行车时腿部用力的动作过大，会引起流产。在孕期，人的动作敏捷性降低了，反应也比平时迟钝了，外出应该处处留心。有流行感冒时，孕妇不要去购物，以免传染感冒。

为什么不要长时间弯腰或下蹲？

因为长时间蹲着，会引起骨盆充血最终导致流产，尤其在怀孕后期应绝对禁止。所以不要做长时间弯腰或下蹲的家务活，如擦地、在庭院除草一类的活。

大扫除时注意什么？

每周一次做大扫除时，可以把一些干不了的活留给丈夫。不要踩凳打扫高处卫生，也不要搬沉重的物品，这些动作会给腹部带来压力，十分危险。清洁地毯的活请留给丈夫，而且家里最好不要铺地毯，因为地毯中储藏着人们从室外带入的铅、镉等容易使胚胎发育畸形的有毒物质，地毯对蔬菜或水果上残留的农药及家用防腐剂的吸附力特别大，即使停用多年的有毒物品，在地毯中仍能找到。地毯中隐藏的细碎颗粒比地板要高100倍，螨虫最喜欢温暖舒适的地毯，它排泄出的小颗粒衍生物极容易被孕妇吸入体内而发生过敏性哮喘。

为什么避免受凉？

孕妈妈身体受凉后会导致流产。在冬、春季，洗衣服、洗碗不要用冷水，以免染上寒气。另外，不要长期呆在寒冷的地方。

关于做家务专家有何建议？

孕期妇女在做家事方面，不能以未怀孕前的标准来要求自己，因为无论在身型还是动作的灵活方面都大不如前了，所以，做家事时尽量要缓慢，也不要定太大的目标，规定自己一天必须做完多少家务，尤其要适当降低打扫清洁卫生方面的要求，大扫除一定要并动员丈夫和家人一齐动手，不要一个人在家时自己干。

哪些孕妇不适合做家务？

1.体态臃肿、灵活度不够者。

2.医师告知有早产、需要卧床休息者。

3.有活动性出血期间或出现破水者。

4.即使只做简单家务，但也会诱发子宫收缩者。

5.做家务时出现呼吸急促（每分钟超过30次）、心跳加快（每分钟超过100次）者，表明这项活动对孕妇的心肺造成过度负荷，因而产生生理上的不适。

六、孕期心理

1.准妈妈心理保健

001 怀孕后准妈妈的情绪有什么变化?

妊娠使人情绪敏感，孕妇也许会兴奋或害怕，也许看到婴儿就激动不已，即使以前对婴儿丝毫不感兴趣，或者看到电视上的负面新闻时竟会悲泣不已。孕妇还可能会做关于宝宝的各种噩梦，或者对未来感到焦虑。总之，孕妇如果容易情绪波动，有复杂的情绪反应是很正常的。计划怀孕和发现怀孕是不一样的。宝宝会改变夫妻的生活方式，也会使夫妻二人丧失很多自由，因而即使十分渴望生育宝宝的孕妇也会因之倍受情绪冲击。

002 孕妇心理状态影响胎儿的生长发育吗?

一个幸福美满的家庭主要是因为具有良好的心态和融洽的感情，这也是准妈妈达到优孕优生的重要条件。

准妈妈心态良好，受精卵才会“无忧无虑”地在子宫内发育和成长，生下的宝宝才更加健康和聪慧。健康向上、愉快乐观的情绪能使血液中有利于健康发育的化学物质增加。这样能促使胎宝宝正常发育，同时也使得分娩更顺利；反之，不良的情绪会使血液中有害于神经系统和其他组织器官的物质剧增，并通过胎盘影响胎儿发育，导致胎动异常、胎儿畸形、早产、智力低下、未成熟儿等。

孕期准妈妈的心理状态，如恐惧、紧张、悲伤、忧愁、抑郁、狂喜等均在一定程度上影响胎儿的正常成长和健康发育。

003 怎样判断自己是否患了孕期抑郁症？

如果在一段时间，当然至少是两周内有以下的4种或以上症状，则说明准妈妈可能已患有孕期抑郁症。如果其中的一种或两种情况在近期特别严重，则必须引起高度重视，需及时就医治疗：

- 注意力无法集中，记忆力减退
- 总是感到焦虑、迷茫
- 脾气变得很暴躁，非常容易生气
- 非常容易疲劳，或有持续的疲劳感
- 不停地想吃东西或者毫无食欲
- 睡眠质量很差，爱做梦，醒来后仍感到疲倦
- 对什么都不感兴趣，懒洋洋的，总是提不起精神
- 持续的情绪低落，莫名其妙地想哭
- 情绪起伏很大，喜怒无常

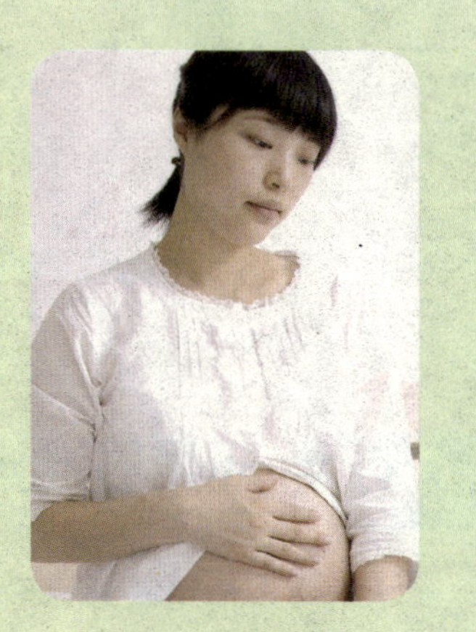

004 怎样调节好角色转换？

在中国的风俗习惯里，打从准妈妈怀孕开始，就会被周围人高高供起，准妈妈的任何要求都能得到满足，这对准妈妈来说是一个考验，如果准妈妈因此而将自己特殊化，那么由于心理落差就很可能爆发情绪问题。

除了生理上的变化外，准妈妈的社会角色也发生了改变，周遭的家人和朋友，对准妈妈的态度也发生了微妙的转变。如果准妈妈们无法在短时间内适应这些外部情境的转变，并很好地处理这些变化，那么诸多准妈妈情绪问题就会随之而来了，严重的甚至会转化成孕期抑郁症，导致很多极端的后果出现。

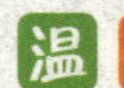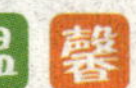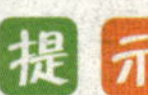

温馨提示

准妈妈的情绪与宝宝将来的行为和情绪存在着微妙的联系，因此准妈妈应该尽量地将自己的角色转换调节妥当，保持个好情绪。

005 如何减轻自己的心理负担？

1 尽量放松自己

放弃那种想要在婴儿出生以前把一切打点周全的想法，尽量多做一些会使自己感觉愉快的事情，照顾好自己，是孕育一个健康可爱宝宝的首要前提。

2 和准爸爸多多交流

保证每天有足够的时间和配偶在一起，并保持亲昵的交流，如果身体允许，可以考虑一起外出度假，有准爸爸做坚强的后盾，可以让准妈妈放心。

3 和压力作斗争

不要让生活充满挫败感，时时注意调整情绪，深呼吸，充分睡眠，多做运动，注意休息。

4 把情绪表达出来

在怀孕的非常时期，准妈妈需要爱人和朋友的精神支持，而只有当准妈妈表达出了自己的感受时，他们才能给予最有效的安慰。

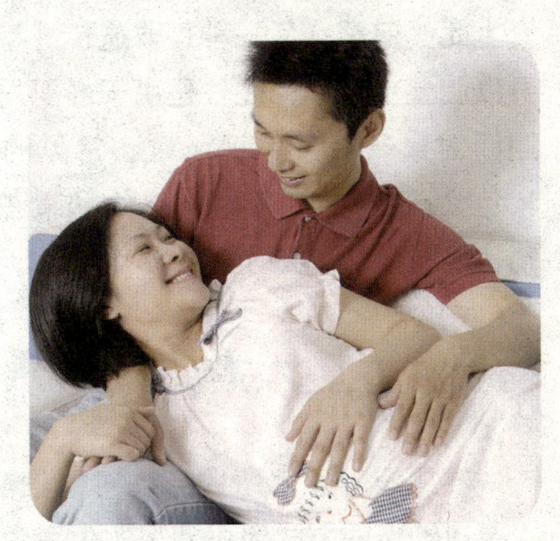

006 准妈妈缓解压力的方法有哪些？

1 告诫法

在孕期要经常告诫自己不要生气、不要着急，想象宝宝正在看着自己。

2 转移法

消除烦恼的最好办法是离开使人不愉快的环境。这是相当有效的情绪调剂方法，设法使烦恼烟消云散，得到令人满意的“释放”。

3 社交法

闭门索居会使准妈妈郁郁寡欢，要将自己置身于乐观向上的人群中，充分享受友情的欢乐。

4 协调法

每天抽出30分钟，到附近草木茂盛的宁静小路上散散步、做做体操，心情会变得非常舒畅。

5 美容法

经常改变一下自己的形象，如变一下发型，换一件衣服等，让自己保持良好的心境。

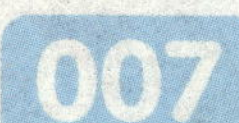

007 如何消除妈妈的致畸幻想？

许多准妈妈都会忧虑胎宝宝的健康问题，比如发育得是否健康，器官是否健全，是否有比较严重的疾病，等等，内心无比忧虑。

其实造成胎宝宝畸形的原因主要有两种，一种是遗传基因缺陷导致胎宝宝畸形，属近亲婚配或有家族遗传性疾病者婚配最易发生此类问题；另一种是非遗传性基因缺陷导致胎宝宝畸形，往往是由于准妈妈在怀孕期间对致畸因素忽视所致。常见的致畸因素包括微生物(如病毒)、药物和某些化学制剂、某些金属和放射性物质等。

温馨提示

如果准妈妈在孕前都进行了优生咨询和体检，确认没有致畸因素的威胁，完全没有必要担心胎宝宝的健康问题。

008 加入准妈妈俱乐部可以调节情绪吗？

准妈妈俱乐部所服务的对象是准妈妈，在网络上和现实生活中都有，网络上主要以论坛的方式组织，现实生活中则以普通俱乐部的形式组织，有点类似于培训班。

准妈妈俱乐部里一般都有关于如何怀孕、孕期保健等怀孕知识和准妈妈知识。准妈妈可以在里面看到孕期保健知识、自然食物均衡营养的摄取、新生儿护理、准妈妈孕期常见的心理问题，甚至还有新生儿期和婴儿期早教的理念、方法，有助于准妈妈愉快地度过这个特殊的时期。

在俱乐部里，准妈妈怀胎十月里的每一个细微变化与感受都会有分享者，积极参与准妈妈俱乐部活动，广交朋友是调节情绪的好方法。

009 唠叨可以释放紧张情绪吗？

一般，女性喜欢跟丈夫或好友倾诉内心的痛苦和烦恼，这是有利于健康的，相反，若以酗酒、吸烟等方式来解决压力，均会不同程度地导致情绪低落、神经衰弱等。可见唠叨对于调节情绪是比较有效和健康的。

此外，爱撒娇和唠叨的女性血液中血清素、乙酰胆碱的含量会相对高，这使得她们性格温柔、待人和气、不易发脾气，也较少发生身心疾病。

女性怀孕以后，因为各种原因情绪和压力会变得更大，因此在生活中，准妈妈不妨试试唠叨宣泄法，尽量让自己的不良情绪发泄出来，有烦恼就倾诉，让紧张情绪及时得到释放。

010 倾诉可以减轻孕妈妈的压力吗?

准妈妈不要因为怀孕而把自己隔离起来，要与同事朋友保持联系，分享一些感受和体会，必要的时候也要多找自己信任、知心的朋友倾诉，让朋友一起分担一些不良情绪。

倾诉是一种很好的减压方式，准妈妈不要觉得找朋友倾诉是一种无能的表现，如果心理压力大而又远离朋友同事，时间长了很容易导致心理上的抑郁症，身体上的食欲不振、睡眠不好等诸多毛病。当准妈妈置身于人群中不会有孤独感，当敞开心扉向人倾吐时，内心会感到非常愉悦，不但能够释放自己的情绪，而且更容易找到问题与困惑的原因，同时还可以得到朋友良好的建议。

011 孕妈妈如何挑选倾诉对象?

准妈妈找人倾诉时，应该选择一个适合的对象，如果倾听者也有同样的困扰，不但提供不了积极的解决方法，而且还会使双方的负面情绪互相影响，事情反而会向着消极的方向发展。

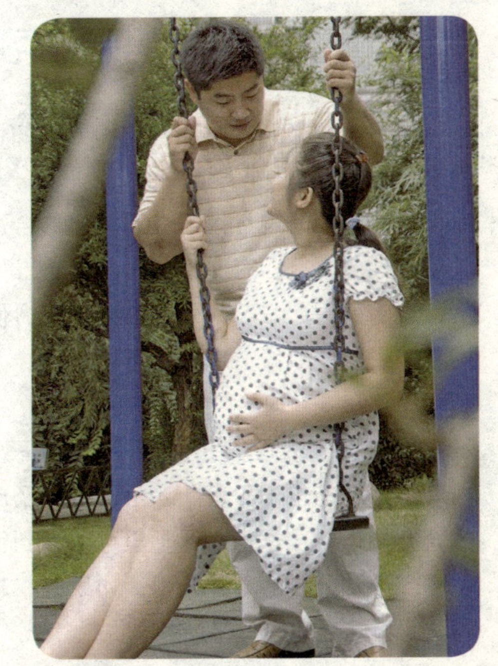

假如准妈妈最近工作不顺，找朋友倾诉，可那个朋友那段时间做事也老是不顺，没有心情听人诉说，聊过之后，准妈妈的心情不但不会好转反而会越来越糟。所以找人倾诉最好选择积极乐观的家人、朋友，这样对方才会认真倾听并提供好的建议，使自己尽快地从苦闷中走出来。

找自己的好朋友也比较好，但是好朋友也分很多种，有情绪要倾诉最好找比较懂事理的朋友，这些朋友懂得比较多，也许平时不一定表现出来，但是在准妈妈倾诉烦恼时反而会给出很不错的建议。

2.准爸爸细心照料

012 如何帮准妈妈承担家务?

一般家庭里，家务活都主要由女性来承担着，准妈妈怀孕期间适当做些家务是没有问题的，而且有利于胎儿的生长发育，如买菜、洗菜、做饭、用洗衣机洗衣服都是可以的。

但准妈妈不宜拖地，地滑的话准妈妈容易摔倒，那些容易磕碰到肚子的活准妈妈也不适合做，像往高处晾晒衣服或者从高处拿东西或挂东西等都是不适合的。此外，准妈妈也不宜抬重物、提拉重物或者弯腰拿东西，如果要拿低处的东西，最好是先蹲下来，再侧身拿，尤其要注意不能压到肚子。

温馨提示

在孕期，准爸爸应该主动承担一些准妈妈不适合做的家务，有时间的时候更应该多做点，以免准妈妈过于劳累。还要注意保护准妈妈的安全，避免准妈妈遭受外伤。

013 如何陪准妈妈学习孕期知识?

学习一些必要的孕期常识和分娩知识不仅是准妈妈的事，准爸爸也有必要参与进来，与准妈妈一起学习。

首先，准爸爸可以帮准妈妈挑选合适的关于孕期的书籍，有时间的时候读给准妈妈听，或者是一起看。此外，准妈妈不方便上网查找资料的时候，准爸爸可以代劳，并将资料用笔和纸整理出来给准妈妈看。

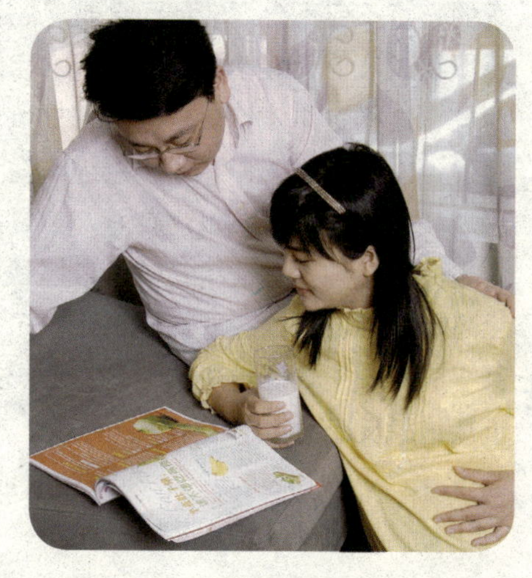

现在有很多医院都开设有“准妈妈学校”或“准爸爸学习班”，全面教程及产后的育儿知识，准爸爸在课堂里可以学到很多关于怀孕和分娩的必要知识，如果有兴趣准爸爸可以陪准妈妈去参加。

014 如何陪准妈妈去产检？

孕中晚期，妈妈体检的频率会逐渐增加，准爸爸要尽量抽时间陪孕妈妈一起去医院。尽管准爸爸没有必要每次产前检查都陪着妻子一块儿去，但是在怀孕期间至少该陪她去一趟，这样至少有机会见见妻子的医生，同样也有机会询问一些问题，并从专家那里直接得到答案。

在孕期的不同阶段，特别是在早期和最后，孕妈妈需要准爸爸与她一起面对孕期的变化，陪他去医院检查是了解孕妈妈和胎儿情况的可靠途径。就算你什么也不做，只要耐心地陪着她，就能给她无穷的力量。

015 如何陪准妈妈做运动？

孕期适当活动好处多，能促进机体代谢与血液循环，增强心、肺功能，助消化，增强全身肌肉力量，还可以加强胎宝宝的脂肪代谢，防止胎儿巨大。

所以，准爸爸要引导和陪同准妈妈做运动，最好能一起去室外活动，这样可以经常呼吸新鲜空气，并获得充分阳光，有利于胎宝宝骨骼的发育，也可防止准妈妈骨骼软化。

在怀孕早、中期，准妈妈身体尚灵活，准爸爸可以根据准妈妈的身体素质和爱好，陪她适当地参加一些太极拳、散步、准妈妈体操等运动。

温馨提示

哪怕工作再忙，准爸爸也要争取每天抽出时间陪妻子散散步等，这些亲密小举动将会永远保存在准妈妈的甜蜜回忆里。

016 如何陪准妈妈参加社交活动？

准妈妈怀孕期间，情绪会比非孕期差，找朋友聊聊是个不错的排解方式。

但是，到了怀孕后期，准妈妈的出行成了一个大问题，活动量减少，除了必须要做的事，比如上下班，其他的外出活动就能少则少了。可是这样每天局限在家里，面对的只是准爸爸或其他家人，缺少了以前的社交活动，准妈妈难免会觉得生活乏味，情绪低落。

准爸爸这时候应该承担起“司机”和“护花使者”的责任，陪准妈妈去参加社交活动，让准妈妈的这种状况得以改变。在朋友聚会的时候，准爸爸应事先打听好聚会环境是否适合准妈妈，如果适合就积极陪同准妈妈参加。周末有空，还可以带准妈妈去看看朋友，尤其是去有孩子的朋友家做客，让准妈妈和自己都能实地感受一下家有“小天使”的氛围。

017 为什么要和准妈妈一起进行胎教?

在一般人的观念中，总以为胎教是准妈妈一个人的事，但要提醒的是，准爸爸也要积极参与胎教才行。

胎儿对准爸爸低频率的声音比对准妈妈高频率的声音还要敏感。因此，宝宝虽然是在准妈妈的肚子里孕育长大的，可还是会与准爸爸有着一种很自然的亲密关系。陪同准妈妈一起和胎儿“玩耍”，对胎儿讲故事，描述每天的工作和收获。如果准爸爸能经常这样对宝宝进行胎教，可以密切与胎宝宝之间的感情。

准爸爸和准妈妈一起进行胎教，能让准妈妈感受到被重视和疼爱，胎儿也能感受到准妈妈愉快的心情，这对宝宝以后的情绪培养有帮助，因此准爸爸在胎教中所扮演的角色非常重要。

018 准爸爸要不要陪产?

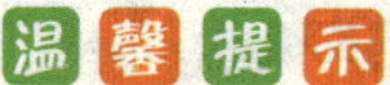

有的准爸爸陪产后有心理障碍，因为看到妻子痛苦分娩，产后再进行性生活时，就会联想到受孕、分娩，有些人会感到内疚、恐惧甚至不由自主地厌恶性交，从而出现心因性的勃起功能障碍。所以，要不要进行产房陪产，要看准爸爸这个人的承受能力。

准爸爸进产房陪产，有以下好处：

❶准爸爸能给孕妈妈精神上的支持，能有效地消除临产时的恐惧、紧张等情绪，产后出血减少，且缩短产程，孩子发生窒息等不适症状也会得到有效缓解。

❷在准妈妈发生阵痛时，准爸爸可以帮助准妈妈进行按摩，减轻阵痛的不适。还可以给准妈妈以精心的照顾：喂饭、擦脸、按摩、讲故事、唱歌、放音乐等等，减轻准妈妈的痛苦。

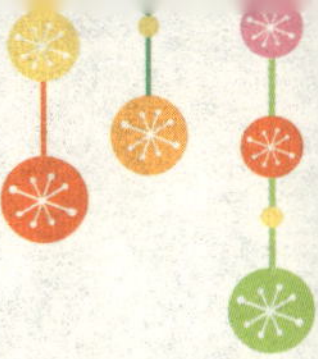

019 怎样让准妈妈拥有良好的心情？

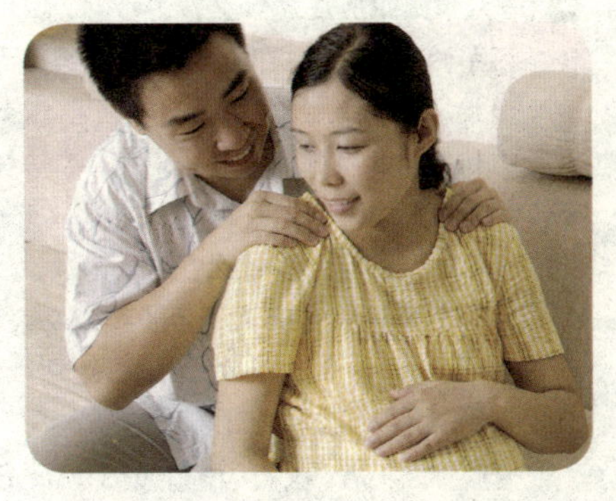

给孕妈妈和胎宝宝讲故事

随着怀孕时间的增加，孕妈会觉得越来越难找到一个舒服的体位睡觉。但如果你在妻子睡觉之前能给她讲一个故事的话，就可以分散她的不适感，同时还是孕期胎教的好办法。

一起做运动

妻子的快乐只是在于你能够跟她一起分享，所以你能陪她越多就越好。

偶尔玩点儿小浪漫

给她写一封信，告诉她20项你爱她的理由等等。

给她买新的衣服

无论她有多少衣服，但是你给她买新的总能给她带来惊喜。将其放在一个礼盒中并在上面写上一些甜蜜的话。

帮她剪指甲

帮她剪指甲不属于极具创意的方法，但看到丈夫能够为自己做这种事情她肯定会很开心。

当一个好厨师

其实最重要的是你的努力，而不是结果。所以如果你的厨艺不精的话，也可以来个简单的晚餐。

020 准爸爸如何准备入院必需品？

一般，准妈妈都需要事先住进医院等待分娩，从分娩、出生到产后的护理，大约需要1个星期左右的时间，很多医院会准备一些必要的物品，但是对于准妈妈来说这是不够的，还需要根据实际的情况准备一些住院用品和婴儿用品。

在分娩医院确定下来以后，准爸爸需要事先确认医院里有什么必备用品，除此之外的东西准爸爸要悉心准备并整理好，放入旅行袋或者准妈妈的专用包中备用。称心的衣服和物品能够让准妈妈更舒心地度过分娩期，准爸爸入院前的准备是很有意义的。

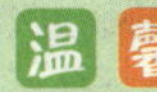

温馨提示

在分娩前，准爸爸要做好经济上、物质上的充分准备，检查准妈妈用品和孩子出生后的用具是否齐全，不够的要主动补充上。

准爸爸关爱妻子的细节一览

一月孕妈妈应注意什么？

怀孕的第一个月，即是确认准妈妈怀孕的时候。通常准妈妈的生理状况会有一些微妙的变化：比如胃口跟以前有点不一样了，常常提不起劲。

一月准爸爸应做些什么？

★陪妻子到医院确认是否受孕成功，并在医生的指导下准备叶酸及所需补充的维生素，督促妻子每天按时按量服用。

★戒烟、戒酒、戒药物，因为烟、酒、药物都会对胎宝宝的成长造成不良影响。

★准备关于孕期指南及育儿方面的书籍。

★和妻子一起制定一个孕期日程表，罗列每个月该做的事情。

★节制自己的性欲，避免前3个月进行性生活。

★跟一些已经当爸爸的同事、朋友交流，吸取经验。

二月孕妈妈应注意什么？

怀孕的第二个月，是胎儿各器官分化发育的敏感时期，准妈妈要特别注意远离一些容易对胎儿致畸的元素：比如辐射、X光线、化学药品等。有些准妈妈开始了强烈的妊娠反应，身体虚弱的准妈妈更要注意休息，过度劳累容易引起先兆流产。

二月准爸爸应做些什么？

★主动承担一些家务，减轻妻子的体力劳动消耗，保证她有充分的休息和睡眠。

★温柔体贴妻子，安抚她不安的情绪。

★把房间布置得干净温馨，可以添置妻子喜欢的物品和宝宝海报。

★对有妊娠反应的准妈妈，准爸爸要更加悉心关照，在妻子反应时多给予协助，为她准备可能接受的食物。

★给妻子添置防辐射衣，电脑防辐射屏等用品，叮嘱妻子远离家中的辐射源：微波炉、电脑、电热毯等。

三月孕妈妈应注意什么？

怀孕3个月，准妈妈的妊娠反应有所减弱，胃口会有很大的变化，而且体形也开始出现变化。

三月准爸爸应做些什么？

★妥善安排好妻子的饮食，培养她良好的饮食习惯，摄入均衡营养，为宝宝的成长打好基础。

★陪妻子到医院做第一次的孕期检查，了解一系列的孕期保健信息。

★帮妻子规律作息，养成良好的生活习惯。

★多给妻子鼓励和赞扬，帮助她建立面对以后孕期生活的信心。

四月孕妈妈应注意什么？

告别了孕早期，准妈妈迎来了感觉稍许舒服一点的孕中期。这段时间，准妈妈显得比较有活力，可以感觉到胎动。而且，夫妻两人可以适当地过性生活，但是由于准妈妈对胎儿的顾虑而引起的不同程度的性欲下降。

四月准爸爸应做些什么？

★每天早晨陪妻子到附近的公园或者绿地广场散步，呼吸新鲜空气，督促妻子多晒太阳。

★和妻子一起阅读指导书籍，找些轻松的节目共同参与，丰富妻子生活的情趣。

★如果妻子是在35岁以上怀孕，曾经有流产和死产史，应陪她到医院做羊水穿刺检查。

★督促妻子远离电磁污染，听音响、看电视时要保持一定的距离。

★挑选舒适的平跟鞋和漂亮的孕妇装送给妻子当礼物，让她感受你对她的爱。

五月孕妈妈应注意什么？

5个月的胎儿感觉器官发育迅速，从这个月开始有了味觉、听觉和视觉。所以这个月开始可以全方位地对宝宝进行胎教。另外，这段时间孕妈妈需要补充维生素D和钙，帮助胎儿的骨骼生长。

五月准爸爸应做些什么?

★和妻子一起胎教，每天跟胎宝宝说话，“抚摸”宝宝，给宝宝听胎教音乐。

★协助妻子做好孕期的自我监护：量体重、数胎动。

★保持居家环境的安静，让妻子远离强烈的噪音，以免造成宝宝的不安。

★如果妻子身体情况允许，准爸爸可以安排一次短期的旅行，减缓妻子的忧虑和不适。

六月孕妈妈应注意什么?

怀孕六个月的准妈妈会发现从这个月开始体重飞速增长，身体也跟着变化，腹部膨大，行动开始不方便了，面对这些变化，有的准妈妈会感到沮丧，不适应，情绪经常不稳定。

六月准爸爸应做些什么?

★学会倾听和赞美，多听妻子的倾诉，经常赞美她，告诉她你喜欢她怀孕的样子，怀孕的女人是最漂亮的。

★对妻子保持良好的情绪，不要惹妻子生气。

★可以着手陪妻子一起计划婴儿房的布置，一起挑选婴儿用品，让妻子感受到丈夫共同参与的欣慰。

七月孕妈妈应注意什么?

准妈妈马上就要进入孕晚期了，腹部迅速增大，会感到很容易疲劳，有的准妈妈还会出现脚肿、腿肿、静脉曲张等状况，感到不适。

七月准爸爸应做些什么?

★陪同妻子参加产前培训课程，了解有关分娩的正确知识。

★与妻子商量决定分娩的医院。

★多与妻子谈心、交流彼此的感觉，帮妻子克服心理上的恐慌和无助。

★帮妻子按摩，揉揉后背、肩，按摩腿和脚，减轻她的不适。

八月孕妈妈应注意什么?

进入孕晚期，准妈妈行动愈加不方便，睡眠质量不好，食欲会有所下降，缺乏耐心，心情容易变得急躁。准爸爸面对妻子的这种种变化，应该：

八月准爸爸应做些什么?

★宽容对待妻子的抱怨和牢骚。

★保证妻子的睡眠与休息时间，并鼓励她做适当的活动。

★节制性生活，为避免引起早产，后期应该禁止房事。

★转移妻子的不安和焦虑，与她一起为宝宝起名字，探讨未来宝宝的可爱模样，调动妻子的母爱情绪。

九月孕妈妈应注意什么?

此时你们的宝宝发育已经基本成熟，在为出生做最后的准备了，准妈妈的肚子已经相当沉重，准爸爸要做好保护工作。

九月准爸爸应做些什么?

★每天陪妻子散步、爬楼梯，为分娩做准备。

★与妻子一起学习有关分娩、产后护理及新生儿的知识，做好科学育儿的准备。

★提前为妻子准备好分娩的必需用品。

★送妻子一些礼物，给妻子增添喜悦，增强她的信心。

十月孕妈妈应注意什么?

通常最后一个月，准妈妈会觉得时间变得漫长，很着急要跟肚子里的宝宝见面，这时的宝宝已经开始落入盆腔，准妈妈会感到比较舒服。

十月准爸爸应做些什么?

★陪妻子做最后一次产检，了解一下病房、产房的环境，联系医生。

★为妻子的分娩与宝宝的顺利出生做好准备，确认分娩时的联系方式和交通工具的安排。

★多给妻子鼓励和勇气，放松妻子的紧张情绪。

★为妻子做好出院准备：布置好清洁舒适的房间，检查宝宝的用品是否齐全，备足一切生活用品及营养品等。

七、孕期生活

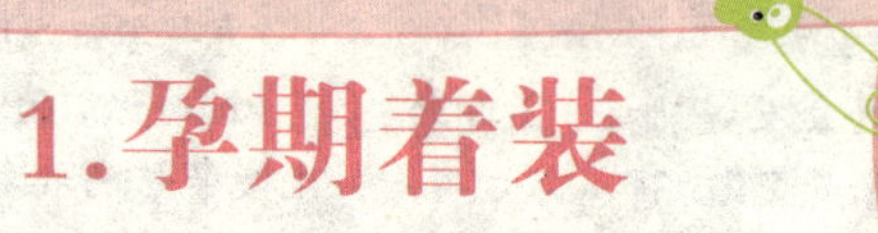

1.孕期着装

001 如何挑选孕妇服饰？

孕期的服装以宽松、舒适、美观大方为原则。面对市场上的各种孕妇服装，孕妈妈们该如何挑选呢？把握几个要领就可随心所欲了。

1 面料要有透气性、吸湿性和保温性

纯棉布料和真丝制品是最佳选择。纯棉织物不论是作为贴身的内衣还是外衣穿用，都会感到凉爽舒适，透气性能好，吸汗，也极易清洗。丝绸衣服的吸湿性较好，并且轻软，直接贴身穿着，还有保健作用，可增强皮肤细胞的活力，防止血管硬化与皮肤衰老。

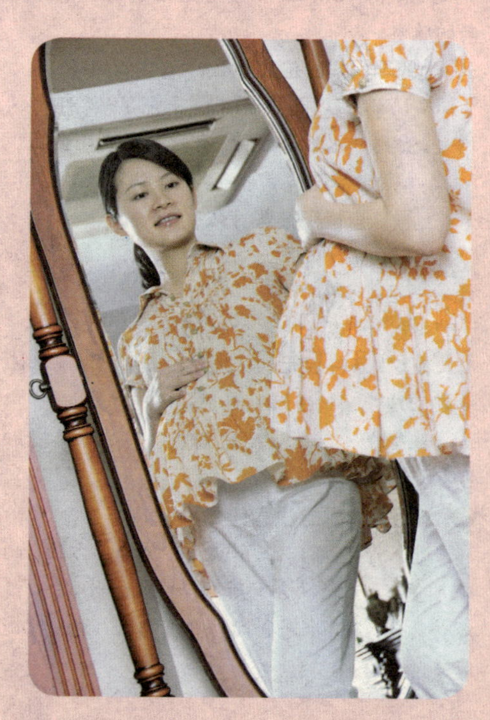

2 孕妇的服装应注意保暖性

纯毛织物穿着舒适，保温性好，而且不容易起静电，对皮肤刺激性小，不失为孕妇的最佳选择。而化纤类服装透气性能差，易造成皮肤瘙痒及过敏，孕期尽量不穿。

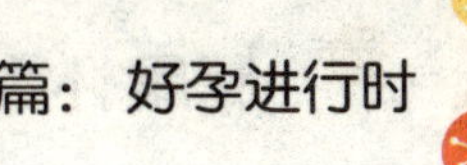

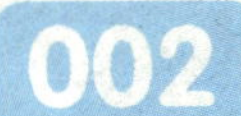

002 孕妇怎样选择内衣？

1 衬裙

可选择前开式的。为了在看病、喂奶时都方便，可选用暗扣式、拉链式的，或者左右掩襟式的。

2 乳罩

为了在健康检查、喂奶时方便，乳罩也应选用前开式的。随着妊娠时间的增加，手很难弯到后面去，从这个意义上讲，也是前开式的好。产后也应使用乳罩。在喂奶期，要放进防止漏奶的衬垫，或者垫毛巾，所以乳罩的尺寸要选大一些的。

3 内裤

三角裤有伸缩性，到腹部相当大的时候，平时穿用的仍可以凑合。但是，为了防止腹部着凉，最好选用能把腹部完全遮住的、适于孕妇用的短裤。妊娠期容易出汗，阴道中的分泌物也增多，所以要选用具有良好通气性和吸湿性，并且经得住洗涤的材料做三角裤，冬天还要考虑保温，最好用纯棉。三角裤松紧带不要紧勒腹部和大腿根，最好用带子，根据腹部的变化随时调整。

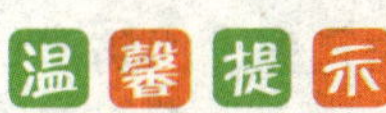

温馨提示

孕妇的内衣要选择有通气性、吸湿性、保温性的材料。从这个意义上讲，纯棉制品为最佳，化纤制品应尽量不用。

003 孕妇为什么不宜穿高跟鞋？

妇女在怀孕期间，由于体态生理上的改变，身体笨拙，行走不便。而高跟鞋的鞋跟一般均超过4厘米，使孕妇身体重心抬高，这样就容易跌跤，导致足踝扭伤或流产、早产。同时穿高跟鞋会出现前腿弓，后腿绷，易造成腰背肌劳损，产生慢性腰痛，因全身重量集中在前脚掌上易造成趾关节疼痛病。另外，孕妇穿高跟鞋，身体必然前倾，骨盆倾斜发育，使骨盆各径线发生变异，不利于分娩的正常进行。同时，孕妇穿高跟鞋，会使腹压增高，腹腔血流量减少，影响胎儿的供血，而使胎儿的营养物质供应不足，影响发育。

因此，妇女在怀孕期间，应选择合脚的软平底鞋，或鞋跟高度不超过3.3厘米的坡跟鞋，这样有利于母体与胎儿的健康。

004 孕妇如何选择鞋子？

怀孕了，准妈妈需要换下各式各样漂亮的高跟鞋，穿上适合自己的鞋子，通常来讲，准妈妈选鞋应该注意以下几点：

1 鞋跟的高度

多数准妈妈都认为平底鞋是最佳选择，实则不然。平底鞋不能维持足弓吸收震荡，容易引起肌肉和韧带的疲劳及损伤。鞋子最好稍微有点跟，适宜高度为2～3厘米，最好是坡跟样式。

2 鞋底的防滑性能

鞋底需是先进的防滑材料且配有防滑纹，以确保行走安全。

3 稳定性

鞋子的大小松紧要合适，足跟都要适度被包裹，以确保稳定性。

4 透气性

准妈妈的汗腺旺盛，因此要选择透气性好的鞋子，以免因脚部潮湿而造成细菌感染或其他皮肤问题。

5 方便性

由于腹部隆起，准妈妈不方便弯腰穿鞋，最好选择“一脚蹬”的鞋子，尽量避免需要系带的鞋子。

005 如何穿着防辐射服？

有些准妈妈自从怀孕后就天天防辐射服不离身，生怕胎宝宝受到辐射伤害。事实上，防辐射服的作用目前还没有得到确切的证明，因此，准妈妈在穿着防辐射服时不可盲目，至少应该注意以下三个要点：

有需要时再穿

如果经常处于微波环境或者存在强大的电磁辐射时，那么就可以穿着防辐射服。

及时脱换

准妈妈穿上防辐射服后，胎宝宝就像被关在了一个没有窗户的黑屋子里，时间长了也不利于胎宝宝的

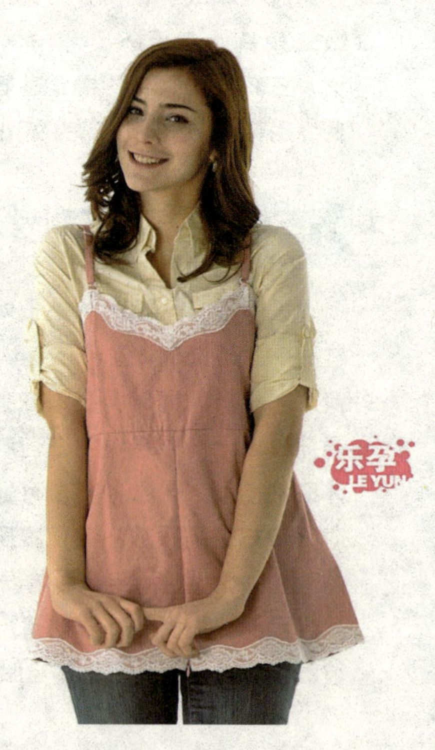

健康成长。因此准妈妈要注意穿着时间，在脱离辐射环境后，尽量脱下防辐射服，让肚子里的胎宝宝“透透气”。

晒太阳时不穿

晒太阳是很好的补钙方式，可以防止准妈妈患上骨质疏松、胎宝宝将来得佝偻病。因此，各位准妈妈要谨记晒太阳前一定要将防辐射服脱下。

2.孕期美容

006 为什么要重视皮肤保养?

妊娠期由于体内激素水平的改变，皮肤失去原有的光泽。孕妈妈脸上经常生色斑，这是一件让人烦恼的事情，孕妈妈心情不好直接影响胎宝宝的健康发育；而细嫩的皮肤，会使您的心情随之愉悦，对胎儿的生长发育十分有益，同时也会给孕妇增添一份特有的风韵，所以孕期准妈妈不可以忽视皮肤的保养。

怀孕后，由于新陈代谢旺盛，孕妈妈的皮脂腺和汗腺分泌亢进，导致皮肤异常敏感，容易长疙瘩，如果不注意保持皮肤的清洁，容易使之变得粗糙，影响孕妇的形象。

007 准妈妈如何保养脸部皮肤?

早晚两次用中性香皂或洗面奶清洗脸部，洗干净后擦上护肤霜，并用中指和无名指从脸的中部向外侧螺旋式轻柔地按摩几分钟。这种短时间的按摩既能加快皮肤的血液循环，增进皮肤的新陈代谢，又能预防皮肤病，保持皮肤的细嫩，使皮肤机能在产后早日恢复。

008 孕妇如何养护头发?

头发属于皮肤组织的一部分，就像皮肤一样，它也会受到怀孕激素的影响而产生变化。

怀孕后，原来干涩的头发这时可能会更干涩，原来油腻的头发现在更油腻，甚至卷发会变成直发。这使得孕妈妈的心情变得很糟糕，心情不好直接影响胎宝宝的健康发育，而一头乌黑柔亮的秀发可以使孕妈妈心情舒畅，当然有利于宝宝的生长发育。

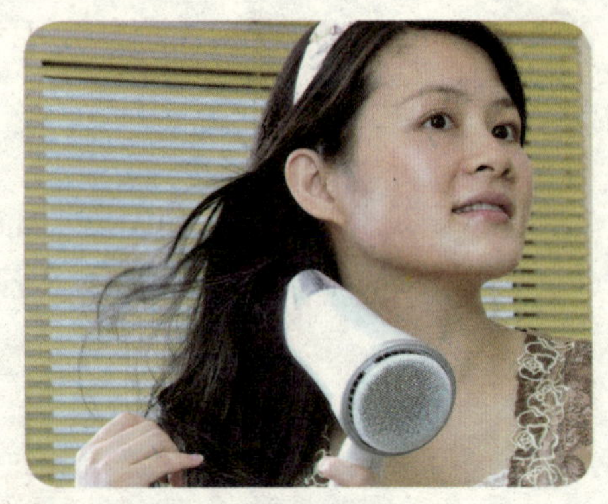

怀孕中期是保养头发的好时期。只要懂得细心呵护，秀发便似清晨花叶上滚动的露珠，永远折射着鲜花的柔美和香甜。

孕妈妈在护理头发时应注意以下几点：

❶用毛巾将头发擦干，会比用吹风机吹干更对发质有益。

❷淋浴时，别忘了用指尖轻轻按摩头发，刺激头皮血液循环。

❸不要用过热的水洗头。

❹用木梳梳头：从前额开始向后梳，梳时要紧贴头皮部位，用力大小适中，动作缓慢柔和。梳头5～7天后，洗头一次。

009 孕期护理皮肤的步骤有哪些？

妊娠期间，由于激素的作用，孕妇的皮肤会失去光泽，稍不注意还会变得非常粗糙。所以，孕妇不要忽视保养皮肤。那么怎么保养皮肤呢?

1 洗脸

妊娠期的美容重点就是洗脸。早晚洗脸各1次，使用平时常用的洗面奶，仔细地洗，洗干净后抹上必要的护肤品。夏天是容易出汗的季节，要增加洗脸次数。勤洗脸不仅是为了去掉油垢，还可为皮肤增加水分，使皮肤湿润光滑，富有弹性。

2 防晒

由于激素的作用，孕妇脸上容易长雀斑，一般到产后就会自愈，不必十分介意。孕妇受紫外线照射也容易长雀斑，所以不要让强烈的直射阳光照在脸上和其他无遮盖的皮肤上。外出时最好穿长袖上衣，还应该戴上遮阳的帽子，脸上还可抹些防晒霜，以保护皮肤。

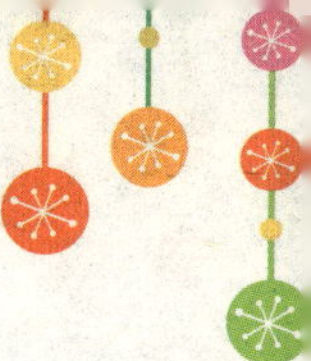

3 按摩

妊娠期间，孕妇每天都应进行脸部按摩。按摩既可加快皮肤的血液流通，增进皮肤的新陈代谢，保护皮肤的细嫩，还可使皮肤的机能在产后早日恢复。

010 孕妇如何使用面膜?

时下最流行以面膜来护肤，一般来说无纺布面膜对于皮肤瞬间的保湿效果更好，而且此类面膜通常用完后不需要再洗脸。此外，保湿面膜使用时机有两种，可在用完后直接拍化妆水及涂上乳液，亦可拍化妆水后使用面膜，再涂抹保养品。

保湿产品种类众多，孕妇可以在保湿产品的包装上，看看是否有保湿因子的成分，如MMF天然保湿因子、乳酸等成分都是不错的选择。保湿产品除了能让皮肤表皮含水量丰富且不易流失之外，还会让皮肤看起来透明度与光滑度较高，肤质也比较细致。

011 如何护理唇部?

唇部护理强调的是天然、植物性的产品，但是有些人的过敏源就是来自于植物和水果，尤其是女性在怀孕后，体内激素会发生改变，可能会对某种成分过敏。如果感觉自己的皮肤比较敏感，在选购化妆品和保养品时，一定要先测试后购买。

护唇膏的选择原则以天然、舒服为主，成分则以简单为重点。如果嘴唇容易干裂，可以选择保湿度强，具有修护、滋润、锁水成分的护唇膏，使得嘴唇柔润有光泽。

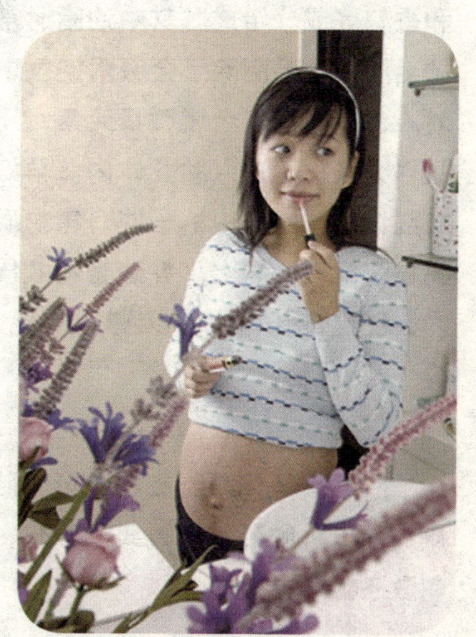

护唇膏本身油脂很多，所以不需要再添加太多防腐剂，因此造成孕妇过敏的机会就可大大降低。但要注意有些添加防晒成分的护唇膏，这种成分容易引起过敏。

护唇膏成分以油脂为主，孕妇在选择护唇膏时，可以选择油脂比例高，滋润的产品，擦起来比较清爽。有些护唇膏涂起来很油，并不是油脂成分造成的，而是产品中含蜡过多，才会觉得不透气。选购时，不妨先看一下包装盒的成分标示，看看油脂和蜡的比例是多少，试用之后，确定合适再买。

012 孕妇不宜用的化妆品有哪些？

化妆本来并非禁止之事，可当您怀孕之后，就要警惕某些化妆品中的有害成分。孕妇应该禁用哪些化妆品呢？有必要作个盘点。

1 染发剂

染发剂不仅会引起皮肤癌，而且还可能引起乳腺癌，导致胎儿畸形。

2 冷烫精

妇女怀孕后，不但头发非常脆弱，而且极易脱落。若是再用化学冷烫精烫发，更会加剧头发脱落。此外，因为冷烫精中常含一种含硫基的有机酸，属有毒化学物质，影响体内胎儿的正常生长发育。少数妇女还会对冷烫精产生过敏反应。

3 口红

口红是由各种油脂、蜡质、颜料和香料等成分组成。其中油脂通常采用羊毛脂，羊毛脂除了会吸附空气中各种对人体有害的重金属微量元素，还可能吸附大肠杆菌进入胎儿体内。孕妇涂抹口红以后，空气中的一些有害物质就容易被吸附在嘴唇上，并随着唾液侵入体内，使孕妇腹中的胎儿受害。

4 脱毛剂

脱毛剂是化学制品，会影响胎儿健康；而电针脱毛不但效果不理想，电流刺激还会影响胎儿。

5 祛斑霜

孕期脸上会出现色斑加深现象，是正常的生理现象而非病理现象。孕期祛斑不但效果不好，还由于很多祛斑霜都含有铅、汞等化学物以及某些激素，长期使用会影响胎儿发育，有致畸的可能。

6 洗涤剂

洗涤剂中一些含有腐蚀性的物质，通过皮肤吸入人体，当达到一定的浓度时，就导致受精卵的死亡，使妊娠中止。

温馨提示

女性在怀孕期间，常常会因为身体状况的变化，而变得敏感、抵抗力下降。肌肤也不例外，它同样要承受外界化学物质给它带来的刺激和伤害。如果平时不加注意，让毒素侵入体内，当然会影响宝宝啦。因此一般建议女性在怀孕期间不要使用化妆品。

013 准妈妈为什么要慎用精油?

精油不但气味芳香迷人，而且还有缓解身体各种不适及美容美体的医疗效用。身体健康的普通的人，一般可以放心地使用，但是准妈妈如果使用，就一定要谨慎加小心了。

高纯度的精油其分子极其微小且一般具有轻微的毒性，经皮肤渗入到体内，很容易伤害到代谢系统和吸收系统敏感的准妈妈及胎宝宝。而且有些精油具有活血通经的疗效，如鼠尾草、薰衣草、玫瑰、洋甘菊、茉莉、薄荷、迷迭香、马郁兰等，如果准妈妈使用了这类精油，就很有可能导致流产。

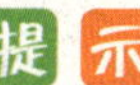

温馨提示

准妈妈在使用精油前，最好向专业人士咨询各种精油的功效、使用禁忌及安全剂量，以免因使用有误而引起不良后果。准妈妈可以使用小麦胚芽油、酪梨油、杏仁油等来进行按摩，这些油里不含精油，相对比较安全。

014 准妈妈为什么不能涂指甲油?

指甲油中含有高浓度的甲醛、苯二甲酸酯、钛酸酯及化学染料等有害的化学物质，长期使用会使指甲变薄、变脆、发黄、凹陷，还有可能引起皮肤过敏，甚至可能致癌。而且指甲油刺鼻的气味还有可能导致人头晕、恶心、呕吐、食欲不振、肠胃不适，引起慢性中毒。如果准妈妈使用了指甲油，其中的挥发性有害物质很容易穿透甲层，进入皮肤及血液，对胎宝宝产生不利的影响，有可能导致流产或者胎宝宝畸形。

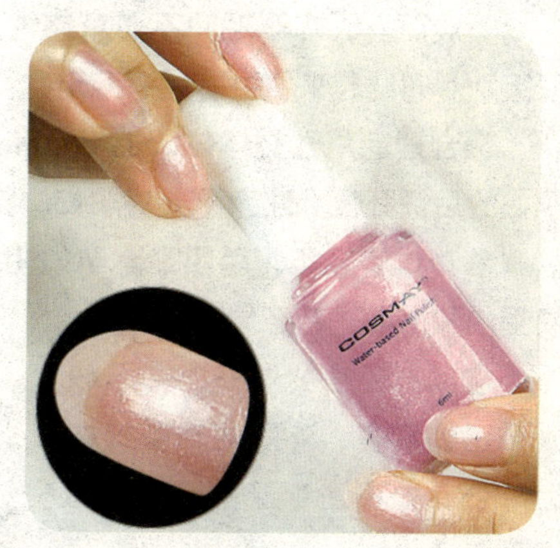

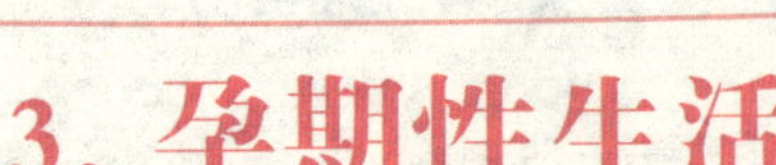

3. 孕期性生活

015 孕期进行性生活安全吗?

根据传统的说法，准妈妈怀孕期间是不宜过性生活的，但实际上在怀孕期间，很少有夫妻真正停止过性生活的。

其实，有的准妈妈因为担心性生活对胎宝宝不利而不敢过性生活，以及认为性生活对胎宝宝没有影响的想法都是片面的。

如果性行为对胎宝宝很容易产生不利影响的话，那大多是因为准妈妈或准爸爸有疾病。对于大部分的夫妻来说，在怀孕期间进行性生活都是可以的，虽然性高潮和乳房的刺激可能会引起子宫收缩，但是只要采取相应的措施，掌握分寸，一般是不会有问题的。实际上，适度的性高潮造成的子宫收缩对胎宝宝反而是一种锻炼。

016 孕期性生活须注意哪些方面?

一般而言，怀孕期间不必忌讳性生活。但为安全起见，孕期性生活应与孕前有所区别。归结起来主要有以下几个方面：

①合理运用性交体位，上下位和屈曲位应绝对避免。建议采用丈夫取背后抱住孕妇的后侧卧位。注意不要对孕妇腹部增加负担，不要对子宫强烈刺激。

②动作宜轻柔，忌粗暴。孕妇阴道和子宫黏膜血管变粗、充血，如动作过猛，易受伤和出血，甚至导致流产。

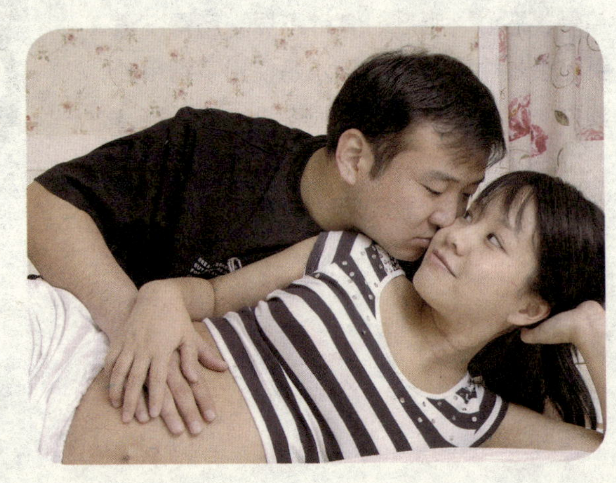

③局部卫生要做好。怀孕妇女分泌物增多，外阴对细菌抵抗力降低，如不注意卫生，易引起细菌感染。

此外，怀孕的不同时期要有相应的讲究：

①前3个月，由于有早孕反应，孕妇性欲和性反应受到抑制，加之胎盘还未发育成熟，容

易发生流产。所以，性生活应比平时少，动作幅度不宜过大。

❷怀孕4个月时，流产的危险性比初期小，早孕反应消失，分泌物也增多，此时可过性生活，但应适当注意动作幅度。

❸怀孕后期，孕妇腹部逐渐隆起，性欲减退，且子宫口容易张开，易导致感染及羊水早破，尤其是9～10个月时，性交造成早产的可能性极高，此时最好停止性生活。

017 孕期哪种性交姿势比较好？

妊娠期间性交姿势的选择应以女性舒适且腹部不承受挤压为原则，可在以下几种姿势中进行选择。

1 女性跪卧后入式

采用这种姿势要注意男性上身体重应由自己腿部支承，不可过分前倾，动作宜小，以防女方腹部受压。此式可防止阴茎插入过深，强烈刺激子宫及移动胎位。

2 女性半仰卧侧入式

男女双方同向侧卧。女前男后，都向后斜倚，女方双腿分开，男性双腿置于女方双腿间行房事。此式中，女半卧于男上，腹部无受压危险，且因体位特点，阴茎插入阴道的深度较浅，故适宜妊娠期采用。

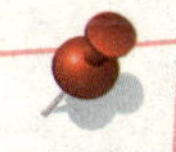

温馨提示

不少性学专家认为怀孕期性交可采用女上位的性交姿势。女上位类姿势，可方便女性控制阴茎插入阴道的方向、深度以及两阴相互运动，并可完全掌握腹部及其它部位受刺激情况，相对安全系数高于女下位类姿势。

3 双立位后入式

女方站立、上身前倾，双手扶支承物，两腿分开、臀部举起，男性立于其后交接。此式亦无压迫女腹之嫌，可控制阴茎插入过深之特点。

4 女卧男跪前入式

女仰卧、男跪立与之阴交接。此式要求男方上体始终保持较直，不可过于前倾，且男体重支撑点不离于自身腿部。否则会压迫女性腹部及阴茎插入过深，引发不良后果而遗憾。

018 为什么说孕中期适度的性生活有益于健康？

妊娠3个月以后，胎盘逐渐形成，妊娠进入稳定期。早孕反应过去了，孕妇的心情开始变得舒畅。由于激素的作用，孕妇的性欲有所提高。加上胎盘和羊水的屏障作用，可缓冲外界的刺激，使胎儿得到有效的保护。因此，妊娠中期可适度地进行性生活，这也有益于夫妻恩爱和胎儿的健康发育。国内外的研究表明：夫妻在孕期恩爱与共，生下来的孩子反应敏捷，语言发育早而且身体健康。

妊娠中期的性生活以每周1～2次为宜。值得注意的是：妊娠期的性生活应该建立在情绪胎教的基础上。所以，舒心的性生活应充分地将爱心和性欲融为一体。

温馨提示

男性的精液中含有一种精液胞浆素，它具有与青霉素相媲美的抗菌功能，能够杀灭葡萄球菌等致病菌，可以清洁及保护孕妻的阴道。

019 孕期性生活会不会导致早产？

孕后期，如果精液进入子宫颈，会使子宫颈口成熟张开，从而引起分娩。这是精液中含有一种物质，叫前列腺素，常被用于人工催产来进行引产。但不必担心孕中期性交会导致早产。俗话说“瓜熟蒂落”，子宫颈只有成熟后才会张开分娩。

020 性高潮会不会导致流产？

性高潮与流产没有任何因果关系。但怀孕后期，性高潮可引发假性宫缩（即腹部有一阵阵发硬的感觉，每天数次，但持续时间较短，每次大约30秒左右），一般持续半小时。其症状很像分娩，但这只是子宫的收缩现象，并非进入真正分娩。

021 哪些情况不适合过性生活？

❶有习惯性流产史者。

❷如果有原因不明的阴道出血、流水，或者前置胎盘或者胎盘部分剥离，也要避免性生活。

❸患慢性疾病的孕妇，忌过性生活。

❹患有妊娠病的孕妇，忌过性生活。

八、孕期运动

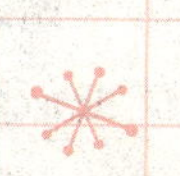

1.重视运动

001 为什么要重视产前运动?

大部分孕妈妈都只会注重产后运动，以助恢复怀孕前的健美身段，反而忽略了产前运动的重要。其实适当的产前运动更有必要。

适宜的产前运动能改善心脏功能及肌肉和骨骼的机能，并使人心情愉快；还能缓解孕期出现的呼吸困难、下肢水肿、抽筋、腰腿疼痛和便秘等症状，同时也有利于胎儿的生长，并且能减轻生产时的痛楚及促使生产过程顺利完成。

一般医院的产前讲座都会提议准爸爸陪太太一同进行产前运动，一方面鼓励准妈妈注重产前运动，另一方面有助增进双方的感情。

002 孕妇参加体育运动有哪些好处?

我们提倡孕妇根据不同的孕期参加一些合适的体育运动，这是因为体育运动对孕妇和胎儿有很多好处：

1 能够增强人的心脏功能

妇女在怀孕后，产生一系列生理变化，增加了心脏负担。若是孕妇心脏功能较强，则可保证供给胎儿充足氧气，有利于胎儿发育，对孕妇还可减缓出现腰痛、脚痛、下肢浮肿、心跳气短、呼吸困难等症状的几率。

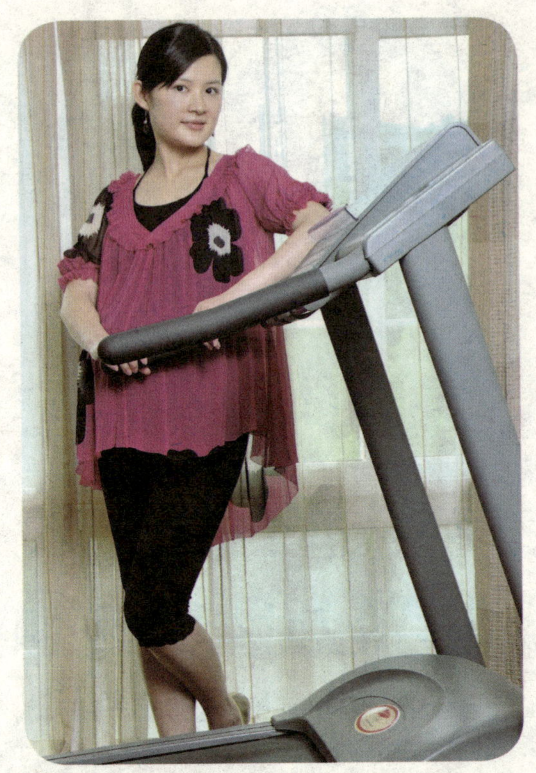

2 能够增强肌肉力量

孕妇进行体育运动时，能使全身肌肉的血液循环得到改善，肌肉组织的营养增加，使肌肉储备较大的力量。

3 能增强骨骼力量

骨骼坚实可防止孕妇出现牙齿松动和骨质软化等症状。

4 能增强神经系统功能

使人体各个系统器官更有效地协调工作，可以帮助孕妇各个系统在妊娠期间产生一系列适应性变化。

5 能够增加抵抗力

孕妇若不能适当参加体育活动，或活动量太小，对母婴健康都不利。当然孕妇参加体育活动应适当，不可过度，应以散步、做操为主。

003 孕期参加体育运动要注意哪些问题?

孕妈妈在孕期经常参加运动能加强心脏和肺的功能，使孕妇有足够的耐力应付分娩，保持良好的体态。但进行运动时要注意以下几点：

- 不要挤压腹部。
- 不要做弹跳运动。
- 不要做急速猛扯的动作。
- 不要参加竞技类运动。
- 运动时，不要让自己感到太累或太热，应适当饮水。
- 不要强求超越自己的体能极限。
- 运动后，要注意休息放松。

最后应注意，在进行运动之前可先向医生咨询后再做。

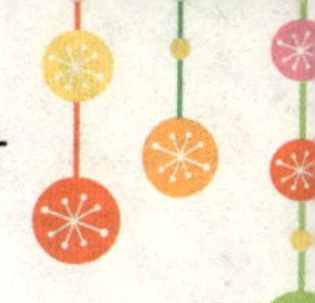

004 准妈妈运动期间为什么要注意饮水？

准妈妈在运动期间应注意饮水，这样活动时出汗就多，体热散得快，体温就不会过高。

由于水分从摄取到被人体吸收，一般需要20～30分钟的时间，因此一次喝下大量的水会使胃部集中过多的水分，不能真正达到补充水分的目的。

运动饮水应分为前、中、后三个阶段，运动前15～30分钟补充500毫升左右的水，运动中每10～15分钟间断补充100～150毫升的水，在大量运动后，不能马上饮用大量的水，最好先休息一下，喝水最好加点食盐，更有利于身体的恢复。

温馨提示

运动前补充过多的水分，可能会使得腹部不舒服，因此如果喝不下500毫升水，可以稍微减少饮水量。

005 准妈妈运动之后要注意哪些问题？

准妈妈运动后不要马上坐下来休息，而是慢慢地走一走，做一些简单的放松和伸拉练习，对手臂而言，采用环绕、轻微地甩来放松；大腿主要靠手来回地搓动达到放松的目的；小腿最好先压一下，再用手来回地搓动。建议准妈妈做一下肌肉拉伸，这样有利于肌肉疲劳度的快速恢复。

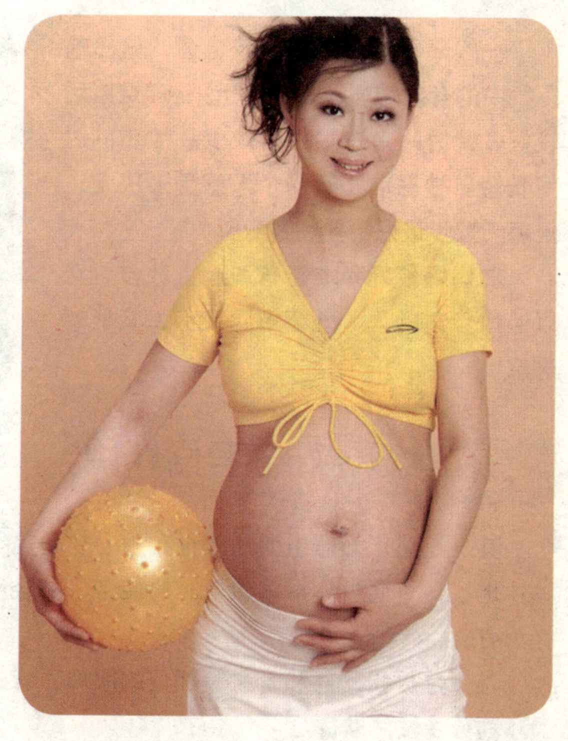

准妈妈汗干了后，心率在每分钟120次以下5～10分钟、身体冷却了时，可以用淋浴方式洗个温水澡，对缓解疲劳、放松全身很有帮助。准妈妈运动后一定不要立即冲冷水澡，运动后毛孔张开，冷水刺激很容易着凉。

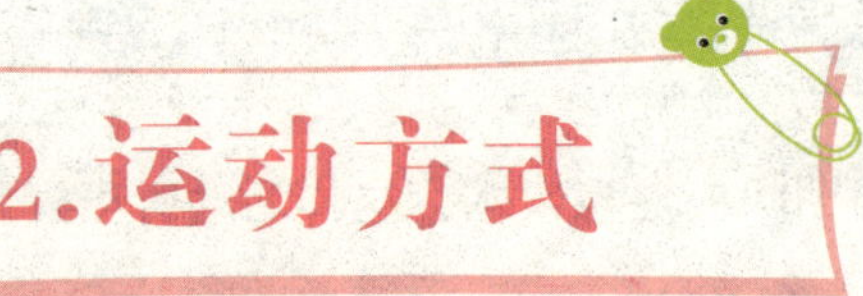

2.运动方式

006 为什么孕期适合散步？

妇产科医生都会嘱咐孕妇要多散步，不仅有助于呼吸新鲜空气、调节情绪，还可以提高准妈妈的神经系统和心、肺功能，对胎儿的生长发育十分有利。

007 散步的地点怎样选择？

尽量选择空气新鲜、人流量不多、尘土和噪音都比较少的地点，尽量少去商场、影院等人流量大、空气污浊的地方。

008 应该在什么时间出去散步？

一般日出之后散步比较合适，日出前空气中的有害物质较多，晚上则在7点以后较好，此时路上车辆相对较少。散步的时间长短要根据准妈妈的个人感受来决定，但每天散步最好不要超过1小时。

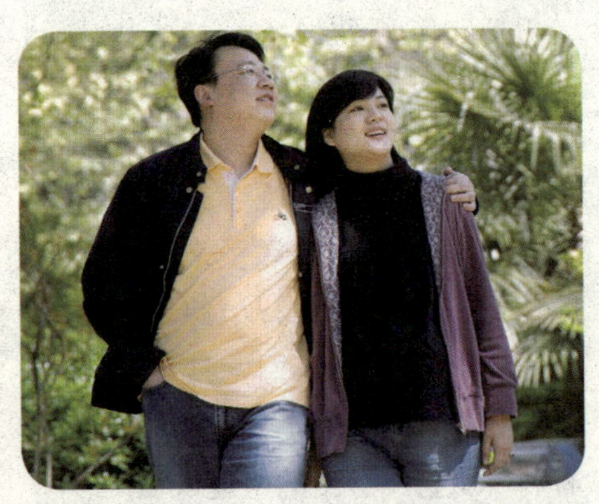

准妈妈最好和准爸爸一起去散步，可以边散步边聊天，既能解除疲劳，又能增进感情。

009 做孕妇操有何作用？

其一是防止妊娠中增加体重和重心变化等因素而引起的肌肉疲劳及功能低下。具体地说，可通过体操消除下肢的疲劳，减轻腰部的困重感，对孕妇保持体质健康甚为有益。

其二是放松腰部和骨盆等部分的肌肉，在未来分娩时，使胎儿容易通过产道，为顺利分娩做好准备。

010 做孕妇体操应当注意什么？

❶有流产征兆的孕妈妈，不可盲目去做，要听医生指导；

❷绝对不要勉强去做，更不可过度练习，每日应在不累的情况下适当练习；

❸在练习前先要排尿、排便，不可憋尿、憋便练体操。

011 孕期游泳有哪些好处？

❶游泳让全身肌肉都参加了活动，促进血液流通，能让胎宝宝更好地发育。游泳耗能较大，准妈妈可通过游泳来控制增长过快的体重。

❷孕期经常游泳还可以改善情绪，对胎宝宝的神经系统有很好的影响。

❸水的浮力能够减轻身体负担，从而缓解或消除孕期常有的腰背痛症状，并促进骨盆内血流回流，消除淤血现象，有利于减少便秘、痔疮、四肢浮肿和静脉曲张等问题的发生。

❹游泳还可以锻炼准妈妈的肺活量，让准妈妈在分娩时能长时间地憋气用力，缩短产程。

012 孕妇游泳应注意哪些问题？

❶游泳前要做体检，听取医生意见是否可以游泳及游泳中注意什么。

❷孕妇游泳必须选择正规游泳池，水温在30℃左右，清洁卫生。

❸孕妇游泳要有亲人、朋友一同前往，以随时照应，保证安全。

❹孕妇游泳动作不宜剧烈，可以做水中漂浮，轻轻打水，如做仰泳更适合孕妇。

❺孕妇游泳要避开游泳池人多的时间。如在室外泳池游泳，还要避开阳光强烈的时间段，上午10时至下午4时不宜去游泳。

❻孕妇若身孕未满4个月，或有流产、早产、死胎病史，或阴道出血、腰部疼痛，妊娠高血压疾病、心脏病者不宜游泳，妊娠晚期也不要去游泳。

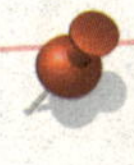

温馨提示

建议孕妇从妊娠第4个月开始进行锻炼。对没有流产史、积极健康的未来母亲，只要觉得准备好了就可以进行一些轻柔的增强身体力量和提高肌肉柔韧性和张力的锻炼。

013 做孕期瑜伽有什么作用？

在整个妊娠过程中，孕妇可以练习不同的瑜伽姿势，但必须以个人的需要和舒适度为准，瑜伽的练习因人而异，必须与人的身体状况协调。练习时如有不适感。可以改用更适合自己的练习姿势。

孕妇练习瑜伽可以增强体力和肌肉张力，增强身体的平衡感，提高整个肌肉组织的柔韧度和灵活度。同时刺激控制荷尔蒙分泌的腺体，增加血液循环，加速血液循环，还能够很好地控制呼吸。练习瑜伽还可以起到按摩内部器官的作用。

此外，针对腹部练习的瑜伽可以帮助产后重塑身材。瑜伽有益于 改善睡眠，消除失眠，让人健康舒适，形成积极健康的生活态度。瑜伽还帮助人们进行自我调控，使身心合而为一。

温馨提示

不管是否练习瑜伽，孕妇在练习前都必须得到医生的允许方可练习，而且应该在有教授孕妇瑜伽练习经验的合格瑜伽教练员的指导下进行练习。

注意：如果练习者练习瑜伽有一段时间或者是定期练习。在妊娠的第一个阶段(早期)就可以进行比较简单的练习。如果从未练习过瑜伽以及有流产史的人应选择在第二阶段才可以开始。

014 最适宜孕妇的瑜伽体式有哪些？

1 山式

动作描述：

双脚并拢站立，伸展所有脚趾，膝盖绷直，向后用力，脊柱向上伸展，放下肩膀，颈部挺直，目视前方，向上尽量双臂、双手互扣，拉开身体。保持1～2分钟。

益处：

找到脚趾脚跟和身体中心线的平衡点，使身体受力均匀，改善姿态增强活力，更可调整脊柱的不适，使臀部上提，胸部开阔，双肩放松，是很好的改善疲劳的姿势，孕期保持练习，产后腰部、脚跟的不适会大大缓解。

2 肩倒立

动作描述：

仰卧，弯曲双腿提起臀部向上伸展双腿，双手支撑躯干推动向上，下巴收向锁骨，后脑勺双肩和上臂着地，尽可能向上伸展双腿，保持两分钟，如果自己不能完成，可试着把脚搭在墙上。

益处：

此姿势作用于脖子附近的甲状腺和副甲状腺，重力的变化使内脏活动自如，改善失眠、便秘、神经衰弱、情绪不稳定的情况，缓解下肢的疲劳感，放松腰部，更可改善子宫异位的情况，使身体恢复活力。

3 束角式

动作描述：

坐姿，双腿弯曲，双脚脚心相对，靠近大腿根，膝盖下沉，挺直脊柱，双眼注视前方或内视鼻尖，保持稳定呼吸。呼气身体向前弯曲，尽量放低身体靠近地面，保持30～60秒吸气，还原身体，放松双腿。重复2～3遍。

益处：

供给骨盆、腹部、背部足够的新鲜血液，使肾脏、膀胱保持健康，促进卵巢功能正常怀孕时每天做几次，可以减少分娩时的痛苦，还能够避免静脉曲张。

3.运动宜忌

015 孕期哪些动作最好常做呢？

1 “蹲”类的动作

训练孕妇的骨盆腔底层肌肉。可将两腿打开与肩同宽或略宽一些，两脚尖朝外，再慢慢半蹲下来。另一个动作是：两脚开大一些，完全蹲下来。再把两手撑在膝盖内侧，双手在胸前合十，两臂用力往外撑。但36周后腹部已太沉重或32周后胎位仍不正及有痔疮困扰者不宜做全蹲式，可以坐在垫子或瑜伽砖上做练习。

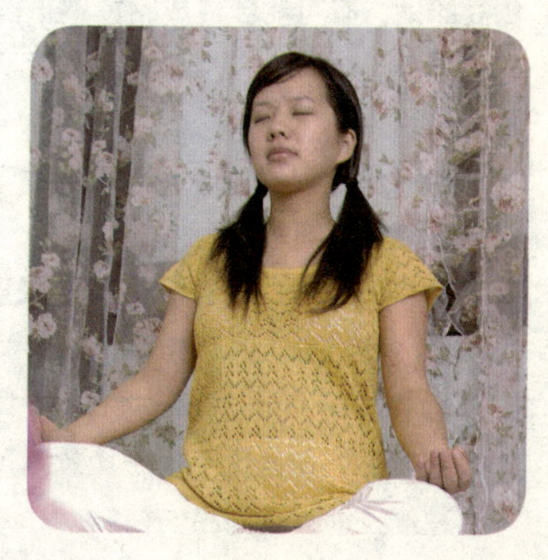

2 练习收阴

想象有点忍尿的感觉(但可别真的憋尿)，这可预防产后漏尿，缓和生产时会阴的撕裂伤。

3 骨盆倾斜动作

最简单的方法是站着，全身平贴墙上，试着把尾骨朝前方转动，也就是试着把原本悬空的下背部，慢慢的摊平在墙上。这可减缓孕妇的下背疼痛。

4 靠墙站姿

尤其像单脚平衡类的动作，可一只手或一只脚撑墙上。

5 呼吸法

风箱式呼吸(快速且急促的吐气)不宜。左右鼻孔呼吸法很好，可以净化神经系统，帮助集中意识以利静坐。净化呼吸法，从鼻子深吸气、由口深深的吐气，能舒缓身体与心灵的疲倦与压力，这种呼吸法也很好，临产阵痛时亦可使用。

017 孕期不可以做哪些动作？

❶后弯类动作。这类动作会让原本压力就很大的下背，更显脆弱。因此千万不要做。即使要做，只能做简单的扩胸动作。

❷腹部着地的动作也绝对不可以。

❸凡是腹部训练的动作皆不好。因为孕妇腹肌的压力原本就很大，腹部运动会造成更大的负担，甚至会造成腹直肌的裂开，让下背支撑性更差。

❹深度扭转类动作也要避免。要做也只能做简单的肩颈、上胸的转动。

❺倒立千万不可。因为怀孕时，女性的腹部隆起已让胸腔缩小，倒立会更压迫胸腔。在第3孕期还做倒立的话，有可能会造成胎位不正，不可不慎喔！

❻躺姿的动作在第2孕期之后不宜，因为会压迫到大血管。

❼呼吸练习时充分使用可能的呼吸空间但不强调腹式呼吸，不要特别收缩腹部。

❽平时站姿时时自我提醒双脚平行，避免外八站法。造成腰椎更大的负担。

❾怀孕时，荷尔蒙改变，其中，会分泌更多的“松弛素”，使她比平时更柔软。所以做动作时千万不要过度拉筋，否则易伤筋。

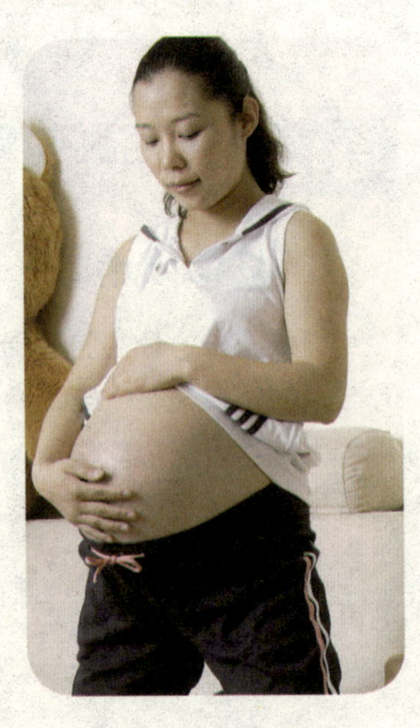

九、职场妈妈

001 职场妈妈在工作中应注意什么？

怀孕后孕妈妈可以继续留在工作岗位上，但毕竟与平常不一样了，要时时注意安全，注意保护自己和腹中的宝宝。

孕后继续工作的孕妈妈，在工作中须要注意许多方面的事情。

注意休息，避免过重体力劳动

即使是在比较紧张的工作当中，感到疲劳也要稍事休息，条件允许的话，到屋顶平台或阳台上呼吸新鲜空气。

避免长时间以同一个姿势工作

坐办公室的人，往往长时间保持一种姿势，很容易疲劳。建议大家半小时要改变一下姿势，伸伸胳膊、腿，以解除疲劳。如果像商场售货员那样长时间站着工作，要随时注意休息，累了就坐一会儿。此外，长时间坐着工作的准妈妈，可以在脚下垫一个小台子，抬高脚的位置，防止浮肿。

不要憋尿

妊娠早期，孕妈妈会出现尿频，总想排尿。不要因为正在工作就忍耐，这对身体不好。不管别人怎么看，感到尿意尽快去厕所，这是一件大事。

不要突然站起

随着胎儿的成长，母体的血液循环负担加重。为此，突然站起，向高处伸手放东西或拿东西，会发生眼花或脑贫血，容易摔倒，所以要注意：一切行动都应采取“慢动作”。

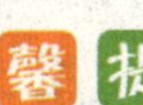
温馨提示

为使身体得到休息，要充分利用午休和其他休息时间。如果有休息室，就躺下休息，或坐在椅子上休息。也可在户外晒晒太阳。散散步，或做点轻微运动，放松放松身体。

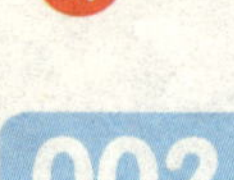

002 职场妈妈要避免哪些工作环境？

一般来说，妊娠期间，凡是对身体不利的工作和环境都应该避免。

工作环境中常见的不利因素有：

- 接触刺激性物质或某些有毒化学物品的工作；
- 频繁上下楼梯的工作；
- 受放射线辐射的工作；
- 长时间站立的工作；
- 不能得到适当休息的连续流水作业的工作；
- 噪音污染严重的环境；
- 没有很好的通风设备的环境；
- 工作环境温度过高或过低。

003 如何解决上下班高峰拥挤问题？

1 搬到单位附近住

如果单位到家的路程实在太长，而打车的费用也是一大笔的话，不如在公司旁边租房，这样还可以把路上的时间争取为休息时间。另外，最好步行就可以上班，既锻炼身体，又不迟到。

2 寻找顺风车

上下班的时间其实也是最难打到车的时段，可以在网上发帖子，征求住在自家旁边的、目的地基本一致、热心的有车族，搭顺风车，并友情赞助油钱，互惠互利，皆大欢喜。

3 避开高峰时段

避开高峰时段，路况就会好很多，人也不会那么多。不过，这样的话可能要迟到，扣工资那是一定的了。但是为了宝宝，这也是值得的，同时自己也舒服些。

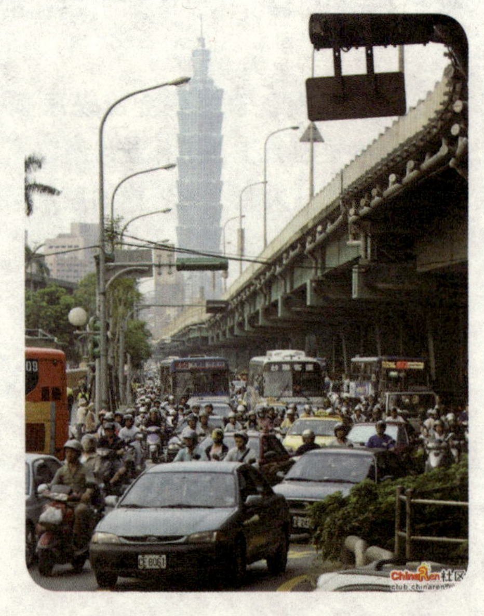

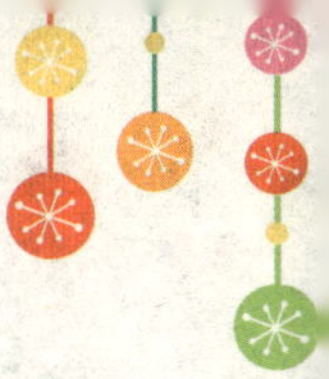

004 孕妇自驾车要注意哪些问题？

孕妇不要自己驾车出行，不得已必须自己驾车时，应十分谨慎。以下是孕妇驾车外出经常遇到的几个常识性问题，仅供参考。

注意姿势

许多孕妇驾车时习惯前倾的姿势，这很容易产生腹部压力，使子宫受到压迫，特别是在怀孕初期和怀孕七八个月时，最易导致流产或早产。怀孕期间驾驶，最好靠在椅背上，让它给身体一些支撑，有益于减缓疲劳。如果准备一个小靠垫，效果会更好。

系好安全带

驾车出行时一定要系好安全带。万一出现事故，安全带可以为你和腹中的胎儿提供有效的保护。腰部安全带应该紧贴腹部下方从盆腔绕过。另外，为了加强保护，还须系上肩部的安全带，应该紧贴腹部上方从乳房中间绕过。千万不要将安全带从腹部中间绕过。

气囊问题

只要系好安全带，气囊对常人和孕妇一样安全。

驾驶期间要休息

开车时最多每隔90分钟就要停下来做一次短暂休息。可将车停靠在安全区，下车在四周走走，伸展四肢活动活动。

温馨提示

如果是长距离驾车，还应该带上手电筒、厚衣服、食物和水以及卫生纸等必备物品。

005 如何保持良好的职场形象？

❶让老板成为第一个知道你怀孕消息的同事，并且将自己的孕期工作计划合理安排，与老板和同事积极沟通。

❷尽量少在办公室内跟同事诉苦，以免同事认为你以准妈妈自居，把工作当成次要的负担。工作上也要不落在他人后面，向他人证明你的能力和优势。

❸在穿着上也不要太过随便。建议准妈妈选购一些适合准妈妈穿的职业装，或者漂亮的准妈妈裙。出席重要场合时，可以化个淡妆。

❹当开始要休产假时，确定手边的事情都已告一段落了，并且可以完美地将工作交接给其他同事。

006 职场妈妈能否出差？应注意什么？

妊娠是一种正常生理状态，健康的上班族准妈妈不必禁止出差，但是在以下情况时，准妈妈要慎重：

❶怀孕3个月以前，这段时期，准妈妈最好不要长途出差，因为胎盘未完全建立，一直到孕12周才能成为一个完整器官，它对维持日后胎儿的正常生长发育很重要。

❷孕晚期，上班族准妈妈定期产前检查时间缩短而且行动不便，此时准妈妈最好待在熟悉的地方以便及时发现异常情况并进行处理。尤其是孕期最后1个月，这期间随时会临产，因而不宜出差。

❸高原地区，准妈妈出差不宜去，因为气压、氧分压均低，易导致人体缺氧。

007 准妈妈何时停止工作最好？

如果工作环境安静清洁，危险性比较小，或是坐在办公室工作，同时身体状况良好，那么准妈妈可以在预产期的前一周或两周回到家中静静地等待宝宝的诞生。

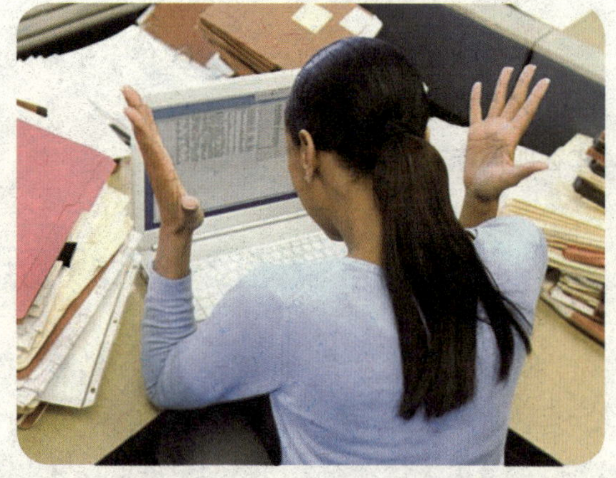

如果是饭店服务人员、销售人员，或每天至少需要行走4小时以上的，建议准妈妈在预产期的前两周半就离开工作回家待产。

如果工作中需要长期使用电脑，或需要经常在工厂的操作间中工作，或是在阴暗嘈杂的环境中久待，那么建议准妈妈应在怀孕期间调动工作或选择暂时离开待在家中。

如果工作运动性相当大，建议准妈妈提前一个月开始休产假，以免发生意外。

职场孕妈妈常见问题对策

如何应对早孕反应?

可在办公桌和随身携带的小包里放几个塑料袋，以备突如其来的呕吐时使用。

如何应对尿频?

不妨和坐在离洗手间最近位置上的那位同事，暂时调换一下座位，这样既方便了自己，又不会因频繁跑洗手间而影响同事们的工作。

喝水有哪些讲究?

频繁起身倒水，可是一件又累又烦的事情，不过这事好办，准备一个超大杯子即可解决。

饥饿时怎么办?

可以在办公桌抽屉里放些小点心、奶制品或水果等，在不影响工作的情况下，饿时吃一点，以补充营养。

如何选择上班穿的鞋子?

准妈妈上班时穿的鞋子，一定要轻便合脚，选择软帮的低跟鞋，以减少脚部压力，绝对不能穿高跟鞋。

如何应对久站?

久站后应定时坐下并抬高双腿休息片刻，以及时消除疲劳，防止下肢水肿。孕晚期，每次站立的时间最好不要超过30分钟，中午最好睡一会儿，以缓解腿部的疲劳，有助于血液循环。

如何应对久坐?

想坐得舒适，可在腰部放个柔软的小靠垫，以减轻腰酸背痛。工作时，还应经常动动脚趾头、转动踝关节、伸屈四肢等，双脚最好踩在小矮凳上，而且至少每隔1小时站起来走动1次。

职场孕妈妈饮食细节问题

为什么要远离油炸食物?

工作餐或快餐，经常会碰到油炸食物，孕妈妈在选择工作餐时要尽量回避此类食物。高温油和回锅油中有很多有害物质，所以孕妈妈应该远离油炸食物。

为什么要拒绝味重食物?

选择工作餐时，孕妈妈还应该尽量回避太咸的食物，以防止体内水钠潴留，引起血压上升或双足浮肿。其他如辛辣、调味重的食物也应该拒绝。

如何挑选饮料?

饮料应挑选矿泉水和纯果汁一类的，含咖啡因或酒精的饮料对孕期不利，最好不饮。

饭后吃个水果有何好处?

孕妈妈上班时最好带个水果，以便在午餐后30分钟食用。午餐后吃个水果，可以补充体内维生素的缺乏。办公室清洗往往不便于彻底清洗干净，准妈妈可以在早上出门前把水果清洗干净，然后用保鲜膜包裹好放在包里。

为什么饮用牛奶?

在外就餐的上班族孕妈妈需要额外补充一些含钙食物，把牛奶带到办公室饮用是个不错的选择。如果办公室没有微波炉加热，可以挑选经过巴氏杀菌消毒的牛奶。一般超市都有袋装的巴氏牛奶。购买时看好日期，巴氏牛奶保质时间一般不超过48小时。

十、疾病与用药

1.常见疾病防治

001 什么是妊娠高血压疾病?

妊娠高血压疾病，是一种常见妊娠并发症，发病率在10%左右。

多发于妊娠20周以后，临床表现有血压升高、蛋白尿、水肿、严重时出现抽搐、昏迷、心肾功能衰歇，威胁母儿生命。妊娠终止后，多数病情可以迅速好转和恢复。我国将妊娠高血压疾病分为轻度、中度、重度，重度包括先兆子痫和子痫。

002 如何防治妊娠高血压疾病?

❶定时做产前检查。这是及早发现妊高征的最好方法。如有异常医生会马上发现，及早采取对症治疗，使病情得到控制，不致发展得很严重。

❷合理安排饮食。控制食盐摄入量，少吃高热食品(如糖、蛋糕、甜饮料、油炸食品等)，增加蛋白质、各种维生素、钙质和微量元素的摄入，多吃新鲜蔬菜和水果。

❸生活规律并加强自我护理。从孕7个月起减少工作和运动，减少家务劳动;疲乏时马上休息，每天保证睡眠和安静歇息至少在8小时以上，包括中午休息半个到1个小时；心态要平稳，避免情绪波动。睡眠时取左侧卧位，避免子宫压迫脊柱旁大血管，使下肢大静脉血液正常回流心脏，减轻或预防下肢发生水肿。

❹坚持做适量运动。经常散步、游泳，增强抗病力，但同时要注意掌握运动量，要以舒适为原则。

❺控制体重过分增长。身体过胖容易引起高血压。一般在孕28周后每周体重增加应控制在500克以内。体重增加过快可能是合并了妊娠水肿，必须马上看医生。

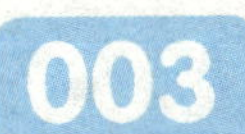

003 孕期贫血的常见原因有哪些？

1 缺铁性贫血

主要原因是由于营养不良造成的。铁、蛋白质、叶酸是制造血红蛋白的原料，如缺乏上述物质，就可引起贫血。孕期贫血最常见的原因是缺铁。

2 巨幼细胞贫血

由于叶酸或维生素B_{12}缺乏引起DNA合成障碍引起，孕期这类贫血较为少见。

人体不能合成叶酸，而妊娠期生理变化使叶酸吸收减少，从而导致叶酸缺乏。

3 再生障碍性贫血

再生障碍性贫血是一种严重的进行性贫血，以全血细胞减少为主的综合征，病因至今不明。妊娠合并再障性贫血十分少见。

004 孕期贫血有什么危害？怎样防治？

严重贫血，会引起循环系统方面的转变，而对母体造成最严重的影响是引发心脏衰竭。

对胎儿来说，贫血的直接后果就是孕妇的血细胞携氧能力降低，从而导致胎儿宫内缺氧，进而造成胎死宫内、早产、分娩低体重儿。由于胎儿先天铁储备不足，出生后很快就发生营养性贫血。贫血还会影响胎儿脑细胞的发育，使孩子后来的学习能力低下。

根据贫血的类型，防治方法如下：

缺铁性贫血,可在医生指导下服用铁剂来纠正贫血。孕期最常用而有效的铁剂是硫酸亚铁，剂量为0.3克，每日3次；同时服用1%稀盐酸10毫升，每日3次，维生素C300毫克，每日3次，以助铁的吸收。

巨幼细胞贫血，应增加富含叶酸及维生素B_{12}和蛋白质的食物。预防肠道感染，以免影响其吸收功能。药物补充叶酸5～10毫克，每日三次，不能口服者可肌注。也可同时加用铁剂及维生素C。

再生障碍性贫血，应由产科医师及血液科医师共同护理治疗。

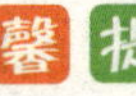

温馨提示

患缺铁性贫血的孕妇，妊娠期还要注意调剂饮食，加强营养。应多食用含铁丰富的食物，食物要多样化。此外，合理的烹调亦不应忽视，用铁锅炒菜，有利于铁吸收，青菜不要过分煮沸，以免营养成分被破坏。

005 滴虫性阴道炎如何传播？孕期患病怎么办？

滴虫性阴道炎是育龄妇女常见病，妊娠期间也可患病。本病主要通过性生活传播，也可通过公共浴池、游泳池、便盆等间接传染。患此病后主要表现为白带增多、浓黄色、泡沫状、外阴瘙痒、疼痛等。

妊娠期间患病者应以局部治疗为主，可用高锰酸钾（PP粉）配成1∶5000溶液清洗会阴或坐浴，将1片灭滴灵（0.2克）放入阴道内；同时应注意内裤的消毒处理，并让丈夫同时治疗。严重者也可口服灭滴灵。但对灭滴灵的致畸作用目前尚无定论，因此口服灭滴灵应慎重。

006 孕妇发生感冒应如何治疗？

孕妇发生感冒后的治疗要加倍注意，因为这会影响到胎儿的生长发育。

❶轻度感冒，仅有喷嚏、流涕及轻度咳嗽，则不一定用什么药。或只用克感敏、维生素C即可，但是要注意休息，多喝些开水。必要时也可用感冒冲剂和感冒宁等中成药，一般能很快自愈。

❷出现高热、剧咳等情况时，则应去医院诊治。退热可用湿毛巾冷敷，或用40%乙醇（酒精）擦颈部及两侧腋窝，也可用柴胡注射液。此种情况更要注意多饮水和卧床休息。

❸高热时间持续长，连续39℃超过3天以上的，病后应到医院做产前诊断，了解胎儿是否受影响。

❹感冒合并细菌感染，应加用抗生素治疗。

007 妊娠期糖尿病有什么危害？如何防治？

患病的孕妇中，约80%～90%孕前无糖尿病史，约有10%左右在孕前就已经存在隐性糖尿病。随着生活方式和饮食习惯的改变，如饮食中能量过高、活动减少、吃水果过多等，妊娠期糖尿病发病率逐年上升，由原先的3%上升到6%～7%。

1 妊娠期糖尿病的危害

容易发生流产、早产和死胎；羊水过多发生率增加；巨大儿发生率增加，出现难产和产伤的机会增多；在分娩时易产程延长，从而引起宫缩乏力性出血。此外，妊娠期糖尿病使胎儿的死亡率增高，新生儿易发生新生儿低血糖。妊娠期糖尿病患者所生的婴儿患新生儿呼吸窘迫综合征的几率，是非糖尿病孕妇所生婴儿的6倍。

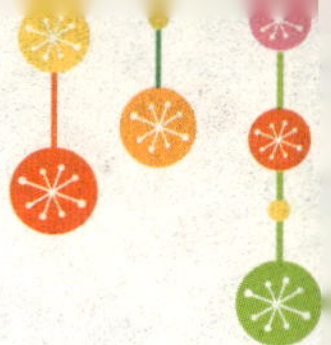

2 防治措施

❶警惕高危因素

一般而言，如果孕妇具以下高危因素，妊娠糖尿病更易发生，它们分别是：高龄产妇(年龄大于30岁)、糖尿病家族史、巨大儿分娩史、肥胖、不良产史(流产、死胎、胎儿畸形等)、孕前多囊卵巢综合征等。

对于有高危因素的孕妇，第一次产检时就应进行有关检查;对于一般孕妇，在孕24～28周须进行糖筛选试验，即口服50克葡萄糖，服糖后1小时测血糖。如血糖≥7.8mmol/L(140mg/dl)，需做葡萄糖耐量试验，即100克或75克葡萄糖耐量试验。

❷均衡饮食控制血糖

如何均衡饮食以保证有效控制血糖，又能使母子顺利通过妊娠和分娩，是妊娠期糖尿病妇女饮食管理的关键，也是妊娠期糖尿病与非孕期糖尿病的不同之处。

- 合理控制总热量摄入 妊娠初期不需要特别增加热量，妊娠中、后期每天每公斤体重按25～35千卡计算，并根据血糖、尿糖等病情随时调整饮食。
- 控制单糖的摄入 严格控制易被体内吸收的单糖，如蔗糖、砂糖、果糖、葡萄糖、冰糖等。选择纤维含量较高的主食，如糙米或五谷饭，有利于控制血糖。
- 保证蛋白质的摄取 患病孕妇的蛋白质摄入量应该较正常孕妇增多，其中动物蛋白质占1/3。每天最好喝2杯牛奶，以获得足够钙质。

008 孕妇应如何防治口腔和牙齿疾病？

孕妇在怀孕后由于雌激素、黄体酮，绒毛膜促性患激素等的水平显著提高，很容易引发牙龈出血、水肿并因这些激素的刺激而使口腔变为酸性，加之孕妇进食次数的增多，以及孕妇的健康也有减弱，因此，孕妇应比平时更为注意护理牙齿。

❶保持口腔清洁，每天早、晚各刷一次牙，吃东西后要用清水漱口，避免食物的残屑在牙龈和牙齿间。

❷多吃一些富含维生素C的蔬菜和水果，以减少毛细血管的渗透性。少吃坚硬和刺激性食物，如辣椒、酒等。

❸孕妇应在妊娠早期和晚期进行2次口腔常规检查，及早防治牙病和牙周病。

❹平时做牙齿保健，即孕妇经常叩动上下牙齿，可增加口腔唾液的分泌，其中的一些物质具有杀菌和洁齿的作用。

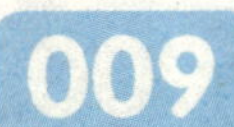

009 孕妇为何易发生唇、舌、口角炎?

妊娠妇女常有嘴唇黏膜水肿、皲裂、口角开裂和出血结痂以及舌裂两侧疼痛与烧灼感。造成这种症状的原因之一是孕妇缺乏维生素B_2。在妊娠过程中，孕妇新陈代谢增高，加之胎儿体内的新陈代谢逐渐增加，孕妇维生素B_2需要量增加。我国营养学会推荐妊娠妇女每日需维生素$B_2$1.2毫克，而妊娠孕妇则应供给1.8毫克。我国正常妇女维生素B_2摄入量每日0.7毫克。因此，妊娠期维生素B_2易发生缺乏。

富含维生素B_2的食物有牛奶、肝脏、蛋、鱼类、黄豆、干香菇、绿叶蔬菜等。

010 如何治疗霉菌性阴道炎?

❶先用苏打水冲洗外阴和阴道口内的大块分泌物，然后把“达克宁”或“制霉菌素”栓剂放入阴道内，位置大约一指深处。用药量及疗程应听医生指导。

❷将穿过的内裤和用过的浴巾，浴盆每次用完后都应煮沸消毒5～10分钟，以杀死白色念珠菌。

❸久治不愈的霉菌性阴道炎，应查尿糖，以排除糖尿病。

❹真菌检查阴性后，再用药巩固3个疗程以免复发。

❺要坚持夫妻同时治疗，以免丈夫再传染给妻子。

011 什么是妊娠仰卧综合症?怎样预防?

孕妇妊娠8个月后，腹部增大，有的孕妇喜欢仰卧，若睡眠时仰卧的时间长久，则会出现头晕、心慌、发冷、出汗、血压下降等症状，甚至神志不清和呼吸困难，这就是仰卧综合征。

1 危害很大

孕后期，日渐增大的子宫在孕妇仰卧时会压向脊柱，使得脊柱两旁大静脉和大动脉也受压，从而使大静脉中的血液不能顺畅地流回心脏，造成回心血量减少，从而导致心脏向全身输出的血量减少，出现一系列血压下降的症状。这不仅影响孕妇健康，对胎儿也同样有危害。由于心输血量的不足及大动脉的受压，都会减少对子宫的供血。胎盘的血液供应因而也减少，导致胎儿缺氧，很快出现胎心或快或慢或不规则，严重时会导致胎儿窒息和死亡。

2 怎样预防

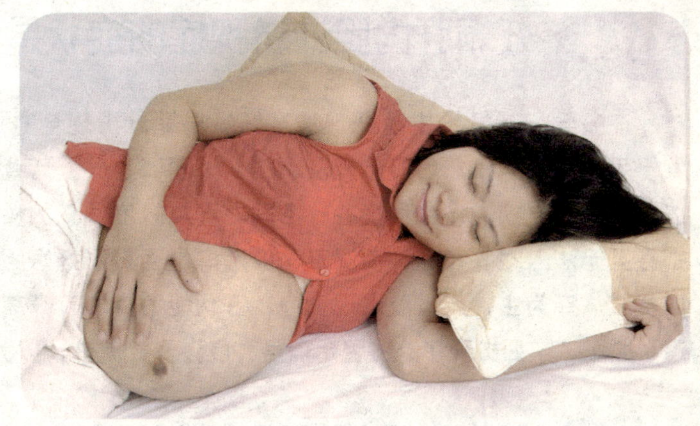

孕妇不管是夜晚睡眠，还是白天躺卧，最好采取左侧卧位。若由于仰卧发生不适时，孕妇应迅速改为左侧位或半卧位，这样症状会得到缓解。

012 孕妇皮肤粗糙和皮肤患炎症怎么办?

孕妇的皮肤易发生干燥，变得干巴巴的，皮肤的弹力、光泽消失，有时还会出现皱纹，显得苍老许多。这与妊娠激素的变化有关。此种情况孕妇要注意在手沾水之后，要立即把手擦干净，涂上润肤膏按摩一会，在直接用手工作时，最好戴上橡皮手套，以免手直接接触中性洗涤剂。

孕妇皮肤易患炎症，因为在妊娠中，从皮肤分泌出的分泌物增多，因激素的关系皮肤变得过敏，易患炎症，这就要求孕妇要保持皮肤清洁，要摄入足够的营养，保证足够的睡眠，保持大便通畅，这对防止皮肤发炎有利，洗手不要选用刺激性强的肥皂、化妆品，而要选性质温和的用。

013 为什么不可忽视妇科炎症?

在临床产前检查时发现，孕妇妇科炎症的感染率占到30%左右。感染不仅对孕妇本身有一定影响，对其下一代也有影响，感染还会造成胎儿早产、流产，影响新生儿健康。

女性在孕期由于身体激素变化，导致阴道自洁能力下降，阴道PH值改变。孕妇阴道感染最常见的是霉菌性阴道炎及细菌性阴道疾病，因此，孕妇需注重自我防御，比如：用清水清洗外阴；尽量不要穿不透气的内裤；不建议使用护理液，因为使用护理液反而改变阴道内PH值，引起感染。

温馨提示

孕期女性要重视妇科炎症感染问题，特别是感染后滥用药物，会导致孩子智力发育低下、身体畸形等。

014 妊娠肝内胆汁淤积症的症状是什么?

许多孕妇在妊娠中晚期，甚至妊娠早期就出现全身广泛性瘙痒，最典型是首发于手掌和脚掌，然后逐步延及小腿，大腿，上肢，后背，前胸及腹部，除了抓痕以外还伴有皮损，瘙痒程度各有不同，可从轻度偶然的瘙痒到严重的全身瘙痒，个别甚至无法入眠。在这种情况下，应考虑是否得了妊娠胆汁淤积症。它的临床表现以皮肤瘙痒为主，严重时出现黄疸，肝功能检查GPT升高，少数患者感到乏力、腹泻、腹胀。孕妇出现了这些警示信号，应该及时就诊，以免病情继续发展。

015 怎样治疗妊娠肝内胆汁淤积症?

许多孕妇患了妊娠肝内胆汁淤积症，因临床症状比较轻，所以思想上不重视，虽然皮肤瘙痒，黄疸这些表现在分娩之后都会自然消失，肝功能也恢复正常，但该病对胎儿有很大影响，可引起胎儿窒息、早产、死胎、孕妇产后大出血。

据报道，在未发现此病以前，有很多不明原因早产、死胎，其实是因该病引起的，所以孕妇千万不能把它当做“胎气”，疏忽大意，一定要及时去医院诊治。

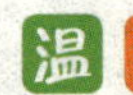

温馨提示

孕妇一旦患了妊娠肝内胆汁淤积症必须严密观察胎儿情况，勤数胎动，由家属听胎心，发现异常情况及时与医生联系，遵医嘱服用中西药，以确保宝宝安全度过难关。

2.孕期用药须知

016 药物对胎儿的危害因素有哪些?

药物往往对胎儿产生毒性反应，尤其是妊娠早期，可能造成胚胎受损而流产或致胎儿畸形。为了确保优生，又能正确放心地用药，孕妈妈有必要了解药物对胎儿产生不良影响的情况。

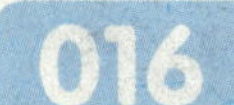

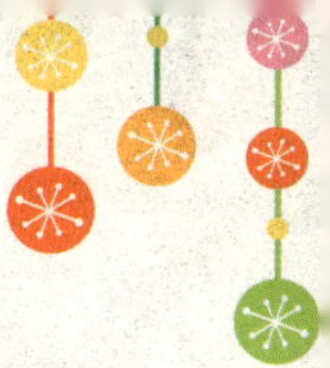

1 药物因素

有些药物本身对胎儿就有危害，其剂量的大小、药效时间的长短，以及服药方法均与致畸有一定的关系。一般服药时间短、剂量小，其毒性自然轻些，而口服药又比静脉注射药毒性小些。有些药物本身无毒性，但长期大量服用也会使人产生毒性反应，如维生素A在服正常剂量时对胎儿是有利的，但过量服用也可有不良反应。

2 孕妇自身因素

妊娠后，母体内酶系统有一定改变，因而影响某些药物的代谢，使之不易解毒和消除，结果药物在体内作用的时间延长，可能产生蓄积性中毒。此外，由于孕妇本身的生理或病理变化均可影响药物从肾脏排出，也会增加药物毒性。也就是说，同样药物在不同孕妇身上的反应可能不同。

3 胎儿自身因素

胎儿各器官功能均不成熟，分解药物的酶系统活性也不如成年人完善，因此胎儿对药物的解毒功能与成年人明显不同。对孕妇安全的药物，对胎儿仍可产生不良影响。

药物对胎儿产生不良影响又与胎儿的发育程度有关，即在胎儿发育不同时期其药物作用不同。胚胎受损最敏感的时期是器官处于高度分化、发育、形成阶段，约在妊娠2～9周。胎儿致畸的类别与胎儿接触药物时器官的发育阶段有着明显的关系，如神经系统在妊娠15～25天，心脏在20～40天，四肢在24～46天最敏感。由于许多器官是在同一时期发育的，有害药物可导致多个器官的畸形。

温馨提示

妊娠3个月时，胎儿除生殖器官及中枢神经系统需进一步发育外，多数器官均已形成，此后胎儿与成人对药物的反应基本上相同，当然，也不是可以随意服用药物，还必须在医生的指导下进行。

017 孕期用药有哪些原则？

孕期用药是件大事。对于孕妈妈及其家属，了解孕期用药原则是非常必要的。只要掌握以下10项原则，面对多变的情况也不会出差错。

1 让医生知情

有受孕可能的妇女用药时，需注意月经是否过期;孕妇看病就诊时，应告诉医生自己已怀孕和妊娠时间，而任何一位医生在对育龄妇女问病时都应询问末次月经及受孕情况。

2 用药目的明确

用药有明确的指征和适应证，既不能病情不明滥用，也不能有病不用。有病不用，疾病同样会影响胎儿。

3 保守原则

能少用的药物决不多用，可用可不用的尽量不用。尤其是在妊娠的头3个月，能不用就不用，能暂时停用就暂停使用。

4 选优原则

当两种以上的药物有相同或相似的疗效时，就考虑选用对胎儿危害较小的药物。

5 避免未知风险

能单独用药就避免联合用药，能用结论比较肯定的药物就不用比较新的药。试验性用药，包括妊娠试验用药，就更要谨慎。

6 权衡已知风险

已肯定的致畸药物应禁止使用。但如果孕妇病情危重，则慎重权衡利弊和风险后，方可考虑使用。

7 时间及剂量控制

用药必须注意孕周，严格掌握剂量、持续时间。尽量缩短用药疗程，病情控制后及时停药。

8 切忌自选自用

切忌自选自用药物，或听信偏方、秘方，以防发生意外。自己用药一定在医生的指导下使用已证明对胚胎与胎儿无害的药物。

9 遵循用药说明

服用药物，注意包装上的“孕妇慎用、忌用、禁用”字样。

10 终止妊娠

孕妇误服致畸或可能致畸的药物后，应找医师根据自已的妊娠时间、用药量及用药时间长短，结合自己的年龄及胎次等问题综合考虑是否要终止妊娠。

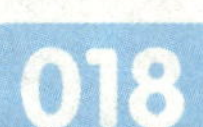

018 孕妇用药应注意哪些细节？

●一种药可以解决病痛的则不必用几种药；口服有效的尽量少打针。

●孕妇患病非用药物治疗不可时，一定要去医院经医师详细检查和明确诊断后，切实按照医嘱用药，千万不可自己随意滥用药物。

●孕妇即使是按照医嘱用药，但仍出现药物不良反映时，为了慎重起见，应立即停药并及时去医院再作检查与治疗，必要时应在医师指导下改用其它药物。

●对怀孕前曾引起过敏或其它严重不良反应的药物，特别是注明“孕妇慎用”或“孕妇禁用”的药物，包括中草药和中成药在内，均应慎用或禁用。

●患有慢性病需要长期服药的孕妇，妊娠后应根据病情适当减少药物用量，或选用对胎儿影响较小的药物。

●药品疗效有争议的坚决不用。

●多选用中草药，少用化学合成药。

●不轻信药品广告，不要片面理解药物说明书，要听从医务人员的指导。

019 药物致畸的敏感期是如何划分的？

药物致畸的敏感期是根据不同时间用药的后果不同而区分的。

●**孕3周以前：安全期** 此时受精卵尚未种植在子宫内膜，一般不会受到药物影响。在孕前或孕3周内服用过药物，一般对胎儿不会有太大影响。

●**孕3周～孕8周内：高敏期** 此时胚胎对于药物的影响最为敏感。此时期不必用的药坚决不用，如必须用药，一定要在医生指导下谨慎安全用药。

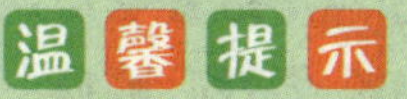

温馨提示

需要提醒的是，准妈妈于分娩前两周内的用药，可能会影响生产中的宝宝，同样不容忽视。用药时要特别慎重。

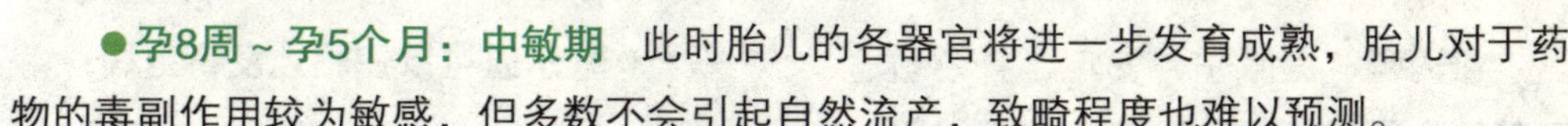

●**孕8周～孕5个月：中敏期** 此时胎儿的各器官将进一步发育成熟，胎儿对于药物的毒副作用较为敏感，但多数不会引起自然流产，致畸程度也难以预测。

●**妊娠5个月以后：低敏期** 致畸机会减少，但可能造成功能异常。

020 孕妇忌用的西药有哪些？

用药不当贻害无穷，务必谨慎。为此，现将忌用西药及其危害进行分类盘点，以警示孕妈妈及其家属关注用药。特别提醒，这里只是有限列举，未能穷尽。

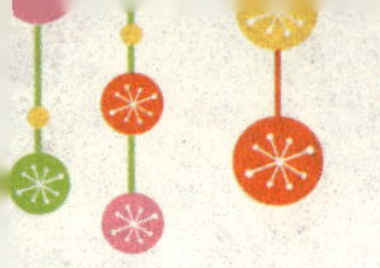

抗癌药物

甲氨碟呤、6巯基嘌呤、氟脲嘧啶、阿糖胞嘧啶、百消安、环磷酰胺等，这些药物在妊娠早期应用，可使胎儿发生无脑、脑积水、脑脊膜膨出、兔唇、腭裂、四肢发育异常等畸形。如果几种抗癌药物合用，致畸作用更强。即使胎儿幸存，出生后往往智力低下。

激素类药

可的松、强的松、睾丸酮、安宫黄体酮、孕酮、雌激素、己烯雌酚等，可以引起早产、死产、无脑畸形、女胎男性化、女性假阴阳人、男胎女性化、脑积水、内脏畸形、脑脊膜膨出等危害。

降血糖药

甲磺丁脲、氯磺丙脲、优降糖，在妊娠期应用可发生流产、死胎、多发畸形（如先天性心脏病、骨骼畸形、兔唇、腭裂等）。

维生素类药

维生素A和维生素D、K，有可能使胎儿发生骨骼畸形、并指、腭裂、眼畸形、脑畸形及智力低下。

镇静安定药

氯丙嗪、利眠宁、安定、扑尔敏、安其敏、乘晕宁、敏可静、苯那君等，在妊娠期使用，有可能使胎儿发生视网膜病、肢体畸形、兔唇、腭裂、血胆红素多、脑损伤、肝中毒、呼吸抑制等。

口服避孕药

可能导致肢体缺陷、先天性心脏病。

抗生素类药物

四环素、土霉素、金霉素、强力霉素等，可使胎儿发生畸形，先天性白内障、脑假性肿瘤、骨发育不良、牙齿黄染、急性脂肪肝等；氯霉素在妊娠晚期应用可能使胎儿发生血小板减少及肝损伤等；链霉素、卡那霉素等可使胎儿发生先天性耳聋和前庭损伤；磺胺类药物在妊娠后期应用，胎儿可发生核黄疸等。

退热止痛药

感冒、头痛、发热而服用的阿司匹林及APC、复方扑尔敏等都含有阿司匹林成分，如在怀孕早期服用，可能导致胎儿骨骼畸形或新血管、神经系统及肾脏先天性缺陷，如在妊娠晚期或临床产前服用，可使预产期延长、分娩期出血、宫缩无力及死胎、死产率增加。

其他

- 利血平可引起胎儿呼吸困难、嗜睡、脉缓；
- 眠尔通可以使胎儿发育迟缓；

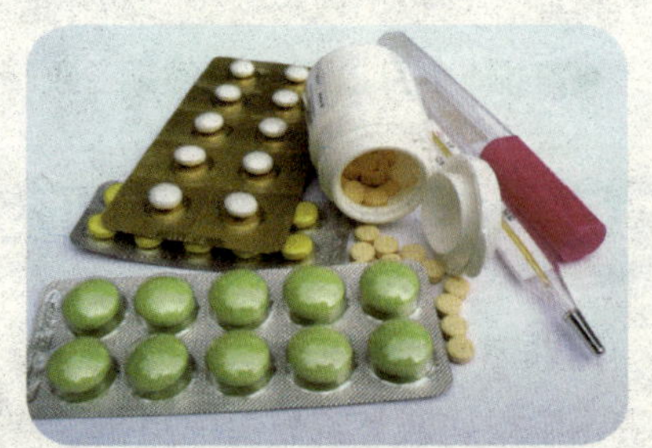

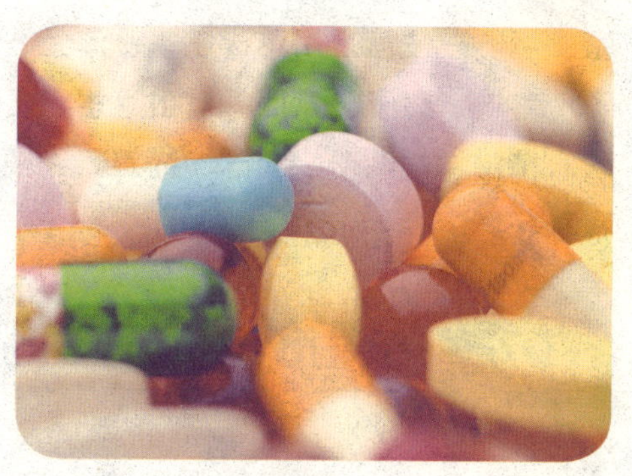
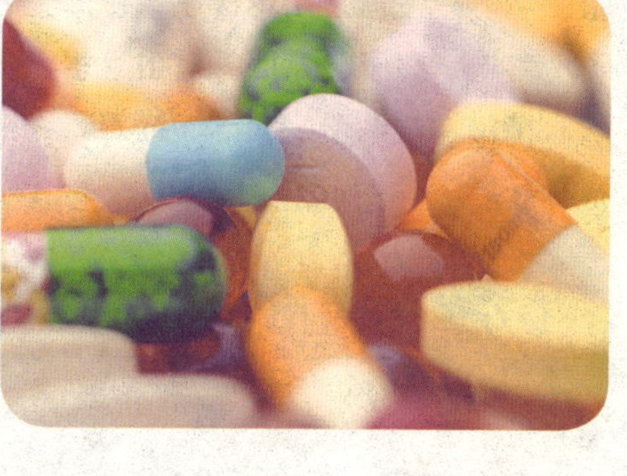

●苯海拉明和非那根可抑制胎儿呼吸；

●苯丙胺可引起胎儿心血管畸形、脑积水及四肢畸形等；

●维生素K孕晚期服用会造成婴儿黄疸；

●红霉素、氯霉素，在妊娠后期服用，能损害肝脏、抑制新生儿造血功能，出现“灰婴综合征”；

●长效磺胺可致胎儿溶血性贫血及严重黄疸；

●双氢氯噻嗪，可使新生儿血小板减少、颅内出血、震颤；

●六甲溴铵，可造成新生儿麻痹性肠梗阻、骨骼抑制性血液病；

●吗啡、杜冷丁可造成心动过速、惊厥、新生儿紫绀、呼吸抑制；

●乙醚、氯仿、氟烷可使新生儿呈麻醉和抑制状态，也可导致死亡；

●阿托品、后马托品、东莨菪碱、颠茄制剂，可造成心动过速、循环衰竭、产程延长、新生儿呼吸抑制。

021 要当心的中草药有哪些？

我国古代医学家李时珍早在《本草纲目》中就明确列出“妊娠禁忌”中药有87种，以后又增加了一些妊娠禁忌药物。现将妊娠慎用和禁用的常见药物例举如下：

❶辛散大热药物：如生麻黄、细辛、肉桂、干姜、胡椒等。

❷破淤药物：如桃仁、红花、益母草、三棱、莪术、水蛭、虻虫、穿山甲、乳香、没药、土鳖虫、干漆、苏木、刘寄奴、茜根等。

❸滑利攻下药物：如大黄、芒硝、巴豆、滑石、木通、牵牛子、冬葵子、芫花、商陆、大戟、甘遂、牛膝、皂角等。

❹芳香走窜药物：如丁香、降香、麝香等。

❺催吐药物：如常山、藜芦等。

❻有毒药物：如马钱子、附子、草乌、川乌、南星、半夏、蜈蚣、两面针、雄黄等。

❼其它药物：如鸦胆子、九里香、漏芦、瓜蒂、胆矾、赤芍、朱砂、全蝎、枳实、五灵

温馨提示

有些孕妇生病后喜欢服用中药进行治疗，认为中药比西药安全，副作用小，对胎儿无不良影响。这种认识是错误的，不符合实际。

脂、雪上一枝蒿、川芎、血竭、泽兰、毛冬草、吴茱萸、砂仁、豆蔻、厚朴、金铃子、黄连、栀子、龙胆草、山豆根、苦参、槐花、延胡索、洋金花、王不留行、硫磺、樟脑、玄明粉、蟾酥、红娘云、阿魏、猪牙皂、路路通、八月木、天仙子、马鞭草等。

022 禁用的中成药有哪些?

清热类

具有清热解毒、泻火、祛湿等功效的中成药。如六神丸在孕早期服用可能引发胎儿畸形，孕后期服用易致儿童智力低下等后果。而含有牛黄等成分的中成药，因其攻下、泻下之力较强易致孕妇流产，如牛黄解毒丸、片仔癀、犀黄丸、败毒膏、消炎解毒丸等。

祛风湿痹症类

以祛风、散寒、除湿止痛为主要功效的中成药。如虎骨木瓜丸，其中活血之牛膝有损胎儿。类似的中成药，还有大活络丸、天麻丸、华佗再造丸、伤湿祛痛膏等。而抗栓再造丸则因大黄攻下、水蛭破血，故孕妇禁用。

消导类

有消食、导滞、化积作用的成药。如槟榔四消丸、九制大黄丸、香砂养胃丸、大山楂丸等，都具有活血行气、攻下之效，故易致流产。

泻下类

有通导大便、排除肠胃积滞，或攻逐水饮、润肠通便等作用的成药。如十枣丸、舟车丸、麻仁丸、润肠丸等。因攻下力强，有损胎气。

理气类

具有疏畅气机、降气行气之功效的成药。如木香顺气丸、十香止痛丸、气滞胃痛冲剂等，因其多下气破气、行气解郁力强而被列为孕妇的禁忌药。

活血类

即有活血祛瘀、理气通络、止血功能的成药。如七厘散、小金丹、虎杖片、云南白药、脑血栓片、三七片等，因其祛瘀活血力过强，易致流产。

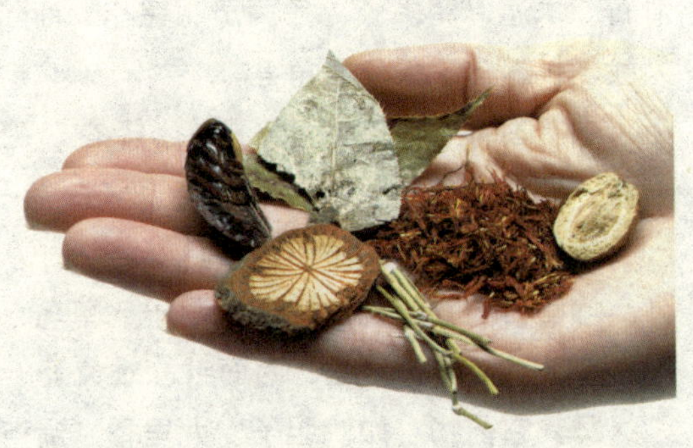

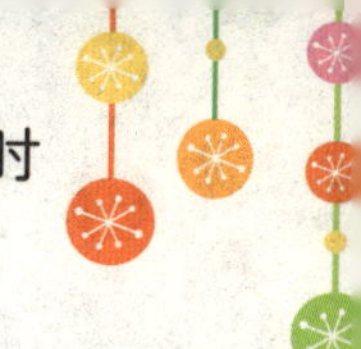

开窍类

具有开窍醒脑功效的成药。如冠心合丸、苏冰滴丸、安宫牛黄丸等因为内含麝香，辛香走窜，易损伤胎儿之气，孕妇用之恐致堕胎。

驱虫类

具有驱虫、消炎、止痛功能，能够驱除肠道寄生虫的中成药，为攻伐有毒之品，易致流产、畸形等，如囊虫丸、驱虫片、化虫丸等。

祛湿类

凡治疗水肿、泄泻、痰饮、黄疸、淋虫、湿滞等中成药，如利胆排石片、胆石通、结石通等，皆具有化湿利水、通淋泄浊之功效，故孕妇不宜服用。

疮疡剂

以解毒消肿、排脓、生肌为主要功能的成药。如祛腐生肌散、疮疡膏、败毒膏等含大黄、红花、当归为活血通经之品，而百灵膏、消膏、百降丹因含有毒成份对孕妇不利。

023 妊娠期可选用的抗生素有哪些？

青霉素杀菌的原理是阻碍细胞细菌细胞壁合成，对人体危害小，不会导致胎儿畸形，如青霉素V钾片、羟氨苄青霉素等。头孢菌素类如头孢三嗪、头孢哌酮等化学结构、理化特性等与青霉素类极为相似，不仅对胎儿影响小，而且抗菌谱广，过敏反应发生率低，对肾脏基本无毒性。大环内酯类如罗红霉素、阿奇霉素、克拉霉素等，对胎儿影响小，亦可选用。

024 妊娠期间不宜用的抗生素有哪些？

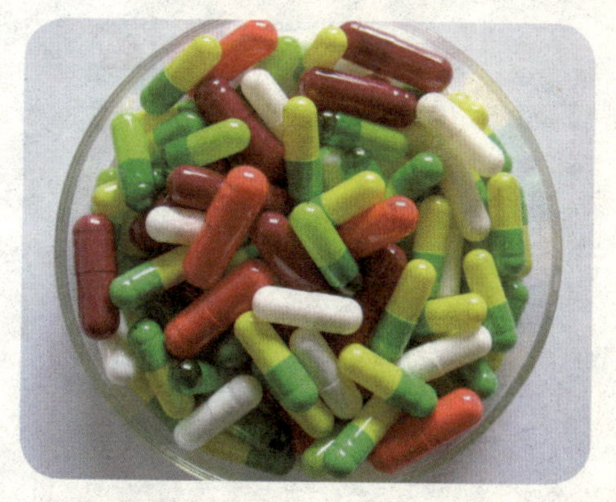

磺胺类可通过胎盘，渗入血脑屏障，致使胎儿脑损伤或新生儿黄疸，故孕中、晚期禁用。孕期使用四环素类可致胎儿四肢发育不良、畸形，牙槽发育不良等，故整个孕期禁用四环素类抗生素。氯霉素可通过胎盘在胎儿体内蓄积，新生儿出生后可发生呕吐、厌食、腹胀及“灰婴综合征”等。抗结核药利福平也有致畸作用，妊娠早期禁用。

025 妊娠期慎用的抗生素有哪些？

氨基糖甙类耳肾毒性发生率为5%～10%，抗结核药异烟肼易透过胎盘，均应慎用。氟哌酸、环丙沙星等对神经系统有一定影响，灭滴灵有致突变作用，必要时以局部应用为妥。孕期、哺乳期禁用。

026 妊娠期慎重使用哪些外用药？

1 杀癣净

其成分是克霉唑，多用于皮肤黏膜真菌感染，如体癣、股癣、手足癣等，动物实验发现它不仅有致胚胎毒性作用，哺乳期妇女外用，其药物成分还可以分布入乳汁，虽然临床上未见明显不良反应和畸变报道，但为了健康生育，此药应该慎用。

2 达克宁霜

含硝酸咪康唑。一般均有局部刺激，如果皮肤局部较为敏感，易发生接触性皮炎，或者因局部刺激发生灼感、红斑、脱皮起疱等。用药时如出现上述反应，应及时停用，以免皮损加重或发生感染。

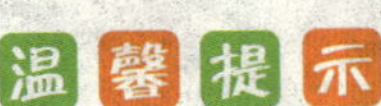

温馨提示

在孕期、哺乳期的妇女无论是使用口服药物，还是外用药物都应该在医师的指导下进行，才能保证用药安全有效。

3 百多邦软膏（莫匹罗星）

是一种抗生素外用软膏，在皮肤感染方面应用较广泛。但有不少专家认为，妊娠期最好不要使用该药，因为此膏中的聚乙二醇会被全身吸收且蓄积，可能引起一系列不良反应。

4 阿昔洛韦软膏

属抗病毒外用药。抗病毒药物一般是抑制病毒核糖核酸的复制，但同时对人体细胞的核糖核酸聚合酶也有抑制作用，从而影响人体核糖核酸的复制。所以，妊娠期在使用各种抗病毒外用药时应慎重。

5 皮质醇类药

应用于皮肤病较多。这类药具有抗炎、抗过敏作用，如治荨麻疹、湿疹、药疹、接触性皮炎等。但是，妊娠期妇女大面积使用或长时期外用时，可造成婴儿肾上腺皮质功能减退，并能通过皮肤吸收，小剂量分布到乳汁中。

此外，这类药物还可造成妇女闭经、月经紊乱，所以，欲生育的妇女最好不用。

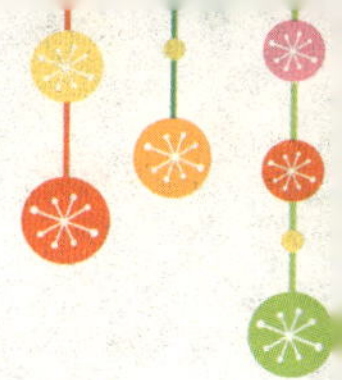

027 孕早期呕吐可以用止吐药吗？

呕吐，是很多孕妇都会经历的，早孕期的呕吐可能会发生在一天中的每一个时刻。

导致孕妇呕吐主要有以下因素：绒毛膜促性腺激素的升高；黄体酮增加引起胃肠蠕动减少；胃酸分泌减少引起的消化不良等。轻的对母子健康影响不大，不治也可自愈；重的吃什么吐什么，甚至滴水不进，呕出胆汁，孕妇尿少、皮肤干皱，有脱水现象，消瘦，营养不良，有时头晕眼花、眩晕，甚至晕倒等严重症状，影响母子健康。

温馨提示

妊娠呕吐与精神过度紧张有关系。准爸爸应对准妈妈进行安慰、鼓励，使之好好卧床休息，吃可口的饮食。但宜少吃多餐，而不宜服止吐药。

028 为何不可滥用保胎药？

保胎药的主要成分是孕激素，孕激素对妊娠起着重要的作用，如果孕期孕激素不足，会造成流产和其他不良后果。

保胎药并非多多益善，更不是人人都需要用保胎药。一般情况下孕期孕激素的量是足够的，不必补充，若出现异常情况，必须先经医师检查诊断，需用孕激素保胎时，应在医师的指导下使用。倘若自行滥用，不仅无益反而有害。

029 感冒发热用药有哪些注意事项？

怀孕期内应尽量少用或不用解热镇痛类药品，如病情需要非用不可，也应在医生指导下短时使用。

1 抗感冒药

大多是复合制剂，含有多种成分，常见的有速效伤风胶囊、感冒通、康泰克、白加黑、康必得、克感康、快克等等，这些药大都含组胺药，孕期不宜服用，特别是孕4周前。感冒药主要是对症药物，治标不治本，且对孕妇来说不是安全药品，所以专家建议孕妇最好不用抗感冒药。

2 抗病毒药

均对胎儿有不良影响，孕妇不宜使用，若必须使用，则应有医生指导。

3 退热药

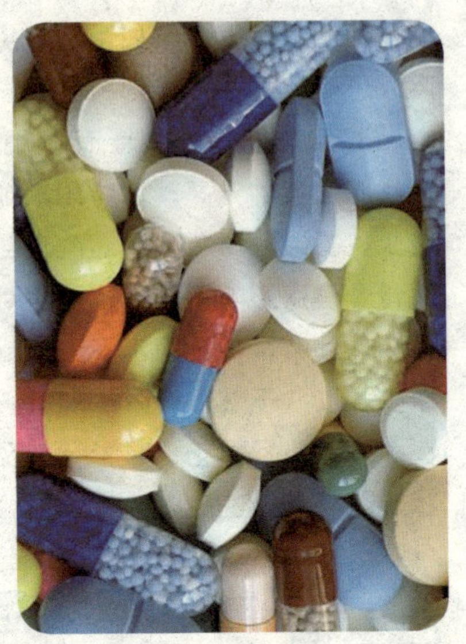

感冒伴有高热，多预示病情较重，应及时看医生。消炎痛是孕妇禁忌退热药，阿斯匹林在孕32周后也不宜使用。

4 抗菌素

孕妇感冒如无明确的细菌感染证据，如扁桃体炎、血压高、咳黄痰、流浓涕等，可不用抗菌素。因为抗菌素可通过胎盘作用于胎儿体内，有20%~40%的可能性对胎儿构成危害，要在医生指导下，选择安全的抗菌素。

5 祛痰、止咳药

一般比较安全，但含碘制剂的止咳药，孕妇不宜使用。

030 服用利尿剂为什么要慎重?

利尿剂不可随意服用，否则是很危险的。

妇女怀孕后，随着月份的增加，下肢等处可出现不同程度的水肿。对于孕期水肿，一般不需处理，除非是严重水肿，要到医院就诊。有些孕妇为了减轻水肿，便自己使用利尿剂来消肿，这是很危险的。利尿剂特别是噻嗪类药物，不但可导致低钠血症、低钾血症，还可以引起胎儿心律失常、新生儿黄疸、血小板减少症、出血性胰腺炎等。

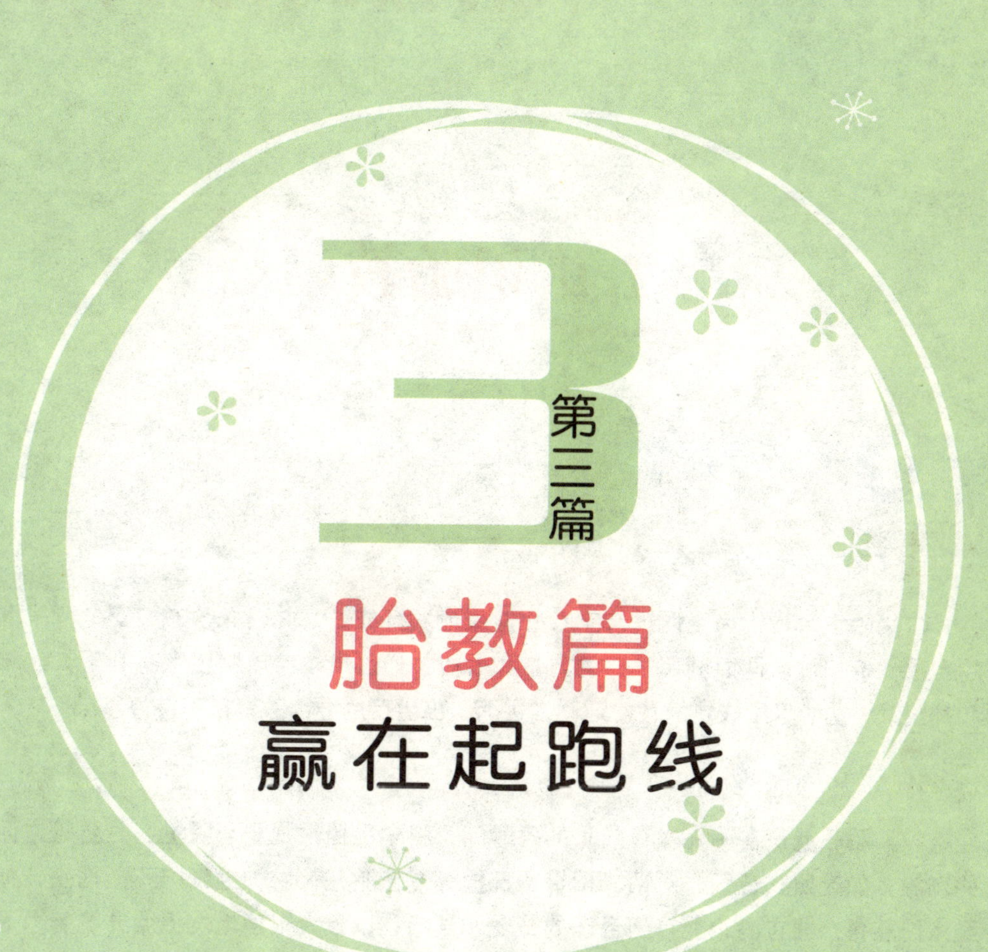
3
第三篇
胎教篇
赢在起跑线

一、胎教的意义

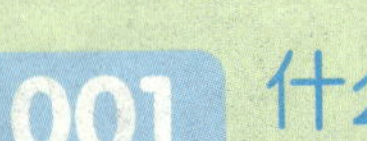

1.认识胎教

001 什么是胎教？

1 广义的胎教

广义胎教，是指为了促进宝宝身心健康地发育成长，并确保孕产妇安全所采取的各项保健措施。同时利用一定的方法和手段，通过母体给予胎宝宝有利于其大脑和神经系统功能尽早成熟的有益活动，进而为出生后的继续教育打下良好基础。

2 狭义的胎教

狭义胎教就是在胎儿发育成长的各时间，科学地提供视觉、听觉、触觉等方面的刺激，如光照、音乐、对话、拍打、抚摸等，使胎儿大脑神经细胞不断增殖，神经系统和各个器官的功能得到合理的开发和训练，以最大限度地发掘胎儿的智力潜能，达到提高人类素质的目的。

002 胎教的基础是什么？

母体和胎儿之间，不仅仅是血脉相通的关系，还具备心灵、情感相通的联系。

母体和胎儿能够分别通过不同的途径，彼此之间传递生理、行为和情感信息，这也正是进行胎教的先决条件，即胎教的基础。

那么，母体和胎儿之间是如何沟通的呢？一方面，胎儿在母体中的存在，促进母体分泌维持妊娠所需的激素，使母体产生孕育胎儿必需的生理变化，如子宫变大、变软，乳腺增生、乳房增大，基础代谢加快、激素活动增加，全身各器官的生理机能增强等。来自胎盘分泌的一系列激素不断输送给母体，刺激母体相应反应，维持妊娠的进行。总之，自从胚胎在母体子宫中着床“安营扎寨”后，就会积极地发挥分泌物质功能，协助和促使母亲来维持自己的小生命——别看小东西小得微不足道，却已经能够对自己的生存施加一定影响。

另一方面，母体也在积极地向胎儿传递各种生理信息。母亲如果情绪不安，分泌出来的激素会使血液中的化学成分发生变化，通过胎盘会对胎儿的生长发育产生影响。如果母亲有嗜烟、酗酒、滥用药物、暴饮暴食甚至遭受外界伤害等情况，会使胎儿生长环境发生有害变化，使胎儿产生“恐惧”，表现出胎动异常、胎心动过速等。

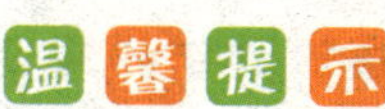

事实已经证明，但凡生活幸福美满的母亲，所生的孩子大多都聪明伶俐，性格开朗，而孕期遭受不幸的母亲所生的孩子，容易出现反应迟钝，发生自卑、怯懦等心理和人格缺陷。

003 科学胎教的内容有哪些？

胎教是一门融有关医学、教育学知识为一体的对胎儿进行教育的综合性实用科学。就医学而论，它涉及生理学、医学、心理学、药理学、性学、生殖学、遗传学、营养学、妇产科学等学科；就教育而论，它则包括语言、音乐、体育、美学、教育心理学等学科。胎教的全过程是一项系统工程，包括优婚、优孕、优育、优生、优教等。这里重点说说受孕之后的有关内容。

合理营养

孕妇应合理安排好生话和饮食，选择的食物应是多种多样的，营养要平衡、全面，千万不要偏食、挑食或忌口。

稳定情绪

在妊娠期，母体的情绪稳定是胎儿健康的基础和开发智力的基本保证。孕妇情绪的变化会引起体内生理的变化，如惊恐、暴怒会引起肾上腺素分泌增加，使血管收缩，子宫供血减少，对胎儿发育不利，因此，在安排好生活和饮食，保证供给足够的营养物质的同时，还要尽量保持情绪稳定，避免大的波动。

欣赏音乐

在妊振早期，孕妇可以通过欣赏音乐的方式调节心情，愉悦情绪，给胎儿舒适的内环境，从妊娠6个月起，孕妇可以让胎儿自己听音乐，以锻炼胎儿的听觉能力和对胎儿进行音乐熏陶。

语言训练

父母通过动作和声音与腹中的胎儿对话，用文明礼貌、富有哲理的语言有目的地和胎儿讲话，给胎儿大脑新皮质输入语言印记，能促进胎儿出生后的语言及智力方面的良好发育。

抚触按摩

由于胎儿肢体的运动功能和大脑的思维活动相互促进，由此可通过按摩孕妇腹壁来训练和激发胎儿运动的积性。

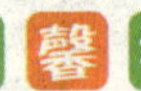
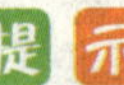

温馨提示

科学胎教的内容还包括孕前夫妻双方的准备，受孕时刻的科学选择以及妊娠期其他教育手段。现代科学认为，胎教可以改变、强化胎儿素质，使出生后的婴儿体格健壮，聪明可爱。

美育熏陶

孕妈妈在工作之余欣赏一些美的绘画、书法、雕塑及戏曲、舞蹈、影视作品，并常到大自然中去欣赏美景，不仅可使自身得到休息、娱乐并伴有清爽、舒适的感觉，还可以使人增长知识，增添青春的活力，胎儿在腹中也会得到灵性的熏陶。

004 什么是直接效果的胎教？

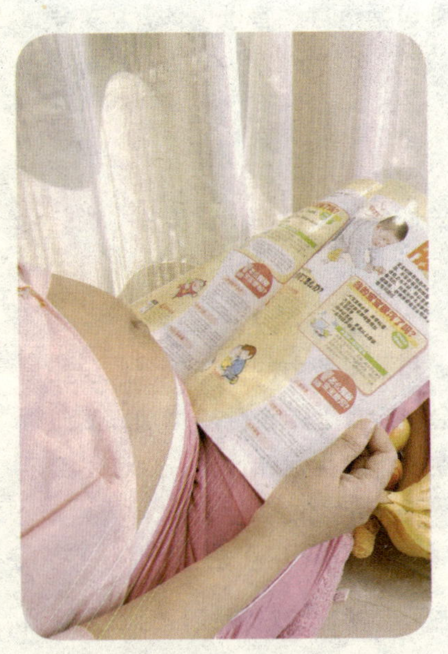

直接效果的胎教即直接针对胎儿的教育，指用音乐、语言等直接刺激胎儿，以促使胎儿身心各方面得到更好的发展，如在胎儿听力发育的关键时期，通过经常给胎儿听优美的音乐，来提高胎儿的音乐反应能力、接受能力和辨别能力，在胎儿有语言感受能力的时候，给他读优美的散文诗歌等情调性美文，来提高胎儿的语言感受能力。直接效果胎教的要点是增加对胎儿的智力、情感方面的良性刺激。

目前中外有不少专家在进行直接效果胎教的研究。它主要包括音乐胎教、光照胎教、抚摸胎教、语言胎教、夫妻共同做的胎教等方法，目的是给胎儿提供积极的刺激，尽可能消除消极刺激。

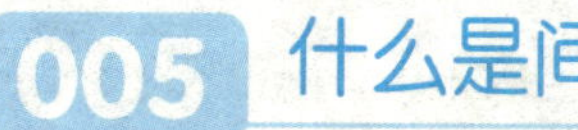

005 什么是间接效果的胎教？

间接效果的胎教，也就是从广义上理解的“胎教”一词的意义，指的是关注给胎儿提供更好的内部和外部环境。胎儿成长必须有好的内部和外部环境，既然胎儿是在母亲腹腔中成长的，他与母亲的肌体健康、心理状况、感情，以及生活方式、生活环境就会有必然的联系，所以胎教就有了广义上的内容，也就是环境胎教、情绪胎教、智力胎教、品格胎教，以及源自中国古代的气血胎教，所有这些胎教方法关注点不是教育胎儿本身，而是教育与胎儿有着千丝万缕联系的母亲，包括母亲自身的调理和修养，通过这一点，来影响胎儿的身体、感情、智力和性格。

006 什么是斯瑟蒂克胎教法？

美国的斯瑟蒂克夫妇用“子宫对话”的方法，先后培养出4个天才的儿女，四个孩子的智商均在160以上，究其原因，他们把这样的成果归功于他们从受孕就开始认真进行的胎教。根据这对夫妇的名字此胎教法被称为斯瑟蒂克胎教法。斯瑟蒂克胎教法的中心思想是，只要以父母对孩子的爱为基础制订完全的怀孕计划，并积极地将其付诸实践，无论是谁都可以生下聪明伶俐的小孩。

斯瑟蒂克在《胎儿都是天才》一书中写道：“胎教成功的秘决就是爱和耐心”。他们总结出了“斯瑟蒂克”胎教法：即“母亲在妊娠中把听到的、看到的想到的事情，通过自己的声音、身体变化、心理状态等传递给胎儿，而接受了这一切的胎儿在出生时就会具有某种素质，这就是‘天才儿童’诞生于寻常百姓家的全部谜底。”

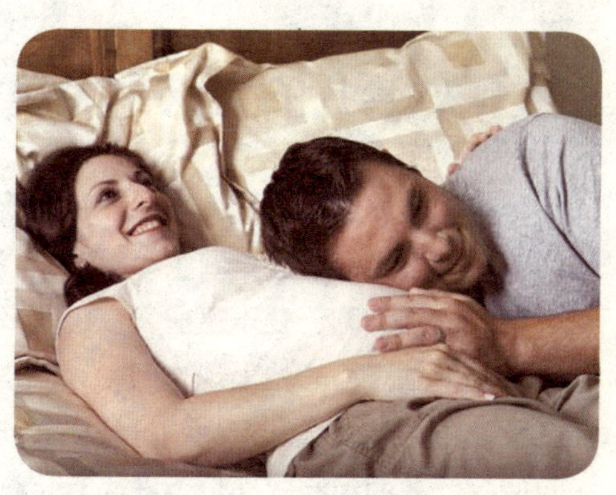

007 斯瑟蒂克胎教法的要点有哪些？

斯瑟蒂克夫妇非常看重宫内教育。他们一直坚信“每一个胎儿都是天才”。他们从得知怀孕的那一天起就坚持对胎儿说话，还利用卡片教授胎儿文字和数字。除此以外他们还保持着听音乐和浏览图书的习惯，并将二人的生活趣事用非常自然的语调说给胎儿听，努力为胎儿创造温馨的环境。

2.胎儿的能力

008 对胎儿的研究是如何进行的？

近20年来，医学发展很快，尤其是超声波诊断技术和电子显像技术的快速更新，使人们可以很直接地、很具体地观察到孕妇子宫内胎儿的成长、活动状况，以及胎儿对外界刺激的反应情况。于是，世界各国有不少专家便开始了更深入、更科学的胎教研究。

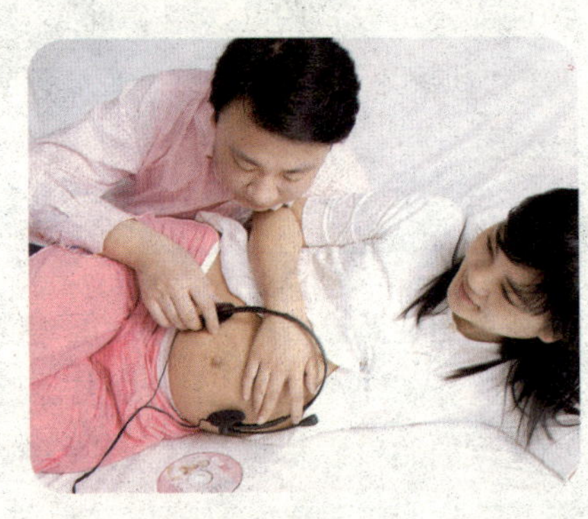

他们通过仪器，仔细观察胎儿每个月的发育状况、胎儿的活动、胎儿对外界各种刺激的反应，将这些情况与孕妇的生活起居情况以及出生后婴幼儿的性格特征和智力水平进行比较分析，努力从中发现有关联的因素，这使胎教研究获得了十分喜人的进展。

009 胎儿的大脑是怎样发育的？

早在受孕后的第20天左右，胚胎中已有大脑原基存在；妊娠第2个月时，大脑里沟回的轮廓已经很明显；到了第3个月，脑发育进入第一个高峰时期；妊娠第4～5个月，胎儿的脑细胞仍处于迅速发育的高峰阶段，并且偶尔出现记忆痕迹；从第6个月起，胎儿大脑表面开始出现沟回，大脑皮层的层次结构也已经基本定型；第7个月的胎儿大脑中主持知觉和运动的神经已经比较发达，开始具有思维和记忆的能力；第8个月时，胎儿的大脑皮层更为发达，大脑表面的主要沟回也已经完全形成。

由此可见，胎儿期脑的发育是十分关键的时期。仅仅从这一点来看，从胎儿期开始的系统科学的胎教就势在必行。

010 胎儿具有学习的能力吗？

人们发现，婴儿从出生第一天起就能辨认出母亲的声音，而且对这种声音表现出极大的兴趣。法国学者曾经对一些婴儿进行过法语和俄语的选择试验，结果发现他们对法语发音反应更为强烈。这就说明了一个问题，这些小生命在胎儿时期就已经具备了学习能力。

人们都说婴儿是一张白纸。其实，早在胎儿时期这张白纸上就已经开始描绘图画了。瞧，深居在母亲子宫内的小生命伸出小脚来探测他的胎盘，玩弄脐带，或者不时地吞咽几口羊水。母亲子宫的血流声，肠道的蠕动声以及心脏的跳动声，对于胎儿来说则是一首美妙动听的曲子，对于外界传入的响声，胎儿也会颇感兴趣认真倾听。久而久之，一旦这种声音传来，胎儿便产生一连串的动作反应。

总而言之，子宫内的小生命具有出色的学习能力，他将利用一切可能的机会抓紧学习。当然，他还是一个小小的“心理学家”，通过母体传递过来的一切信息揣摩着母亲的心绪，学习心理感应。鉴于胎儿这种潜在的学习能力，妊娠期间，尤其是后半期，孕妇应强化与胎儿的交流，通过各种可能的渠道，使胎儿接受有益的刺激，获得良好的胎内教育。

011 母胎之间如何传递行为信息?

行为也是一种语言，是一种肢体语言。由于胎儿尚不具备语言表达的能力，所以发生在母亲与胎儿之间的这种行为信息的传递就显得十分重要。

通过观察发现，每当胎儿感到不适、不安或意识到危险临近时，就会拳打脚踢向母亲报警。据报道，一位妊娠7个月的孕妇突然感到腹中的胎儿猛烈冲撞自己，并且持续时间较长。经医生诊断，结果是前置胎盘。这是一种很可能导致胎盘与子宫分离，引起大出血的妊娠。可胎儿已感到即将降临的危险，于是不得不竭尽全力通知他的母亲。另一方面当孕妇因重体力劳动，大运动量活动，长途跋涉，以及繁重的家务等引起极度疲劳，或者因种种原因造成巨大的烦恼、气愤和不安时，也会自然地传递给胎儿，使胎儿得到母亲行为的暗示，从而影响胎儿的健康和发育，严重时甚至使胎儿感到无法忍受而发生流产、死产等意外。因此，未来的母亲应重视孕期保健，注意分析来自胎儿的行为信息，以保证胎儿健康成长。

012 母胎之间如何传递生理信息?

妈妈与胎儿在十月怀胎期间血肉相连、息息相关，他们之间不仅有着肉体的联系，而且还存在着各种诸如生理信息、行为信息、情感信息的传递和沟通。那么其中的生理信息是如何传递的呢?

胎儿的存在和发育促进妈妈分泌维持妊娠所需要的各种激素，并使母体发生孕育胎儿所必需的生理上的变化，如子宫增大、变软，乳腺增殖、乳房增大，基础代谢加快，激素活动增加，以及全身各器官的生理功能增强等等，胎盘分泌的一系列激素可以维护妊娠的正常进行。总而言之，胎儿在积极地促使身体分泌一些物质，协助妈妈维持自已的生命，就是说，胎儿已经能够对自己的生命产生一定的影响。

母体也在积极地向胎儿传递生理信息。如妈妈情绪不安时，分泌出来的激素使血液中化学成分发生变化，从而通过胎盘对胎儿的生长发育产生影响。当妈妈有嗜烟、酗酒、滥用药物、暴饮暴食以及遭受外伤等情况时，可使胎儿的生长环境发生有害的变化，进而使胎儿产生恐惧心理，表现为胎动异常、心动过速等。

013 母胎之间如何传递情感信息？

有研究表明，早在胎儿时期，母子之间不但有血脉相连的关系，妈妈与胎儿分别通过不同的途径彼此传递情感信息。

妈妈的情感诸如怜爱胎儿、欢迎胎儿、拒绝胎儿，以及恐惧、不安等信息也将通过有关途径传递给胎儿，进而发生潜移默化的影响。比如说，当妈妈在绿树成荫的小路上散步，心情愉快舒畅时，这种信息便很快地传递给胎儿，使他体察妈妈恬静的心情，随之安静下来；而正当妈妈盛怒之时，胎儿则迅速捕捉来自妈妈的情感信息，变得躁动不安。

温馨提示

准爸爸直接将耳贴于准妈妈腹前壁听胎心，是最简单而实用的自我监护方法之一，一般胎儿背部所在一侧胎心较响亮。

014 胎教时胎儿有什么反应？

研究发现，4个月大的胎儿即可对外界的声音有所感知，而且胎儿听到的声音特别丰富，凡是能透过身体的声音，胎儿都可以感知到。这是因为人体的血液、体液等液体传递声波的能力比空气大得多。这些声音信息不断刺激胎儿的听觉器官，并促进其发育，听觉在人体的智力发育中起着非常重要的作用。

当胎儿发育到5～6个月时，其大脑皮质结构已经形成，此时胎儿已经有了能够接受外界刺激的物质基础。由此可见，胎儿尤其是妊娠中后期的胎儿，其触、视、听、味觉等都发育到了相当的程度，能够感受到一些外界活动，这时以一定方式进行胎教，可以促进胎儿身心健康发展。

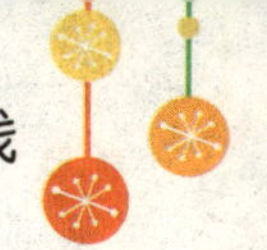

015 胎教从什么时候开始好？

胎教应从什么时候开始？自然越早越好。从广义上来讲，应该从择偶时就开始。选择对象时就应考虑对方的思想品质、性格气质、健康状况以及相貌、教养、彼此的感情等多种因素。从狭义上来讲，则应从受孕，即从新生命诞生的“人之初”开始。

幼儿具有很大的智力潜能（从胎儿时起），这与胎儿脑细胞的发育有关。人脑的140亿个神经细胞绝大部分是在3岁以前形成的，胎儿的脑神经发育从受孕后2周即开始分化，一直发育到3岁，出生后脑神经细胞急剧地生长出许多触突，互相联系，这时大脑主要的功能已基本完善。

脑细胞存在着很大的潜能，一般人只利用了其l/4，还有3/4的潜能未被开发，如果从胎儿期就开始进行超前教育，就可能最大限度地开发智力的潜能。因此，我们必须紧紧抓住这一重要时机，正确实施科学有效、切实可行的胎教手段，如音乐、语言、抚摸、运动、光照、营养、环境、情绪等，最大限度地开发胎儿的智力潜能，使其所有的能力在飞速发展的胎儿时期得到全面的发展，从而获得优越的先天遗传素质，使我们的孩子成为更加聪明健壮的优秀人才。

3.胎教的作用

016 受过胎教的孩子有哪些特点？

1 不爱哭

受过胎教的婴儿虽然在饥饿、尿湿和身体不适时也会啼哭，但得到满足之后便会停止。他们感音能力较好，每当听到妈妈的脚步声、说话声就会停止啼哭。孩子比较容易养成正常的生活规律。如在睡前播放胎教音乐或妈妈哼唱催眠曲就能使婴儿很快入睡，满月后就能养成白天醒、晚上睡的习惯。

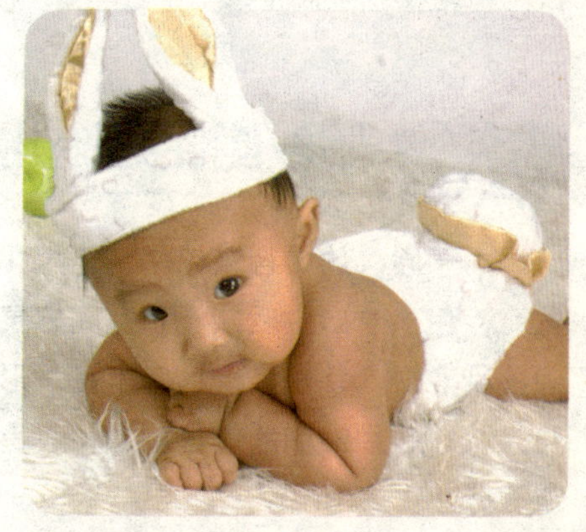

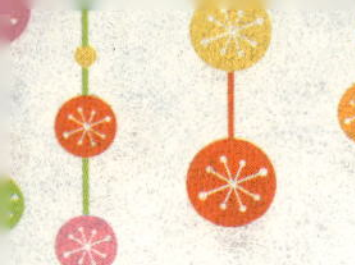

2 能较早与人交往

受过胎教的婴儿出生2～3天就会用小嘴张合与大人“对话”，20天左右就会逗笑，2个多月就能认识父母，3个多月就能听懂自己的名字。

3 较早学会发音

受过胎教的婴儿2个月时会发几个元音，4个月会发几个辅音，5～6个月发出的声音能表达一定的意思。

4 较早地理解语言

受过胎教的婴儿四个半月时能认出第一件东西，6～7个月时能辨认手、嘴、水果、奶瓶等。这样的婴儿能较早理解“不”的意思，早期学会服从“不”的孩子更懂事、更听话。他还会较早学会用姿势表示语言，会做“欢迎”、“再见”、“谢谢”等动作，也能较早理解别人的表情，所以显得特别聪明可爱。

5 较早地学会说话

经过胎教和早教的孩子9～10个月时，就会有目的地叫爸爸妈妈，如果出生后不继续给以发音和认物的训练，胎教的影响在6～7个月后就会消失。受过胎教和早教的孩子在20个月左右便能背诵整首儿歌，并且也能背数字。受过胎教的孩子入学后成绩都比较优秀。

6 适应能力和创造力强

经过胎教的孩子有很强的独立生活能力，自己的事情都是自己完成，而且适应能力强，任何环境他们都能生活得很好。经过胎教的孩子想象力丰富，具有创造精神，对自己和别人以及社会表现出较强责任心和义务感，遇事能通情达理。

7 意志坚强

经过胎教的孩子能经受挫折和打击，有一种不屈不挠的精神。这样的孩子做事即使失败了，也会总结经验继续干，直到成功为止，他们生性乐观有一股韧劲，再大的困难也勇于去克服。

017 胎教能促进胎儿大脑健康发育吗？

由于胎教的内容情感化、艺术化，形象和声音相结合，从而可促进胎儿右脑的发育，使孩子出生后知觉和空间感灵敏，更容易具有音乐、绘画、整体和几何、空间鉴别能力，并使孩子情感丰富，形象思维活跃，直觉判断正确。同时，胎教给胎儿大脑以新颖鲜明的信息刺激，具有怡情养性的作用，从而又有利于胎儿大脑的健康和成熟。

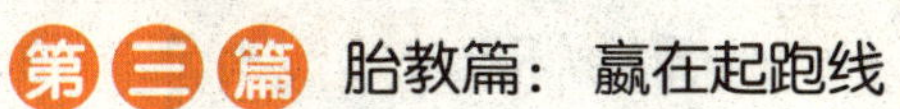

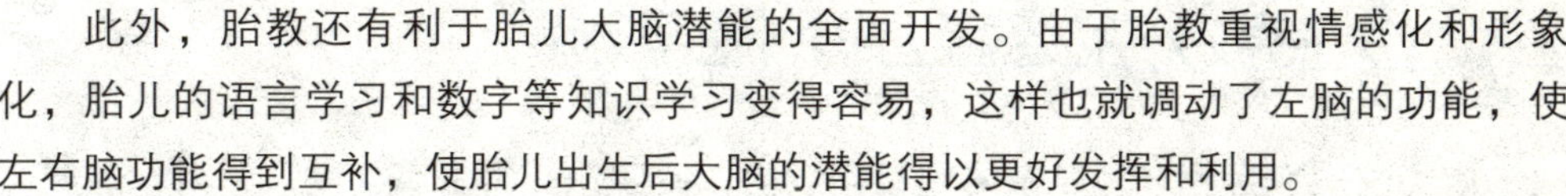

此外，胎教还有利于胎儿大脑潜能的全面开发。由于胎教重视情感化和形象化，胎儿的语言学习和数字等知识学习变得容易，这样也就调动了左脑的功能，使左右脑功能得到互补，使胎儿出生后大脑的潜能得以更好发挥和利用。

018 胎教有利于胎儿的心理健康吗？

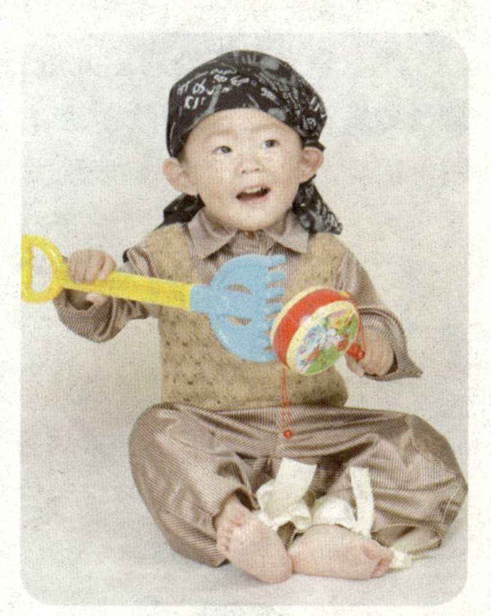

胎教给胎儿的心理影响是积极的、能动的，不仅有利于胎儿感知能力的培养，而且有利于胎儿情感接受能力的培养，使胎儿未出世就容易在感知、情感等方面和父母相互沟通和交流。触摩胎儿时，胎儿能做出相应的动作；为胎儿播放音乐或唱歌时，胎儿能变得很安宁，这都是感知能力和情感接受能力的体现。这两种能力是基本心理功能，有了这两种能力，胎儿出生后在成长过程中就能更好地接受审美教育，具有想像、直觉、顿悟和灵感能力，并具有情感体验、调节和传达能力，使孩子心理得到健全发展。

019 胎教对宝宝性格有什么影响？

妈妈的子宫是胎儿所接触的第一个环境，小生命在这个环境里的感受将直接影响到胎儿性格的形成和发展。如果妈妈怀孕期间在充满和谐、温暖、慈爱的气氛中，那么胎儿幼小的心灵将受到同化，进而可逐步形成热爱生活、果断自信、活泼外向等优良性格的基础。反之，倘若夫妻生活不和谐、不美满，经常吵架、打骂，甚至充满了敌意和怨恨；或者妈妈不欢迎这个孩子，从心理上排斥、厌恶，那么胎儿就会痛苦地体验到周围这种冷漠、仇视的氛围，随之形成孤寂、自卑、多疑、怯懦、内向等性格。显然，这对胎儿的未来会产生不利的影响。

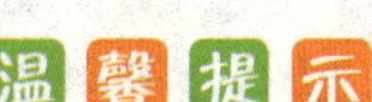

温馨提示

妈妈的极度疲劳，情绪的过分紧张，腹部的过重压力及外界的强烈、持久的噪声，均可使胎儿躁动不安。这种强烈的运动反应并不是好征兆，它不但会引起流产、早产，而且能对出生后的孩子的性格行为带来不良影响。

020 胎教对宝宝智力有什么影响？

智力发展包含着许多复杂的因素。智力以脑组织正常发育为物质基础。首先得保证孩子的大脑是完好的，功能是正常的，再加上后天的教育，才会使孩子获得较高智力。因此，孕妇实施胎教，就必须处于一种良好的心理状态，注意补充营养，使胎儿生长发育有一个良好的内外环境。

胎教是有意识地对胎儿进行教育，在大脑形成期给予充分的营养和适当的信息诱导发育。适宜的开发大脑，大脑皮层的沟回相应地也就会越多，孩子也就越聪明。相反，孩子出生后会表现发育迟缓、智力低下。

021 胎教有利于完善胎儿的人格吗？

胎教对胎儿的影响是整体性的，胎儿学习的结果也是整体性，因此胎教有助于胎儿以及胎儿出生后精神素质各个方面的塑造，即有助于人格的完善。人格又称个性，即一个人各种心理特征的综合，或一个人的基本的精神面貌。人格的形成与人早期经验很有关系，如果一个人能够在人生的开始就受到整体性和审美教育，那么这种教育就会对一个人的心灵产生长远的、深刻的、潜移默化的影响，最终使这个人的人格趋向完善，并使这个人成为一个真诚、善良、美丽的人，成为能够自我认识、自我完善和自我实现的人。胎教就是人生最早的审美教育，对一个人的发展起着开创性的作用，如人们常说的那样，良好的开端就是成功的一半。澳大利亚和我国的专家对胎教儿童的追访表明，经过胎教的儿童大都性格活泼，而且身体健康、聪明好学，有的成为早慧儿童，有的具有艺术等方面的特殊能力。

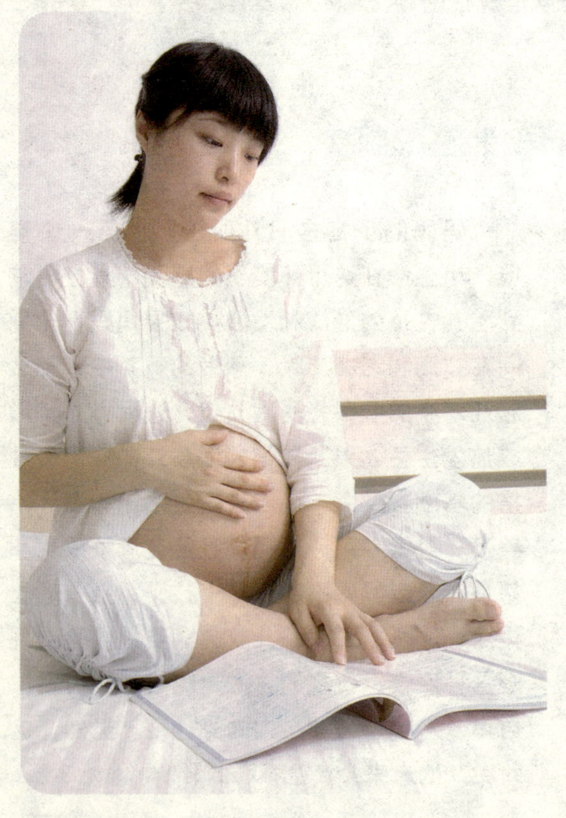

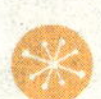

值得关注的胎教问题

1～5月胎教问题

营养胎教应注意什么?

胎教的基础是营养,要注意营养均衡,按照医生的嘱咐添加各种营养,刺激性的食物要少吃。

环境胎教应注意什么?

良好的环境就是不能在有毒有害的环境内生活。其实,在整个孕期,孕妇都要尽可能避开各种污染,比如二手烟、汽车尾气、噪音等。

如何创造舒适的胎内环境?

主要是增加睡眠。如果失眠,睡前可温水泡脚,喝一杯热牛奶,听听轻音乐,效果很好。

孕妈妈为何要稳定自己的情绪?

千万不要把不良的情绪传给胎儿。孕妈妈情绪低落时,身体会分泌不好的激素,影响胎儿的神经发育和营养吸收。所以,稳定的情绪,是最佳的胎教。如果有连续2周情绪不佳,最好去看看心理医生。

为什么要保持良好的心情?

大概在5个月的时候,胎儿对妈妈的情感会有反应。所以准妈妈要保持良好的心情。当心情不好的时候,需要转移注意力。

冥想胎教怎样做?

孕期多做冥想,可以想象蓝天白云,青山绿水。还可以欣赏一下喜欢的画作,听听喜欢的音乐,开始跟胎儿进行情绪上的交流。

5～7月胎教问题

胎儿的听觉怎样发育的?

在5个月之前,胎儿只能感知轻微的振动,还听不到任何声音。到5个月时,胎儿的听觉已经开始发育,在6个月的时候,胎儿的听觉逐渐发达,可以分辨妈妈的声音和周围的响声。

该怎么做音乐胎教?

孩子在肚子里,睡眠的时间多,清醒的时间少。第一次只做5分钟,以后慢慢地增加,最多也只能增加到10~15分钟。

音乐胎教的时间怎么控制?

时间从每天1次,每周2天,增加到每天做3次,每周做4天。

音频的频率和强度应该怎样?

分贝不能超过65分贝,就是听起来刚好听清楚就好,并且感觉不到刺耳。

选择什么的乐曲合适?

要找抒情的歌曲,古典的比如莫扎特、贝多芬的音乐,抒情的可以找大自然的音乐,千万不要找摇滚曲子。

音乐胎教要注意什么?

听音乐时,千万不要把耳机或者音箱贴在肚皮上。因为胎儿的听觉正在发育,刺耳的声音可能会损害胎儿的听觉,甚至导致先天性耳聋。

孕妈妈为何要经常给胎宝宝唱歌?

胎儿喜欢妈妈的声音,而妈妈无须很好的歌喉,只要能唱给孩子听就是最好的。这样胎儿可以熟悉妈妈的声音,增强双方的感情交流。

准爸爸为何要多和胎宝宝说话?

爸爸说话比妈妈更管用,因为男性的声音更有穿透力,比女性的声音更容易穿透腹壁进入到胎儿的耳朵里,可以让胎儿多听听爸爸的声音。

8～10月胎教问题

何时做抚摸胎教合适?

抚摸胎教宜在起床后或睡觉前进行。

如何做抚摸胎教?

准妈妈可以躺在床上,把两只脚曲起来,就可以在腹部慢慢地抚摸,还可以跟胎儿说话:"宝宝你好乖,妈妈抚摸你呢。"

抚摸胎教的时间如何控制?

抚摸胎教的时间要固定,一般选在晚上8点左右较为适宜,每次5~8分钟即可。

抚摸胎教应注意什么?

不可用力过度,以免引起意外。如果胎儿没动静,可能处于睡眠状态,不要为了胎教,拍打肚皮,把孩子吵醒,反而对胎儿不利。

做胎教为何不可忽视胎宝宝的反应?

不管在做哪种胎教,胎儿都会有反应,或高兴、或不满。高兴时,宝宝会有规律地很温柔地动动;不满时,就会无规律地抖动。这时候,妈妈就要检查胎教方法是否正确了,并及时调整。

三、情绪胎教

1.基本知识

001 情绪在胎教中重要作用是什么？

孕妇的情绪与胎儿的发育有密切关系。我国古代就认为孕妇的七情变化影响着胎儿出生后的性格。《竹村妇科》中说："欲生好子者"，应"无悲伤，无思虑惊动"，"无大哀，无号哭"。这并不是没有科学依据的。

人的情绪变化与内分泌有关，在情绪紧张或应激状态下，体内一种叫乙酰胆碱的化学物质释放增加，促使肾上腺皮质激素的分泌增多。在孕妇体内这种激素随着母体血液经胎盘进入胎儿体内，而肾上腺皮质激素对胚胎有明显破坏作用，影响某些组织的联合。特别是前3个月，正是胎儿各器官形成的重要时期，如孕妇长期情绪波动，就可能造成胎儿畸形。

温馨提示

科学已证明了孕妇心理情绪变化对胎儿的影响，孕妇更应该注意心理保健，控制各种过激情绪，始终保持开朗、乐观的心情，做丈夫的也应该在精神上给妻子以安慰。

002 孕妇的情绪和胎儿有何密切关系？

情绪胎教就是指孕妇在妊娠过程中要保持良好的情绪，以此来影响和促进胎儿身心的良好发展的胎教方法。

孕妇的心理情绪，不仅会影响到孕妇本人的食欲、睡眠和精力、体力等，而且还会通过神经、体液的变化，影响胎儿的血液供给，心率、呼吸及胎动等多方面的变化。其中对胎儿心理影响最大的，莫过于孕妇的郁闷心情和不良情绪了。孕妇悲伤、忧愁、抑郁、大怒、过喜、骤惊等，都对胎儿有着损伤性甚至毁灭性的打击。

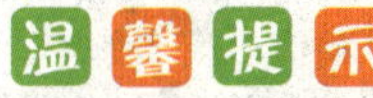

温馨提示

为了鼓励孕妇能自觉地对胎儿进行胎教，家庭成员应该使孕妇经常处于一种平和稳定的心理状态，保持精神轻松愉快，让胎教顺利进行下去。

在正常情况下，母腹中各种声音的旋律与母亲的心律相吻合，母亲的精神状态良好，心情舒畅，其心律正常，胎儿在子宫里有一种安定、舒适的感觉；反之，孕妇精神状态不佳、心情郁闷，其心律不正常，就会给胎儿一种不安的感觉，从而影响胎儿的正常发育。所以，要在准备受孕后就树立起“宁静养胎即胎教”的观点，在妊娠期间要保持稳定的情绪，要心情舒畅、精神愉快，切忌发生大悲大怒，甚至吵架、打斗等不雅行为。

003 忧郁心理对胎儿有哪些不良影响?

有的孕妇怀孕后，情绪会变得异常低落，总感到烦闷，神情沮丧，打不起精神。如果忧郁情绪持续一段时间，会造成孕妇失眠、厌食、性功能减退和自主神经紊乱。有忧郁心境的人往往缺乏活力，神情处于懒散状态。忧郁心理又会使孕妇心情压抑，体内血液中调节情绪和大脑的各种功能的物质含量偏低，直接影响到胎儿的正常发育。受母亲的影响，这样的孩子出生后好委屈，长时间啼哭。长大后，又会表现为缺乏自信心，感情脆弱，郁郁寡欢。

由此可见，忧郁不利于胎教，不利于胎儿的发育和发展。为此，有忧郁心理的人，一定要积极调理自己的心态。积极的人生观是克服忧郁心理的基础。

004 准爸爸怎样消除妻子的紧张情绪?

对于妻子的紧张心理，丈夫一定要想办法帮妻子消除，妻子紧张的同时，也会造成胎儿心理的紧张，致使母子无法很好地相互配合，造成分娩的障碍。妻子的后期生活，全靠丈夫照料，妻子的挑剔和耍脾气，丈夫要尽量耐住性子。妻子找碴，很可能是心理不畅的发泄，在这个时候，可不能和妻子“一般见识”。妻子的饮食和睡眠一定要照顾好，这是保证孕妇产前充分的精力和充足的体力的必要保证，不能马虎对付。

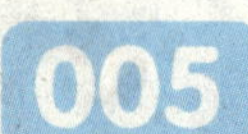

005 担心心理对胎教有何不良影响？

有的初产妇，对孕期会发生的一切是陌生的。于是对将要发生的事有一种担心和恐惧的心理。孕妇担心孩子会不会有缺陷，担心自己过去接触过有毒物质会不会对胎儿产生不良影响，患过病的妇女担心自己服过的药会影响到胎儿的发育，特别是有高血压、心脏病的孕妇担心怀孕会加重自身的病情同时影响到胎儿的健康成长，高龄的孕妇则担心会生个畸形儿，同时又担心分娩时会难产。诸如此类的担心，常使孕妇处于不良的心理状态中。

由于担心、恐惧、思虑都会使肾上腺素的分泌增加，如果长期担惊受怕，精神持续处于高度紧张之中，通过神经内分泌机制的调节，肾脏会分泌大量肾上腺素。因体内肾上腺素堆积过多，会直接影响到胎儿的生长发育。

如果孕妇有了担心的心理，要及时消除。这主要得依靠科学手段，分析症结，及时解决。有遗传病史高龄的孕妇要随时查看胎儿的发育情况，便于发现问题尽快处理。如果孕妇患有高血压、心脏病等疾病，则应按时到医院就诊，随时听取医生的建议，以保证孕妇和胎儿的健康。对于一些不必要的担心心理，孕妇通过咨询，就可达到放心。

006 如何正确看待孕妇的淡漠心理？

随着妊娠进程，孕妇实实在在地感到腹中新生命的存在了，孕妇满脑子都是这个小小的生命，其他事情都变得无足轻重，凡事都以体内的胎儿为出发点。妻子整个性格爱好似乎都变了，对于过去从不关心的甚至厌烦的话题，十分感兴趣，而原来有兴致的事，却无心去做了。孕妇对外界的反应显得有些淡漠和迟钝，做事也显得心不在焉。有的孕妇对性生活也缺乏兴趣，甚至有独居的想法，令丈夫难解。

007 如何正确看待孕妇的依赖心理？

有的人怀孕后，感情会变很脆弱，在精神上和心理上都离不开丈夫，对丈夫有一种依赖感，妻子希望丈夫能时时在身边，和自己一样分享快乐、分担忧患。怀孕是女性生理上和心理上一次巨大衍变时期，这种衍变时期常造成妻子心理上的不平衡，丈夫在身边，有一种稳定作用，丈夫的爱是妻子精神上的一种镇定剂。妻子在孕期希望丈夫能以自己为中心，时时关心自己、处处照料自己，这种依赖心理既有生理上的需要，也有感情上的需要，还有一份额外的担心，担心自己形体的变化，会改变自己在丈夫心目中的形象。

温馨提示

丈夫可别吝惜那几句温暖的话，丈夫的贴己话不仅仅是说给妻子听，也是把父爱倾注于胎儿，使胎儿也受到爱的鼓励，在妻子妊娠期间，丈夫多为妻子考虑，多关心妻子，多表白自己的爱心，是不可少的。

作为妻子自身，则别变得太娇气，这种娇气可不会给胎儿留下什么好的痕迹。有了身孕，并不等于什么都不能做了，丈夫对自己必要的关注是应该的，但丈夫有自己的事业和工作，有自己的生活内容。妻子则要体谅丈夫，不要对丈夫有过分的依赖，相反，在很多事情上妻子要学会自强自立，学会在心理上进行自我调理和自我平衡。孕妇的这种坚强与毅力会直接影响到胎儿的生长发育，在胎儿的心理上埋下自尊自强的种子，为胎儿出生后的良好品质打下坚实的基础。

008 正常的情绪变化会伤害胎儿吗？

怀胎十月，任何人都不可能做到情绪完全不会波动、变化。心情舒畅、情绪饱满当然有利于胎教，对宝宝健康成长有利，然而，孕妈妈会担心和害怕，自己偶然出现的情绪不好、心绪不佳，会不会伤害到胎儿的健康呢?

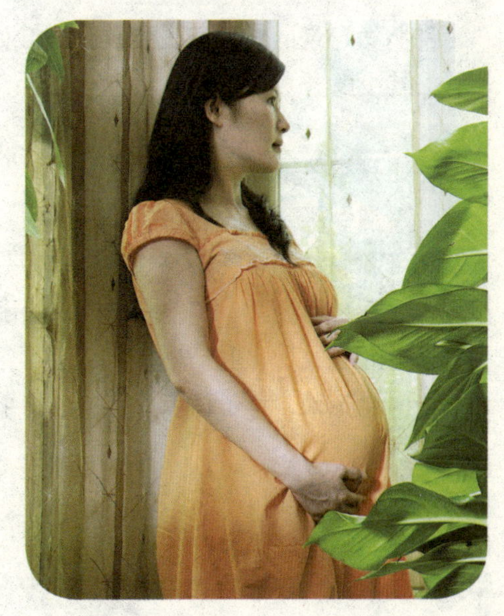

人的情绪，受人体内外环境刺激的影响，情绪的产生，离不开神经系统的作用。刺激通过人体的感觉器官，经传入神经到各级神经中枢，特别是大脑皮层和丘脑、下丘脑，然后，大脑又发出信号，向外传输，影响自主神经系统和内分泌系统，引起人的表情和动作、肢体运动等一系列外在行为，还会影响到内脏器官的活动状况。

在日常生活中，语言和来自外界的各种声响，都属于外来刺激，可能引起孕妈妈的精神发生应激反应，表现出心情紧张。这属于正常情况下的情绪紧张，不会伤及胎儿健康。

据B超对子宫内胎儿的观察，胎儿在羊水中有打哈欠、吮吸手指、用手抓握、伸懒腰、眨眼睛等动作。一旦突然给予母体腹壁声、光、触及等刺激时，睁着眼睛的胎儿会转脸向光。

而胎儿在听到很嘈杂的响声时，先是会吓一大跳，然后，会变为留心地倾听这些声音。而且，这些外来的刺激，对于胎儿来说，只不过偶尔的“不测风云”而已，胎儿要在母体中经过漫长的孕程成长发育到分娩，不断接受刺激也是必须的，因此，不必担心自己的偶尔情绪不佳，会伤害到宝宝的健康。

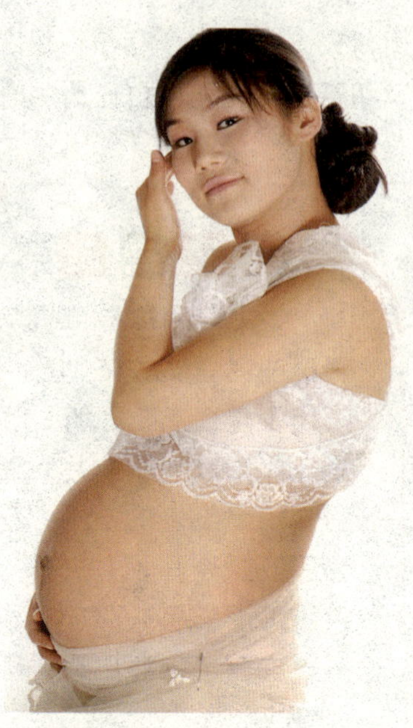

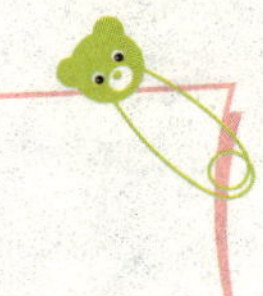

2.具体方法

009 准妈妈如何控制自己的情绪?

即将做母亲的准妈妈，要加强自我修养，要善于控制各种有害的情绪，制怒节哀，无忧少虑。

- 凡事要往好处想，不生气着急。
- 遇到不开心的事情要尽快解脱，离开不愉快的情境，转移注意力。
- 跟自己说话，相信有办法解决困难。说话慢点，平和一些。
- 坐下来，身子往后靠，使心情平静下来。
- 按摩头部和太阳穴。
- 用温水洗澡。
- 把眼睛闭上几秒钟。
- 置身于欢乐的人群中，给自己的情绪以积极的感染，从中得到宽慰。
- 到附近草木茂盛的宁静小路上散步。
- 听自己喜爱的乐曲，翻翻自己喜爱的书籍，想一想未来小宝宝的模样，构思一下他的名字等。

010 如何用良好的心态对待腹中的胎儿？

女人一旦怀孕，心情一定很复杂，既高兴，又惶恐，如果是头一胎，那就更无所适从了。

所以，你第一件要做的事就是整理自己的心情，把所有负面的情绪一一化解，因为胎儿成长的过程中，最迫切需要的就是母亲的关爱与平静的心情。

关于这一点，德国康斯坦丁大学心理学家摩尼卡·卢凯旭博士做过一项有趣的调查，就是以2000名经济和知识水准相当的准妈妈为对象，在医疗水平及物质条件相同的情况下，实验母亲的态度对胎儿造成的影响。

怀孕初期所要学习的就是保持积极向上的精神状态，这是最基本的胎教课程。

温馨提示

研究显示，在爱心呵护之下，以及在殷殷期待中生下来的孩子，比其他小孩健康优秀得多。所以我们可以肯定，胎儿必须在充满爱的环境中成长。

011 为什么说好心情就是最好的胎教？

胎内教育的第一步，与母亲的心情有很大的关系，可以说准妈妈的精神状态和情绪的变化与胎儿息息相关。一个心悦情怡的母亲和一个心情紧张、焦虑不安的母亲孕育的胎儿完全是生活在两个截然不同的胎教环境里，母亲的心情将转化为胎儿的身心感受，影响着胎儿的成长过程。

因此，每一个未来的母亲都应注意，当你感受到胎儿的身体在腹内时时刻刻地进行发育的同时，千万不要忘了他也是一个人，他的心是也在发育成长。为了孩子的身心健康，你务必以对腹内胎儿的博大爱心，加强自身修养，学会自我心理调节，善于控制和缓解不健康的情绪，保持稳定、乐观、良好的心境，使胎儿能够健康地成长。

012 孕妇应怎样消除暴躁心理？

有的妇女怀孕后，有时性格很坏，好发脾气，易动怒，喜欢和丈夫和他人找茬吵架，弄得与丈夫、与他人关系紧张。孕妇发怒，这不仅有害于自身的健康，而且殃及胎儿。孕妇发怒时，血液中的激素和有害化学物质浓度会剧增，并通过“胎盘

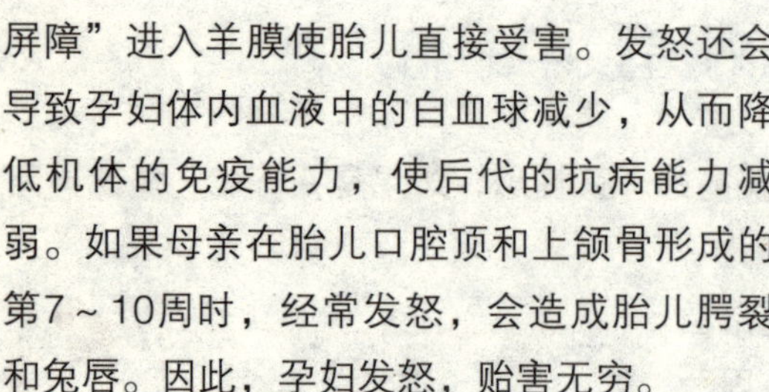

屏障”进入羊膜使胎儿直接受害。发怒还会导致孕妇体内血液中的白血球减少，从而降低机体的免疫能力，使后代的抗病能力减弱。如果母亲在胎儿口腔顶和上颌骨形成的第7～10周时，经常发怒，会造成胎儿腭裂和兔唇。因此，孕妇发怒，贻害无穷。

对丈夫来说，如果你的妻子孕后爱发脾气，好找茬儿和自己吵架，丈夫则不能拉开架式和妻子吵。为了后代，丈夫理当先克制自己，然后劝妻子克制。丈夫要多给妻子摆事实，讲道理，疏通妻子心中的郁闷。对于发怒的害处，尤其对胎儿的害处，丈夫要多加提醒，每一位妻子都会爱护腹中胎儿放弃发火的。

温馨提示

发怒是由强烈的刺激引起的一种紧张情绪。丈夫要尽量避免让妻子受到这种强烈刺激，多创造缓解孕妇紧张情绪的外环境，引导妻子学会自我放松和自我平衡。同时，丈夫要多开动脑筋，丰富妻子的业余生活。

013 孕妇怎样消除羞怯心理？

孕妇到了4～5个月，妊娠反应已消失，孕期的身体处于最佳状态，而且还会更显得容光焕发。这个时候孕妇的腹部在逐渐隆起，别人已经能明显看出你怀孕了。此时，个别的孕妇有一种羞怯感，不愿见熟人，特别是遇到要好的朋友会感到很难为情。有的孕妇不喜欢自己腰宽体胖，为脸上出现的“蝴蝶斑”而恼火。其实，这很不必要。

苗条有苗条的美。宽松有宽松的美，孕妇也自有一种孕体美，这种美绝不是任何人可随时就能具有的。在我国，大多数人只能享受一次孕体美，所以，孕妇应当好好珍惜，充分享受。至于孕斑，多数人在分娩后自然消失。不必治疗，也用不着难为情。怀孕不是丑事，不必害羞，参加集体活动，参加好友聚会，可以告诉同伴自己的情况，这样同伴会在多方面给予你关心和照料，对于不适于孕妇参加的活动项目，大家自会给你开绿灯，谁也不会让你为难。总之，你会发现，怀孕使你变得比任何人都重要，大家都会给予你一份额外的关怀和爱，你的胎儿也处于这种浓浓的友爱之中。

对丈夫而言，如果你的妻子恰是那种羞于到公共场所，不愿拜访别人的人。那么你可以时常邀请几位至朋近友到家中小聚。热烈的气氛，开心的畅谈，有利于孕妇情绪的调节，也十分有利于胎儿的发育。

014 如何克服胎教中的怀疑心理？

孕妇进行胎教，可胎儿深藏在腹中生活，胎儿的每一点每一滴的变化，孕妇不能目睹，也就很难知道自己所做的一切对胎儿到底起多大作用。于是，孕妇做过一段时间之后，那些没有耐性的孕妇，其热情在降低，也有半途而废者，这样，胎教自然不会成功，在日常生活中，信心不足的人很多，这些人是很难把事情做成功的。信心不足同样是胎教的大敌。凡事总抱怀疑心理的人，多是那种信心不足类型的人。

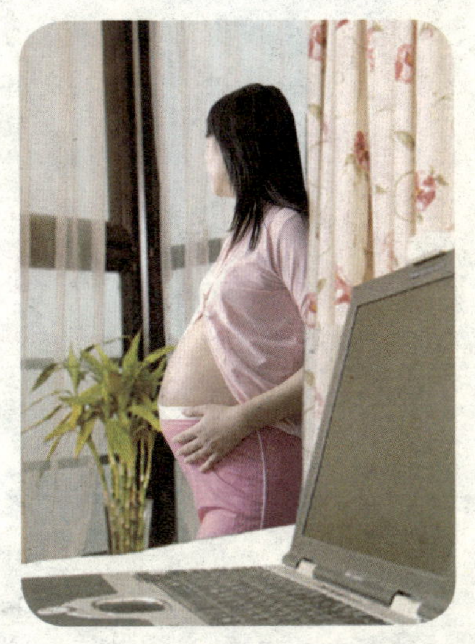

发现妻子是三分钟热度的人，丈夫就要在胎教过程中发挥重大的作用。首先鼓励妻子适时地进行胎教，同时激发妻子进行胎教的热情。其次，丈夫要积极参与胎教，每天与妻子一道进行胎教，用自身的信心和持之以恒的精神带动妻子把胎教进行到底。最后，丈夫要帮助妻子克服掉一些不良的习惯和毛病。

015 孕妇应如何抵御不良情绪？

受孕以后，孕妇的一举一动都会对胎儿产生影响，为了能让孕妇能够自觉地对胎儿实施胎教，稳定孕妇的情绪至关重要。

孕妇应该培养自己心平气和的心境，不要轻易动怒，要学会以宽容的态度对待别人。同时，怀孕的妇女都有一种上升了的母爱感、崇高感，这在无形中增强了孕妇抵御不良情绪的能力。在此期间，孕妇还要注意培养自己处理冲突的良好心理素质。

孕妇自己为了控制和扭转不良的情绪，还可以去看一些轻松愉快的电影，听一些温馨优美的乐曲，读一些情节乐观的文学作品。甚至可以到旅游胜地散散心。总之，尽量让孕妇保持一种平和、稳定和舒畅的心态，创造一个良好的环境，对促进胎儿的大脑发育，起到间接胎教的作用。

温馨提示

作为家庭主要成员的丈夫，应当经常关心和体贴妻子，在妻子怀孕期间，应主动承担较多和较重的家务劳动，要经常注意去发现妻子的思想和情绪波动，及时给予适宜的帮助和开导，做好妻子思想上的工作。

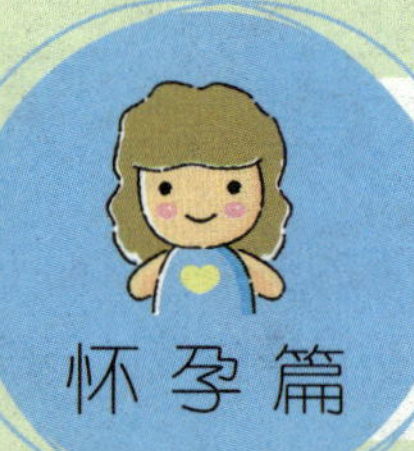

三、环境胎教

1.基本知识

001 环境对胎儿发育有何影响？

受精卵发育成胚胎而后发育成胎儿到出生，这个过程约需要266天，在这个漫长的过程中，胚胎、胎儿能否正常生长、发育，除了与父母的遗传物质及孕前准备等因素有关外，与妊娠期间母体的内外环境也有着极为密切的关系，特别是在受孕后的8周内，子宫为了适应受精卵的分裂增殖，以及胚胎期的细胞分裂，尤其是脑细胞的分裂，本能地处于安静的状态，若是子宫所处的环境发生突变，则会导致受精卵发生异常变化，影响胚芽的发育。而且胚胎从外表到内脏，从头颅到四肢大都在此期形成，加上胚胎幼稚，不具备解毒功能，极易受到作害，所以，在受孕后的2个月是环境致胚胎畸变的敏感时期，孕妇一定注意内外环境对胎儿的影响。

胎儿所处的环境包括子宫内的内环境，还包括母体所处的外环境，如优美的居室环境、污染和噪音、放射线危害等。在妊娠期间，孕妇要避免不利于妊娠的内外环境，如多次人工流产或自然流产后受孕，夫妻体弱患病受孕，不洁的性生活（包括性病）引起胎儿宫内感染，放射线伤害，职业与嗜好的不良刺激，污染源及噪音等。

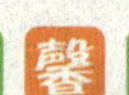
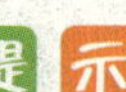

温馨提示

妊娠早期，为了确保宁静的内环境，防止流产，应该停止性生活。妊娠晚期由于子宫日渐膨隆，子宫收缩逐渐加强，为了防止早产及感染，也应禁止性生活。妊娠中期可以进行性生活，但要适度，动作要轻缓，以保证胎儿的健康发育与成长。

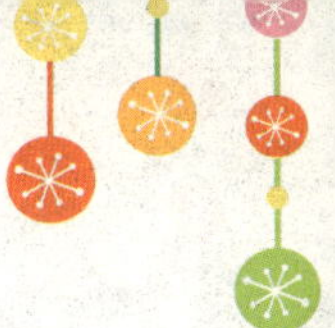

002 可导致婴儿低能的因素有哪些？

1 感染和中毒

这是首位重要的因素。已经比较明确的是在胎儿期母体感染风疹、流感和其他病毒性疾病，尤其在初孕3个月，容易招致先天畸形和智力障碍。围产期羊水感染、婴儿期脑炎、脑膜炎、性病等严重感染，严重妊娠毒血症，孕母受到铅、汞、化学品和药物毒性作用，皆可影响脑功能，导致低能。

2 外伤和物理因素

放射线照射（诊断或治疗）、难产、产伤，胎儿窒息缺氧损害脑神经细胞最为严重，低能发病率颇高。孕妈妈做超声检查至少对妊娠三个月内的胎儿是有害的。

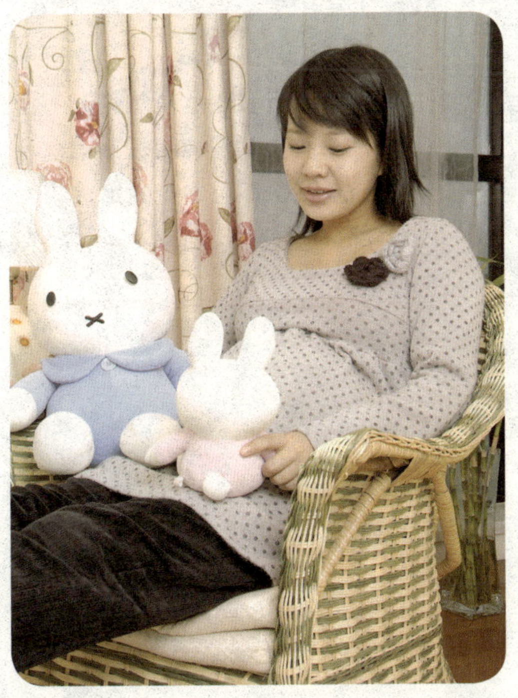

3 代谢和营养障碍

各种代谢障碍，包括内分泌障碍等可导致低能，多数与先天性遗传病有关（与先天性酶的缺陷有明显关系）。营养障碍包括各种原因的摄入不足或吸收不良。

4 头脑疾病

包括脑肿瘤、多发性硬化症、遗传性共济失调、各种神经变性疾病所致精神发育不良。

5 先天因素

原因不明的产前因素或疾病：如先天性脑畸形等。

6 染色体异常

包括性染色体和常染色体畸变，后者畸变导致精神缺陷较前者严重。

7 未成熟儿

世界卫生组织规定，新生婴儿体重不足2500克，或胎龄不到37周娩出者，均称未成熟儿。由于躯体发育不全，必然影响脑功能和智力发育。如新生儿体重低于1500克，低能发病率可高出数倍至10余倍。

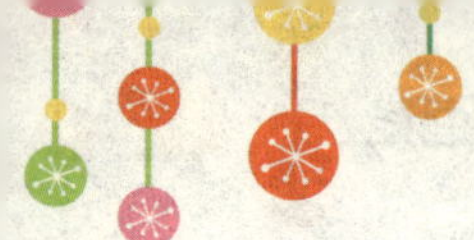

003 怎样更好地实施"优境"胎教?

1 家庭优境胎教

关于家庭优境胎教，首先要进行有利于胎教的审美设计，使家庭环境既适应现代生活节奏，又符合胎教的目的，有助于胎教的实施。

其次要有沟通夫妻感情的渠道，要多与胎儿之间进行感情的感应和交流，这样才能使信息在传递中少受干扰，使心理健康成为家庭感情美的源泉，从而使家庭生活的色彩和感情和谐协调，具有审美的移情作用和良好的心理安抚作用。

再有就是夫妻共同营造胎教实施时的美的氛围和情调，这样才能让音乐、语言、动作中的审美因素，在胎教过程中充分发挥出来，构成父母和胎儿人际关系中的形象美，以利于亲情的形成和维系，保证胎教实施环境的审美效果。

2 社会优境胎教

关于社会优境胎教，主要是为孕妇和胎儿创设胎教的最佳场所，有一个符合胎教宗旨的审美性社会环境。康有为曾提出要为孕妇建造"人本院"，蔡元培认为应创办公立的胎教院，其目的就是在于为孕妇创造一个良好的社会环境。

关于自然优境胎教，主要是孕妇要善于从自然界的山水、草木、花鸟中寻求审美趣味，以充实自己的精神世界。孕妇自己要明白，你对自然的美感，会通过你的神经系统和内分泌系统传导给胎儿，胎儿也能通过自己的神经系统直接感受到自然的气息，这对胎儿的发育极有利。

温馨提示

亲近和欣赏自然美，是一种自然优境胎教，是审美胎教不可缺少的组成部分。

2.具体方法

004 丈夫应怎样为妻子创造良好的家庭气氛?

孕妇的整个妊娠过程，绝大多数的时间是在家庭中度过的，家庭气氛和谐与否对胎儿的生长发育影响很大。和谐的家庭气氛是造就身心健康后代的基础，在和睦相处的氛围中孕妇得到的是温馨的心理感受，胎儿也能在如此良好的环境中获得最佳熏陶，从而促进身心的健康发育。

要创造好的家庭氛围，夫妻双方的修养都有必要加强，夫妻之间要互敬、互爱、互勉、互慰、互谅、互让。经常交流感情，彼此相敬如宾，尤其是丈夫要积极热忱地为妻子及腹内的孩子做好服务，不断地给孕妈妈的精神上与饮食上输入营养，给正在孕育着的这株“秧苗”以阳光雨露。丈夫全力扮演好未来父亲的荣耀角色，使妻子觉得称心，胎儿也感到惬意。如此和谐的家庭氛围中，对母儿的身心健康均大有裨益。

005 怎样为孕妇布置一个良好的居住环境?

优美的环境，能对人的神经起到调节作用，也能对孕妇的性格、心情起到改善、缓和的作用。一个干净整洁、安静舒适的居室还会使孕妇在精神上感到愉快。

首先要为孕妇布置一个很好的居室环境。居室的色彩布置应该因孕妇工作种类、个人性格等不同而有所变化。一般来说，在纷繁复杂的环境中工作的孕妇，居室色彩应该简洁、温柔、清淡、如乳白色、淡蓝色、淡紫色、淡绿色等。孕妇从繁乱的环境中回到宁静优美的房间，内心的烦闷便会趋于平和、安详，心情也会稳定。

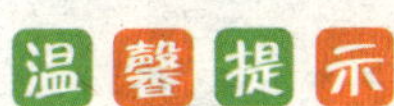

席勒曾经说过：“真正美的东西，必须一方面跟自然一致，另一方面跟理想一致。”家庭环境的布置，是孕妇物质、精神生活统一和谐的黏合剂，不仅能对母亲的精神生活起到一定作用，而且也能促进胎儿的良好发育。

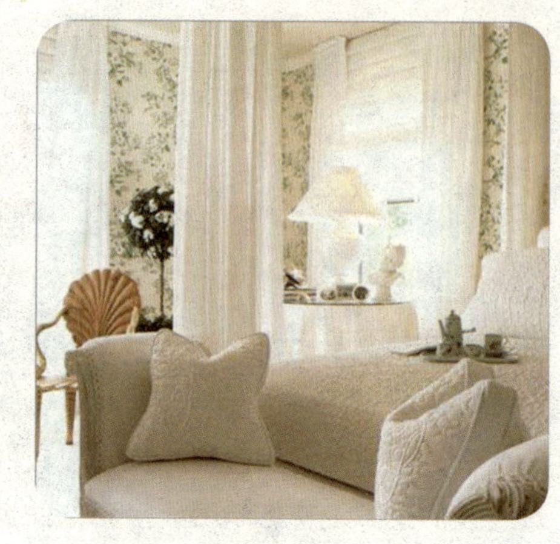

居室还要进行绿化装饰，而且应以轻松、温柔的格调为主，无论盆花、插花装饰，均以小型为佳，不宜用大红大紫，花香也不宜太浓。孕妇在被花朵装饰得温柔、雅致的房间里，一定有舒适轻松的感觉，这有利于消除孕妇的疲劳，增添情趣。

在居室的墙壁上还可以悬挂一些活泼可爱的婴幼儿的画片或照片。他们可爱的形象会使孕妇产生许多美好的遐想，形成良好的心理状态。另外，悬挂一些景象壮观的油画也是有益的，它不仅能增加居室的自然色彩，而且能使人的视野开阔。

除此之外，还可以在居室悬挂一些隽永的书法作品，时时欣赏，以陶冶性情。书法作品的内容常常是令人深思的名句，从中不仅能欣赏字体的美，更能感到有一种使人健康向上，给人以鼓舞和力量的作用在时时激励自己。

006 怎样让孕妇拥有“优境”呢?

优境是相对劣境而言的。劣境是被物理类、化学类、生物类有害物质污染过的客体环境，也包括母体患病、营养不良、嗜好烟酒、情绪波动的主体环境。优境就是客体环境和主体环境都很良好的环境。一般说来，优境包括以下三个方面：

1 家庭优境

家庭优境一是要有宁静而愉快的家庭气氛。夫妻相亲相爱、关系和睦、彼此谅解，就能形成良好的家庭气氛。怀孕的妻子都希望丈夫能理解自己的处境，多体贴自己，平时多操持家务，对自己温存并富有幽默感。丈夫如果能勤快地做好家务，上下班不忘记向妻子和胎儿亲吻问好，必将使母子都感到满足和惬意。二是要有整洁、舒适而雅致的孕妇居室。新婚要布置新房，有了胎儿也要精心布置婴儿房。屋中挂的图片和器物陈设，都要使孕妇感觉赏心悦目，并使其产生一种将为人母的意识。

2 自然优境

孕妇可以欣赏名山大川的壮美与秀丽，也可以徜徉于街心花园，感受自然美景，激发孕妇孕育的快感，也可以漫步于小桥流水，麦田菜畦，欣赏农家风景。

3 社会优境

养育后代是每一对夫妇的责任，也是社会的责任，因此社会要尽可能地为孕妇创设优境。

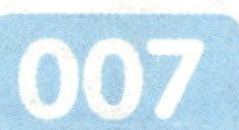

007 如何让子宫环境更安全？

怀孕后，当你对自己的身体做任何决定时，必须要考虑另一个人的存在了。你的习惯对这个人儿的影响程度，将远远大于对你自己的影响。你必须努力创造出一个健康的子宫环境，让孩子在里面顺利成长。

任何对身体有不良影响的食物，对胎儿的影响可能会更大。对妈妈有好处的东西当然也可能对胎儿好，而对妈妈有害的东西，对胎儿的伤害可能会更大。怀孕期间，胎儿通过血液，共享你的所有习惯（通过激素，胎儿甚至与你共享你的情绪）。如果你可以避免使用或食用不利于身体健康的任何物质，无论是对你还是对胎儿都是最安全的。

- 戒烟酒
- 不服违禁药
- 避免流感病毒和风疹病毒感染
- 远离射线、电器

008 如何才能呼吸干净的空气？

虽然怀孕后你的胎盘和肺会过滤一些物质以避免胎儿受到直接影响，但它们不是绝对的屏障。虽然你不必对所呼吸的每一口空气变得极端敏感，但小心无大错，尽量降低污染物对胎儿的影响。

- 如果你居住在繁忙的交通要道或向空中排放污染物的工厂附近，或者在总是充满烟雾的区域，为了腹中正在发育的胎儿，现在是考虑搬家的时候了。怀孕是改变目前生活环境使生活方式更健康的好时机。
- 如果烟尘指数过高，请留在室内，最好将窗户关上，打开空调。
- 在烟尘指数高的时候，不要做剧烈的运动。因为有氧运动之后呼吸量加大，这将使你吸入的污染物增多。
- 尽可能避免开车经过拥挤的街道，以及堵在排放高量废气的交通工具，如卡车与公共汽车之后。
- 最好不要自己去加油。在怀孕的时候，这又是个让别人为你代劳的活儿。
- 开车时紧闭车窗，尤其在交通拥挤时，关起窗户与天窗，同时打开空调。
- 如果你有煤气或是瓦斯器具，检查一下是否有漏气的可能性。
- 营造无烟的家居与工作环境。

四、音乐胎教

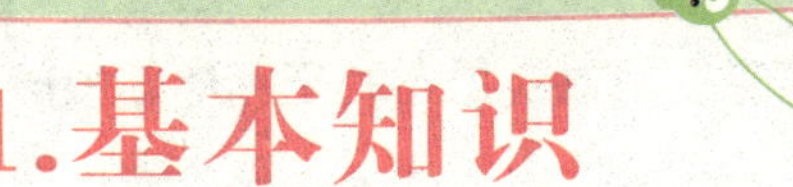

1.基本知识

001 胎儿听觉系统什么时候形成?

在受孕后第4周，胎儿的听觉系统开始发育，当然，耳廓形成要到第8周，听觉中枢神经系统发育完善，则要到第25～28周之间。在胎儿的几种感觉器官当中，最为发达的是听觉。

听觉系统是胎儿与环境保持联系的主要器官，也是进行听力训练、实施音乐胎教的物质基础。近代人们越来越重视对于胎儿听觉机能的研究，用现代科技手段对胎儿的听力进行测定，除了证明胎儿具有完整的听力之外，进而提出胎儿在母体子宫内能接受教育，进行学习，并且能形成最初的“记忆”。这种新的认知，为胎教提供了科学依据。

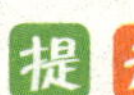
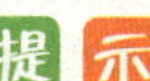

温馨提示

随着人们对胎儿听觉系统的研究，如果胎儿患有先天性耳聋症，在母体子宫内就能够得到诊断。在胎儿出生后，可以进行早期听觉训练，这样，为避免少数孩子失去听力提供了可能性。

002 胎儿对声音有反应吗?

研究结果证明，胎儿对声音具有分辨能力，对不同的声音会产生不同的反应。美国佛罗里达大学医学院和芝加哥伊利诺大学医学院妇产科的医学博士Willian Spellacy等人做了胎儿对声音刺激反应的实验。研究证实舒缓轻柔的音乐和节奏迪斯科音乐对胎动和胎心变化有不同的影响：给胎儿以强节奏的音乐刺激时，胎动次数明显增加，胎动幅度也增大，厉害时伴有胎心率增快和抽泣样呼吸；给胎儿以轻柔舒缓音乐刺激时，胎动次数明显减少，心率减慢，胎儿甚至处于安静的睡眠状态。

003 音乐胎教有什么意义？

心理学家认为，音乐能渗入人们的心灵，激发起人们无意识的幻觉，并可以唤起平时被抑制的记忆。而生物学家认为有节奏的音乐可以刺激生物体内细胞的分子发生一种共振，使原来处于静止和休眠状态的分子和谐地运动起来，并促进新陈代谢。

有人曾做过一个试验，给孕妇听音乐，在2分钟后，孕妇的心跳加快。如果在孕妇的腹部子宫位置放音乐给胎儿听，5分钟后发现胎儿也会心跳加快，而且对音乐的高调和低调都有不同的反应。胎儿比较喜欢接受低缓、委婉的音乐，不愿意接受尖、细、高调的音响。有人给6个月的胎儿用丝竹乐器演奏欢畅、轻柔的乐曲时，胎儿在腹内安详、舒适地蠕动。出生后每次听到同样的乐曲时就会高兴得手舞足蹈。

所以许多心理学家认为，女性怀孕后经常听一些优美的音乐会提高胎儿对音乐的鉴赏力。

2.音乐的作用

004 音乐如何在胎教中起作用？

音乐是一种有节奏的空气压力波，对人类的心理活动与生理活动有着极大的影响。音乐的物质运动过程与人体的物质运动过程比较一致。音乐的节奏作用于孕妇，也能影响胎儿的生理节奏，使胎儿从音乐当中受到教育。而且，音乐可影响孕妇的生理与心理，起到有益于身心健康的作用。

在心理方面，音乐能使孕妇心旷神怡，改善孕妇的不良情绪，消除忧虑。孕妇将其心境通过多种途径传递给腹中的胎儿，让胎儿得到同样美满而又幸福的享受。

在生理方面，经科学试验证明，体内有一百多种生理活动具有音乐的旋律。悦耳怡人的音乐对孕妇和胎儿听觉神经器官的刺激，可促使母体分泌出一些有益于健康的激素，对心血管、内分泌和消化系统都有一定的促进作用。由于音乐旋律产生的声波刺激，可提高生物体内酶的活性，调节血流量和振奋神经细胞，还能使胃的蠕动变得规律，唾液和胰岛素增多，促进新陈代谢，使母体的免疫能力增强。孕妇在接受胎教音乐时还能较好地改善和加强大脑皮层及神经系统的功能，并且使得母体与胎儿的生理节奏产生共鸣，进而影响到胎儿全身各器官的功能。

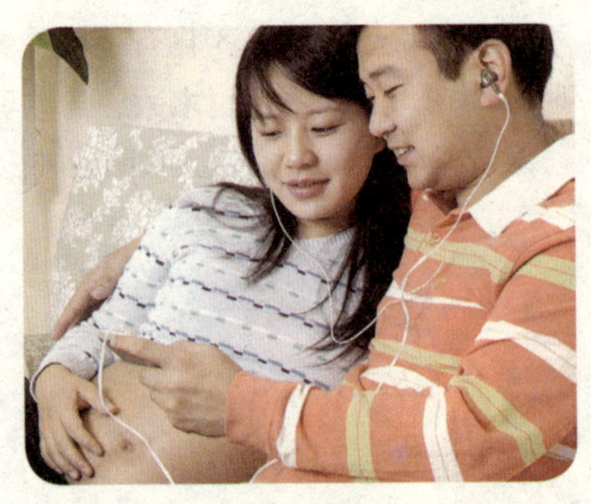

005 为什么说音乐是胎儿与孕妇沟通的桥梁？

胎儿能记忆母亲的声音，他在子宫内能首先感受到的是韵律。开始时，韵律不是通过胎儿听觉感觉的，然而胎儿的全身却随着母亲的大血管分支的血液搏动而同步颤动。这种韵律不变的有规则的搏动，几乎在整个怀胎时期是胎儿的伴侣，是胎儿生活环境中重要的组成部分。

孕妇如果能听合适的音乐，同胎儿进行“交谈”和进行思想感情的交流，可减少初产时对胎儿的生疏感，也能弥补市面上销售的胎教音乐由于难以像孕妇与胎儿那样亲密接触而产生的距离感等不足。此外，父亲对胎儿说话、唱歌，虽然其声音传到胎儿的耳朵里，不如母亲那样直接，但也有良好的作用。所以，从某种意义上说，音乐是给胎儿的另一种语言。是孕妇与胎儿之间不同语言的桥梁，是孕妇与胎儿建立最初联系和感情的最佳通道。

温馨提示

胎儿熟悉母亲的心音，也同样熟悉母亲说话或唱歌的声音，而且这些情况一直保持到出生以后。在音乐的气氛中，母子之间会更和谐、融洽。

006 胎教音乐可以产生哪些作用？

音乐虽然只有“1234567”7个音符，但它却以变化无穷的组合方式，编织出一支支像行云流水，似炊烟缕缕，如雷鸣电击，如诗如画般的乐曲，拨动千万人心弦，使人心旷神怡，激发出灵魂内在潜能。

音乐的曲调、节奏、旋律、响度不同，对人体可产生不同程度的情感和理性共鸣，下面是乐曲产生作用的大概分类：

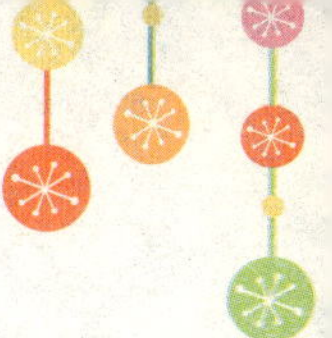

1 催眠

如二胡曲《二泉映月》，古筝曲《渔舟唱晚》，德国浪漫派作曲家门德尔松的《仲夏之梦》等。这类作品具有轻盈灵巧的旋律，美妙活泼的情绪，同时还具有安详柔和的情调。

2 镇静

如民族管弦乐曲《春江花月夜》，琴曲《平沙落雁》等。这类作品优美细致。音乐柔和平缓，带有诗情画意。

3 解除忧郁

如《喜洋洋》、《春天来了》，奥地利作曲家约翰·施特劳斯的《春之声圆舞曲》等。这类作品使人联想到春天，仿佛看到我们在春天穿着美丽的衣裳，欢聚在一起，曲调优美酣畅、起伏跳跃，旋律轻盈优雅。

4 消除疲劳

如《假日的海滩》、《锦上添花》、《矫健的步伐》，奥地利作曲家海顿的乐曲《水上音乐》等。这类作品清丽柔美，抒情明确。

5 振奋精神

如《娱乐升平》、《步步高》、《狂欢》、《金蛇狂舞》等。这类作品曲调激昂，旋律变动较快，引人向上。

6 促进食欲

如《花好月圆》、《欢乐舞曲》。

7 舒心

如《江南好》、《春风得意》。

007 音乐胎教可以促进胎儿脑神经的发育吗？

通过对胎儿有规律地传输优良的乐性声波，促使其脑神经元的轴突、树突及突触的发育，为优化后天的智力及发展音乐天赋奠定基础，称为音乐胎教。

神经元是神经系统的基本结构单位和机能单位，人智力的优劣与脑神经元的发育关系十分密切。脑神经元表面有一大的分枝（即轴突）和很多小的分枝（树突）；两个神经元之间依靠轴突、树突相接触而传递冲动（即沟通信息），其接触的部位称为突触，突触越多，人越聪明。

温馨提示

医学专家的研究证实：音乐胎教可以使胎儿脑神经元增多，树突稠密，突触数目增加，甚至使原本无关的脑神经元相互连通。

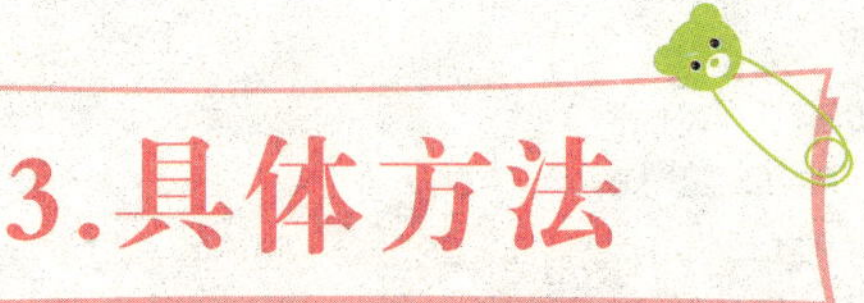

3.具体方法

008 什么是哼唱谐振法?

哼歌谐振法指母亲用柔和的声调哼唱轻松的歌曲，同时想像胎儿正在静听，从而达到母子心音的谐振。

当孕妇在打扫自己的房间，在厨房里做饭时，在晾晒衣服时，只要有时间，就可以哼唱几首儿歌或轻松欢快的曲子，让胎儿不断地听到母亲的歌声。这样既传递了爱的信息，又有意识地播下艺术的种子。哼歌时，声音不宜太大，以小声说话的音量为标准；不能大声地高唱，以免影响胎儿。

009 孕妇怎样听音乐最有效?

一般来说，在身心放松时听音乐，效果是最好的。孕妇可以在调整自己的吸气和吐气后，随着节拍左右移动身体，调整重心；双臂举过头顶，依照顺时针或逆时针方向画圆，反复数次后，将一只手臂平举，与肩同高，然后将腰部移动到重心轴上，再向左右移动手臂；双臂也可以在身体前方画圆。总之，孕妇尽可以不断变换随自己喜欢、感到舒服的姿势。

010 为什么音乐胎教应选择一些固定乐曲?

音乐除了声波的作用之外，它和颜色一样，对感觉器官的直接刺激可影响人的心理状态和情绪，并通过旋律，速度及力度的变化影响人的神经系统功能。

选择一些节奏较明显的胎教乐曲，把它一遍又一遍地转录在空白磁带上，使磁带的每面都是同一些曲子。从今天开始每天都让胎儿先听这些曲子，反复播放，以不断地强化胎儿的记忆，当胎儿出生后会对这些曲子有记忆。这样就为胎儿出生后的音乐天赋提供了良好的信息。研究表明：如果给新生儿听胎儿时期常听的乐曲，婴儿会表现出极大的兴趣。

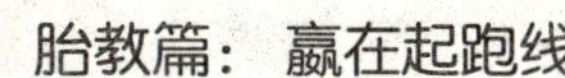
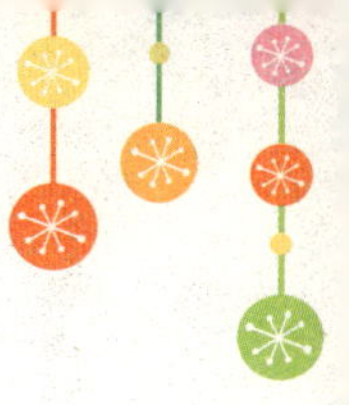

011 胎教选择古典音乐好吗？

如果孕妇原本就很喜欢古典音乐当然很好，但是如果听不惯也没有必要勉强。只要听音乐能让母亲觉得轻松愉快就达到了目的。流行歌曲、爵士乐等都可以。虽也有人认为节奏感太强的音乐会惊扰胎儿，比较安静的曲子更合适，但是其实只要是母亲乐于欣赏的，避免过于激烈，声音过高，任何音乐都可以。

012 经常给胎儿唱歌有什么好处？

如果孕妇能亲自给胎儿唱歌，将会收到更令人满意的胎教效果。一方面，孕妇在自己的歌声中陶冶了情操，获得了良好的胎教心境；另一方面，孕妇唱歌时产生的物理振动，和谐而又愉快，使胎儿从中得到感情上和感觉上的双重满足，这一点，是任何音乐所无法取代的。因此孕妇在工作之余，不妨经常哼唱一些喜爱的歌曲，把愉快的心情通过歌声传给胎儿，使胎儿分享这喜悦的心情。

013 如何选择孕期不同阶段的胎教音乐？

据观察，孕妇在不同的妊娠时期往往有不同的生理与心理需要，因此表现出的性格特点也不同。针对此特点，灵活选择胎教音乐可大大提高胎教效果。

1 孕早期

孕早期，孕妇的早孕反应比较明显，忧郁和疲劳感极为常见。孕妇宜听轻松愉快，诙谐有趣、优美动听的音乐，力求将孕妇的忧郁和疲乏消除在音乐之中。可以选听《春江花月夜》《假日的海滩》《锦上添花》《矫健的步伐》等曲子。

2 孕中期

孕中期，孕妇的情绪会较孕早期乐观，食欲比较旺盛，精力也充沛。这段时期，孕妇已经可以感觉到胎动，胎儿也已开始有了听觉。胎教音乐从内容上可以更丰富一些。除了可继续听早孕期听的乐曲外，还可再增添一些乐曲，如柴科夫斯基的《B小调第一钢琴协奏曲》《喜洋洋》《春天来了》等乐曲。

3 孕晚期

到了孕晚期，孕妇的身子笨重，时常要想到分娩以及产后的问题，思想压力较大，焦虑现象也多。这时应选择既柔和而又充满希望的乐曲。如《梦幻曲》《让世界充满爱》《我将来到人间》以及奥地利作曲家海顿的乐曲《水上音乐》等。

014 怎样根据胎儿的性格选择胎教音乐?

在利用音乐进行胎教时，给胎儿听的曲子应该多样化。但在选曲时应当注意到胎动的类型，因为人的个体差异往往在胎儿期就有显露。有的“淘气”，有的“调皮”也有一些是老实、文静的。这些既和胎儿的内外环境有关，也和先天神经类型有关，一般来讲，应该给那些活泼好动的胎儿听一些节奏缓慢、旋律柔和的乐曲，而给那些文静、爱动的胎儿听一些轻松活泼，跳跃性强的歌曲。切忌给胎儿听较大音量的乐曲，这会引起胎儿的躁动不安，长期下去，胎儿体力消耗太大，可能出生时体重过低，有时还出现不良神经系统反应。节奏过分强烈和音量较高的音乐，还会致使胎儿的消化系统发生紊乱。

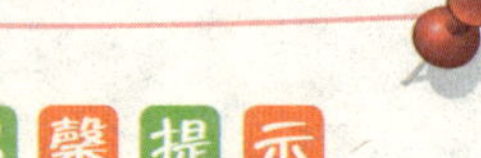

如果能和着音乐的节奏和表达的内容与小宝宝玩耍，那将对胎儿的生长、发育起到更为明显的效果。

015 怎样根据孕妇的性格选择胎教音乐?

每个人都有不同的性格特点，不同性格的孕妇，进行音乐胎教时则选择曲诵、节奏、旋律、响度不同的乐曲。如果孕妇情绪不稳，性情急躁，胎动频繁不安，则宜选择一些缓慢柔和，轻盈安详的乐曲。如二胡曲《二泉映月》，筝曲《渔舟唱晚》，民族管弦乐曲《春江花月夜》、琴曲《平沙落雁》等。这些柔和平缓并带有诗情画意的乐曲，可以使孕妇及胎儿逐渐趋于宁静，并有益于胎儿的身心朝着健康的方面发展。

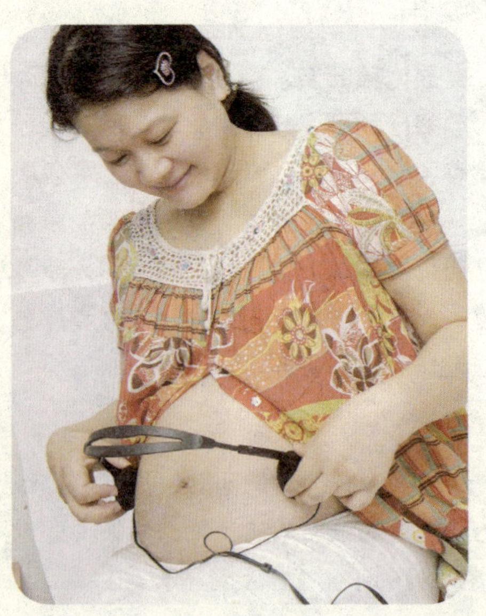

如果孕妇性格阴郁迟缓，胎动也比较弱，则宜选择一些轻松活泼、节奏感强的乐曲，如《春天来了》《江南好》《步步高》及奥地利作曲家约翰·施特劳斯的《春之声圆舞曲》等。这些乐曲旋律轻盈优雅，曲调优美酣畅，起伏跳跃，节奏感强，既可以使孕妇振奋精神，解除忧虑，也能给腹中的胎儿增添生命的活力。

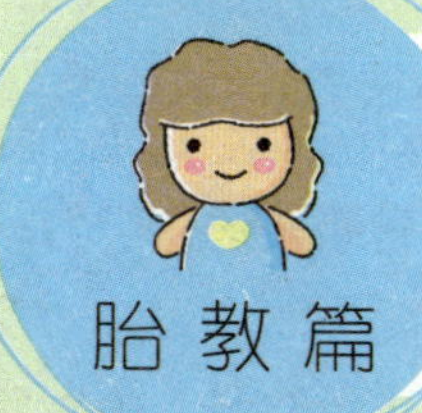

五、语言胎教

1.基本知识

001 实施语言胎教对胎儿有何意义?

语言胎教是指根据胎儿具有记忆力，对胎儿进行语言训练的方法。很多人对胎儿实施语言胎教感到不可思议，认为胎儿既不会思考也不会说话，根本无法接收语言信息。其实，语言胎教是一套行之有效的胎教方法，它的训练基础并不是建立在胎儿说话的基础上，而是建立在胎儿具有记忆力的科学基础上。

对于胎儿是否有记忆力，我国宋代名医陈自明在《妇人大全良方》中就说过：“子在腹中，随母听闻。”国内外不少专家、学者对此做过许多深入研究，西班牙一所胎儿教育研究中心对“腹中胎儿的大脑功能会被强化吗”这一课题进行了研究，研究结果表明，胎儿在子宫中通过胎盘接受母体的养分和信息，胎儿脑细胞在分化、成熟的过程中不断接受母体神经信息的调节和训练。研究结果证实了胎儿对外界有意识的激励行为的感知体验，将会贮存在记忆中。

法国学者曾经对一些婴儿进行过法语和俄语的选择试验，结果发现他们对法语的发音反应更为强烈。美国“胎儿大学”的一个“小学生”在妈妈肚子里经过“胎儿大学”的语言学习后，出生仅仅9周居然能对录像机放映的节目说“哈罗”。

温馨提示

只要母亲不失时机地对胎儿进行认真、耐心的语言训练，那么等到胎儿出生后在听力、记忆力、观察力、思维能力和语言表达能力方面将会大大超过未经语言训练的孩子。

002 实施对话胎教对胎儿有何意义?

对话胎教是根据胎儿具有听力，父母隔着肚皮与胎儿说话，对胎儿进行听力、语言、记忆、审美等方面训练的方法。

胎儿具有听力已被研究人员证实，所以借助胎儿听力对胎儿进行胎教，是对胎儿综合教育、训练的最佳方法，其中对话胎教法就是最具综合性的方法。

亲子对话训练，就是父母对自己的胎儿进行对话的训练。它和我们平时面对面的对话不同，一是父母看不见胎儿，但父母要像看得见那样，用亲切的眼光注视着腹中的孩子；二是胎儿不会讲话，但父母不能这么认为，要觉得胎儿能和自己交流。最重要的是，要把胎儿当成一个孩子看待。你叫他名字，他会叫你妈妈或爸爸。他是一个有血有肉、有思想有感情、机灵可爱的小淘气。只有这样，你才能够像对待婴幼儿那样，谈话时自然、亲昵，充满温情和爱怜。

不论是早晨还是晚上，只要有时间，都不要错过这种亲子对话的机会。这种对话既是爱的表现，又是美的传送，能够产生以美导真的效应，从而提高胎儿的素质，在出生后的小儿身上其积极作用就会显示出来。

003 如何进行语言胎教?

胎儿5个月时，感受器官初具功能，在子宫中能接收到外界刺激，能以潜移默化的形式储存于大脑之中。

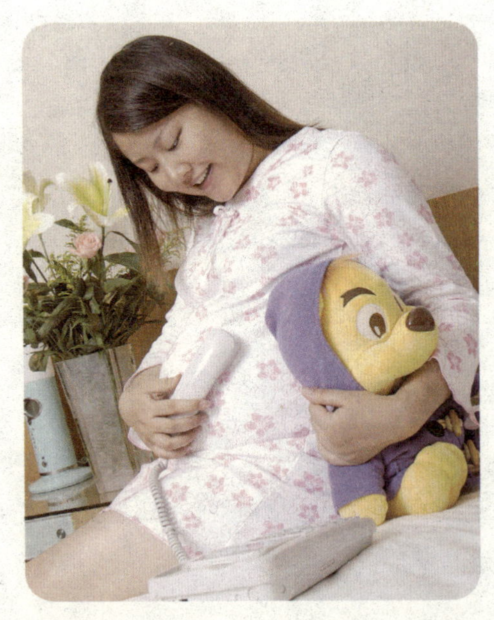

尽管胎儿所处的环境与常人不同，他是漂浮于羊水中，外界的声波在传到胎儿时要穿过腹壁、子宫壁和羊水，声波的强度会减弱一些（一般减弱20分贝左右），但声音频率、音调和韵律是不会发生明显的改变的，依旧能传递给胎儿，胎儿依旧能感觉得到。

实践证明，父母经常和胎儿对话，进行语言交流，能促进胎儿出生后的语言和智能发育。

专家们提出，父母与胎儿的对话要继续，每天定时刺激胎儿，每天1～2次，准父亲也要在固定的时间和胎儿说

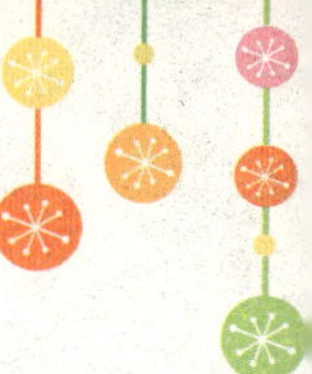

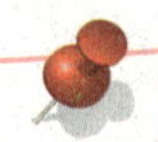

温馨提示

实践证明，胎儿能接受父母亲的感情，对话时一定要把他当做家庭中的成员，认真感受感情，才能达到胎教的目的。

经过胎教训练的胎儿，出生后3～4天就能用声音与父母交流，连续发出咿咿呀呀的声音。

话。随着妊娠进展，每天可适当增加对话次数和延长对话时间，把快乐的感受告诉胎儿。

父母和胎儿的对话内容不必太复杂，内容不限，可以问候，可以聊天。为了培养孩子丰富的想象力、独创性和进取精神，准父母还可以为胎儿选择一些色彩丰富，富有思想内容的幼儿画册，利用画册进行故事讲解。

父母可以将画册中展示的思想世界，用富有想象力的大脑以饱含感情的声调把故事讲给胎儿听。注意，父母在给宝宝讲故事时候，不仅仅是朗读，而应把画册中的内容通过父母的想象使之形象化，使画册中表达的内容更具体、更形象地传递给胎儿。

2.具体方法

004 语言胎教有哪些方法？

语言是父母与胎儿交流的最直接的手段。你可以喃喃自语，也可以对着宝宝诉说。不过研究显示，胎儿对于爸爸低沉、浑厚的声音反应最为积极。所以爸爸是给宝宝进行语言胎教的不二人选。

1 日常生活语言诱导

例如：可给小宝宝起好名字，每天反复对胎儿讲在他出生后要对他讲的日常生活语言。

2 系统性语言诱导

例如：儿歌、童谣，分阶段，由浅入深的进行。

005 怎样能把童话读得更加有趣？

希望能将童话读得有趣，首先要让自己的感情融入其中。可以呼唤孩子的小名，用口语给胎儿讲出自己看到的故事，不用强求情节和原书一样。如果能偶尔根据图画的内容改编故事，也会让自己和胎儿都增加几分新鲜感，对胎儿的想象力也会十分有帮助。有的孕妇边说边走感觉很好，也有的孕妇在朗读童话书时，会不断抚摸自己的腹部，以求为胎儿带来温暖的感觉。

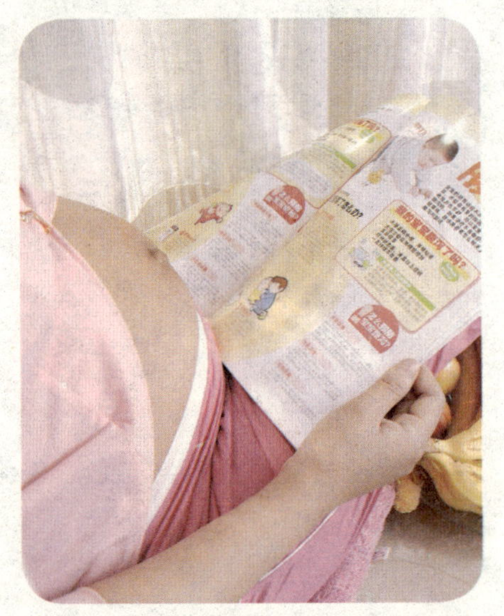

总之，我们提倡孕妇以各种有效的方式坚持每天为胎儿阅读，在读到故事的结尾处时，孕妇也可以将自己的感想与胎儿进行亲切的交流。不过需要注意的是，无论以怎样的方式来读，都要注意发音的准确性，因为只有这样才能完整地表达出书中的意思。在朗读之前如果先做一些针对舌头、嘴唇和口型的训练，会很有帮助。

006 怎样与胎儿亲切讲话？

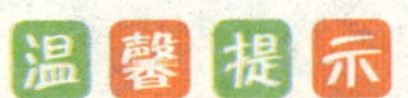

在与胎儿对话时，孕妇要使自己的精神和全身的肌肉放松，精力集中，呼吸顺畅，排除杂念，心中只想着腹中的宝宝，把胎儿当成一个站在你面前的活生生的孩子，娓娓道来，这样才能收到预期的效果。

对话可从孕3～4个月时开始，每天定时刺激胎儿，每次时间不宜过长，1分钟足够了。随着胎儿的发育，每天还可适当增加对话次数，可以围绕父母亲的生活内容，每次教给胎儿周围的每一种新鲜事物，把所看到所感觉到的东西对胎儿仔细说明，把美好的感觉反复传授给胎儿。

一般来说，亲切讲话可以选在早上或胎动多时，因为这时候胎儿精力比较旺盛，也不会影响到他的睡眠，时间以2～3分钟为宜。要知道胎儿在腹中的绝大部分时间是需要睡眠的，如果过多地讲话会让本来有益的胎教变成无益的噪声。

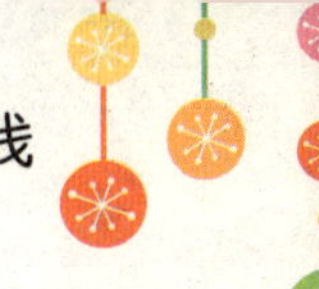

值得注意的是，由于胎儿还没有关于这世界的认识，不知道谈话的内容，只知道声音的波长频率。而且，他并不是完全用耳朵听，而是用他的大脑来感觉，接受着母体的感情。

007 为什么要早给胎儿起乳名？

现实当中绝大多数年轻的爸爸、妈妈，都是等宝宝出生以后，视孩子性别的不同才给宝宝起名。从有益于宝宝智力发育的角度讲，当胎儿长到5～6个月时，就应取一个乳名先叫着。

这是因为发育到5～6个月的胎儿，听觉器官的发育已基本成熟并与神经系统反射建立起了联系，从这时开始给孩子起上乳名并经常呼唤。当未来的爸爸、妈妈每次和胎儿讲话时先叫一下孩子的乳名，这样比较容易沟通父母和胎儿之间的信息交流，更重要的是胎儿出生后当婴儿听见呼唤自己的乳名，小家伙就会因非常熟悉而产生特殊的安全感，即便是在烦躁哭闹的时候，叫一下宝宝的乳名也会使他安静下来。

008 准爸爸多与胎儿讲话有什么好处？

声学研究表明：胎儿在子宫内最适宜听中、低频调的声音，而准爸爸的说话声音正是以中、低频调为主。因此，如果丈夫能坚持每天对子宫内的胎儿讲话，从而唤起胎儿积极的反应，有益于胎儿出生后的智力发育及情绪稳定。

另外，没有经历过胎教的新生儿常常会有这种情况，即使不熟悉的女性逗乐也会因逗乐而微笑而父亲逗乐则反而会哭。这正是孩子从胎儿期到出生后的一段时间里，对男性的声音不熟悉所造成的。为了消除新生儿对男性特别是对父亲的不信任感，胎儿长到5个月后丈夫应开始养成与胎儿对话的习惯。

同时，这也有利于稳定孕妇的情绪。当孕妇看到丈夫如此关注自己腹中的胎儿时，就不会再为孕期的很多不可预测的事情而担心害怕，因为孕妇知道她身边还有一个更加强大的支柱，因此而得到更多慰藉。

温馨提示

准爸爸在与胎儿搭话时要善于揣测妻子的心理活动，仔细琢磨一下爱人需要听什么话，要通过妻子良好的心理感受而产生积极的胎教效应。

009 准爸爸应怎样与胎儿讲话？

丈夫通过动作和声音，与妻子腹中的胎儿说说话，是一项十分必要的胎教措施。日本育婴文化研究所的谷口裕司，在妻子妊娠期间，曾经试验过“父亲式的胎教”。就是在每天晚上睡觉前，把手放在妻子的腹部，跟胎儿说上几句话。常说的话是：“你今天又长了这么多，我是你爸爸哟。”通过丈夫抚摸妻子的腹部，对孕妇产生的是良性刺激，这既是孕妇的一种精神与机体享受，胎儿也从中受益不少，尤其是对于情绪和精神紧张的孕妇来说，这是一剂良好的安慰剂。

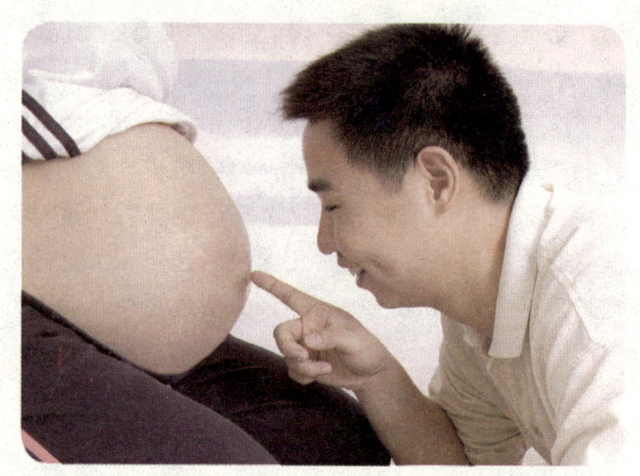

丈夫与妻子腹中胎儿的谈话，不一定拘于某种形式，其内容宜丰富一些，诸如问候胎儿、安慰或批评胎儿等都可以。

010 如何选择和胎儿讲话的话题？

每次和胎儿说不同的话题，可以对胎儿的大脑起到良好的刺激作用。如果想让胎儿的情绪安稳，就应该经常对胎儿的大脑进行良性刺激。事实上，与胎儿讲话的最佳话题就是孕妇自己的各种生活经验。

此外，胎儿对语言的初步学习也可以从此时开始，这时孕妇只要进行各种积极的活动，并用话语向胎儿表达自己的感情，就可以对胎儿产生极大的帮助。每次最好都以相同的词句开头和结尾，这样循环往复，不断强化，效果比较好。

孕妇也可以进行系统性的讲话。系统性的讲话是指父母可以选择一些简短动听的儿歌、童谣读给胎儿听，可以像给孩子上课一样，定时进行。内容的选择可以在一段时间内保持不变，注意感受胎儿的反应，如果胎儿在腹内的动作幅度过大，或过于频繁，很可能是他不喜欢听，这时不妨换一种。

六、抚摸胎教

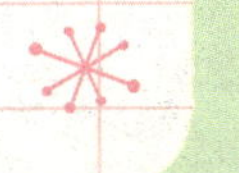

1.基本知识

001 什么是抚摸胎教？有哪些好处？

抚摸胎教是根据胎儿具有触觉，父母通过抚摸来与胎儿沟通的方法，它也是父母早期与胎儿沟通的重要途径。经常对胎宝宝进行抚摸胎教有以下好处：

❶抚摸胎教可以锻炼胎宝宝皮肤的触觉，并通过触觉神经感受体外的刺激，从而促进了胎宝宝大脑细胞的发育，加快胎宝宝的智力发展。

❷抚摸胎教还能激发胎宝宝活动的积极性，促进运动神经的发育。经常受到抚摸的胎宝宝，对外界环境的反应也比较机敏，出生后翻身、抓握、爬行、坐立、行走等大运动发育都能明显提前。

❸在进行抚摸胎教的过程中，不仅让胎宝宝感受到父母的关爱，还能使孕妈妈身心放松、精神愉快，也加深了一家人的感情。

002 胎儿的触觉何时出现？

胎儿的触觉出现得很早，甚至早于感觉功能中最为发达的听觉，由于黑暗的宫内环境限制了视力的发展，所以胎儿的触觉和听觉就更为发达。妊娠2个月时，胎儿就能扭动头部、四肢和身体。4个月时，当母亲的手在腹部摸触到胎儿的脸时，他就会做出皱眉、眯眼等动作。如果在腹部稍微施加一些压力时，他立刻就会伸小手或者小脚回敬一下。有人通过胎儿镜观察发现，当接触到胎儿的手心时，他马上就能握紧拳头作出反应，而接触到其嘴唇时，他又努起小嘴作出吮吸反应。这一切都充分地说明了胎儿的触觉是存在的，而且非常灵敏。

003 抚摸胎教的应注意哪些事项?

●抚摸胎教应当有规律性，每天2次，坚持在固定的时间进行，这样胎儿才能心领神会地在相应的时间里作出反应。

●抚摸胎宝宝之前，孕妈妈应排空小便。

●抚摸胎宝宝时，孕妈妈要避免情绪不佳，应当保持稳定、轻松、愉快、平和的心态。

●进行抚摸胎教时，室内要保持环境舒适，空气新鲜，温度适宜。

●进行抚摸胎教时，如能配合对话胎教和音乐胎教等方法，效果会更佳。

004 哪些情况下不宜实施抚摸胎教?

❶一般在孕早期以及临近预产期不宜进行抚摸胎教;

❷有不规则子宫收缩、腹痛、先兆流产或先兆早产的孕妈妈，不宜进行抚摸胎教，以免发生意外;

❸曾有过流产、早产、产前出血等不良产史的孕妈妈，也不宜进行抚摸胎教，可改用其他胎教方法替代。

2.具体方法

005 如何对胎儿进行抚摸胎教?须注意什么?

胎儿对触觉刺激具有较为灵敏的反应，在妊娠6个月时，孕妇可在腹部明显地摸到胎儿的头、背及四肢，这时正是进行抚摩胎教的好时机。抚摩胎教宜在起床后或睡觉前进行。

姿势：孕妇排空小便，仰卧在床上，平静均匀地呼吸，眼睛凝视着上前方，全身肌肉彻底放松。具体方法是，孕妇用双手从不同方向抚摸胎儿，左右手轻轻变替、轻轻按压，用双手手心紧贴在腹壁上，轻轻地旋转，可以向左，也可以向右，这时胎儿会做出相应的反应，如伸胳膊、蹬腿等。这种抚摩运动坚持做一段时间，胎儿就会习惯了，形成条件反射，只要妈妈把手放在腹壁上，胎儿就会进行胎内运动，此时再伴随着轻柔的音乐，则效果就更理想。

在为胎儿做抚摩胎教时，别忘了还要轻轻地、充满爱意地和胎儿说话，让胎儿更强烈地感受到父母的爱意。父母也可以在触摸胎儿的时候谈谈心，交流感情，憧憬一下宝宝出生后美好的生活，营造出温馨、亲密的气氛，这样有利于加深一家三口间的感情。

抚摩及按压时动作一定要轻柔，以免用力过度引起意外。有的孕妇在怀孕中、晚期经常有一阵阵的腹壁变硬，可能是不规则的子宫收缩，此时不要进行抚摩胎教，以免引起早产。孕妇如果有不良分娩史，如流产、早产、产前出血等，则不宜进行抚摩胎教。

温馨提示

帮助胎儿运动的时间应该固定，一般选在晚上8点左右较为适宜，每次运动5～8分钟即可，对培养一个健康活泼的宝宝是大有好处的。

006 如何进行早期抚摸胎体胎教？

孕早期经常抚摩胎体，能够增进准妈妈血液循环，有利于胎儿的智力发育。通过抚摩能把触觉刺激传递给胎儿的大脑，反复的刺激能加强感受器与大脑的联系，从而产生更牢固的记忆。这样孩子出生后往往比一般的孩子更聪明。

抚摩动作一定要温柔，并且要身心投入，好像在抚摩你未来的小宝宝那样充满爱心和欣喜。

每天睡前，准妈妈平卧、全身放松，用双手从上而下，由中间向两侧反复抚摩胎体。然后对胎儿轻轻一按，这时胎儿往往会主动迎上来。每天坚持5～10分钟。

007 什么是触压拍打法？如何进行此法？

在腹部先摸到胎儿的肢体，而后按压胎儿的肢体，对此胎儿会马上缩回肢体或活动肢体。该法适用于妊娠5个月的准妈妈，每天早晚各进行1次，每次3～5分钟。

姿势：同抚摸法。具体方法是，当胎儿踢肚子时，母亲可轻轻拍打被踢部位，然后再等待第2次踢肚。一般在1～2分钟后，胎儿会再踢，这时再拍几下，接着停下来。如果拍的地方改变了，胎儿会向改变的地方再踢，注意改拍的位置离原来踢的位置不要太远，这样可锻炼胎儿的运动能力。

008 怎样进行指按胎教法?

在妊娠中期，即可开始应用这款胎教做法，每次时间在3～5分钟为宜。

孕妈妈仰卧在床上，头不要垫得太高，全身放松，呼吸匀称，心平气和，面部松弛呈微笑状，双手轻放在胎儿位上，也可将上半身垫高，采取半仰姿势，注意不论采取什么姿势，一定要感到舒适。

做完抚摸法后，可接做此法。用食指或中指轻轻触摸胎儿，然后放松即可。开始时，胎儿一般不会作出明显反应，待母亲手法娴熟并与胎儿配合默契后，胎儿就会有明显反应。如遇到胎儿“拳打脚踢”强烈反应，表示胎儿不高兴，这时应停止动作。

8个月时，胎儿的头和背已经分清，此时如胎儿发脾气，母亲可用爱抚法抚摸胎儿头部，安抚胎儿，一会儿胎儿就会安静下来，用轻轻蠕动来回答。

指按法应定时做，一般在每天睡觉前，晚上9～10点钟胎儿活动频繁时做。

009 如何进行推动散步式抚摸胎教法?

推动散步式抚摸胎教可以从怀孕六七个月后，当孕妈妈可以在腹部明显地触摸到胎宝宝的头、背和肢体时开始进行。具体做法如下：

妈妈平躺在床上，全身放松，轻轻地来回抚摸、按压、拍打腹部，同时也可用手轻轻地推动胎宝宝，让胎宝宝在宫内“散步”。

010 如何进行亲子游戏式抚摸胎教法?

亲子游戏可以在怀孕5个月以后，有胎动了再开始进行。具体做法如下：

孕妈妈先用手在腹部从上至下、从左至右轻轻地有节奏地抚摸和拍打，当胎宝宝用小手或小脚给予还击时，孕妈妈可在被踢或被推的部位轻轻地拍两下，一会胎宝宝就会在里面再次还击，这时孕妈妈应改变一下拍的位置，改拍的位置距离原拍打的位置不要太远，胎宝宝会很快从改变的位置再作还击，这个过程可反复进行。

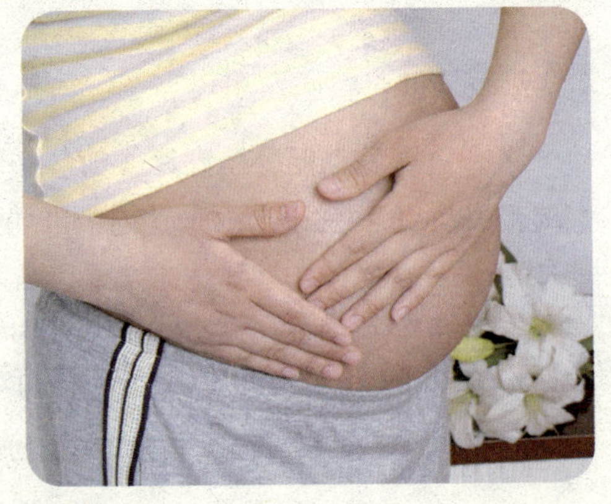

七、其他方法

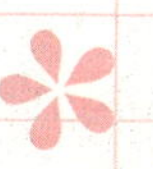

1.视觉胎教

001 胎儿有视觉吗?

人们以为，胎儿生活在子宫内，即使到后期眼睛已发育完全，但两眼也是一抹黑，什么也看不见。因为胎儿生活在羊水的海洋里，外面的世界层层设防，除了羊水、羊膜外，还有绒毛膜，最后又加上子宫。如此“深宅大院”，自然是一般光线很难透过。因此，胎儿在这黑暗的条件下没有看东西的需要，也不可能看见什么东西。

然而事实并非如此，胎儿的眼睛并不是完全看不见东西。在妊娠第2个月时，胎儿的眼睛就已开始发育，到了第4个月时，对光线已经非常敏感。为了证实这一点，有人曾用手电筒的光线用有节奏地照射孕妇的腹部，发现胎儿会睁开双眼，把脸转向光亮的地方，胎儿的心率也随之发生有规律的变化。

002 视觉胎教对胎儿有何重要意义?

随着人们对胎教的关注程度不断上升，视觉胎教也终于出现了大多数的胎教课程当中。

胎儿的视觉发育较晚，而且由于宝宝要长到8岁才能获得与成人一样的视觉能力，所以胎儿一般只能分辨光线明暗，不过切不可因此忽略了对胎儿的视觉刺激。对名画进行鉴赏、给图案上色等方法都属于通过训练胎儿感性能力的视觉胎教。孕妇看到的东西越多，胎儿所能感受到的审美体验就越多。

003 色彩对人有什么影响？对胎教有什么作用？

人的第一感觉就是视觉，而对视觉影响最大的就是色彩。乍一看，色彩似乎稀松平常，可仔细一琢磨，其中却大有学问。目前人们已经认识到，色彩能够影响人的精神和情绪，它作为一种外在的刺激，通过人的视觉产生不同感受的结果，给人以某种精神激励作用。因此，人感到舒畅还是沉闷，都与色彩的视感有着直接的关系。可以说，不舒服的色彩如同噪音一样，使人感到烦躁不安，而协调悦目的色彩则是一种美的享受。一般来说，红色使人激动、兴奋，能鼓舞人们的斗志；黄色明快、灿烂，使人感到温暖；绿色清新、宁静，给人以希望；蓝色给人的感觉是明静、凉爽；白色显得干净、明快；粉红和嫩绿则暗示着春天，使人充满活力。

根据色彩原理，胎教学说引进了色彩理论。相对地说，孕妇因体内激素的变化，往往性情急躁，情绪波动较大。因此，有意识地多接触一些偏冷的色彩，如绿色、蓝色、白色等，以利于情绪稳定，保持淡泊宁静的胎教心境，使腹内的小宝宝安然平和地健康成长。

温馨提示

孕妇不宜多接触红、黑等色彩，以免产生烦躁、恐惧等不良心理，影响胎儿的生长发育。因此，在布置孕期居室，采购日常生活用品，以及居家旅行时要有意识地注意这个问题。

004 如何进行名画鉴赏？

首先，最简单的方法是欣赏风景画，一般看风景画，不仅能让人很快了解画家的意图，而且可以看到美丽的自然风景，容易使情绪安定。

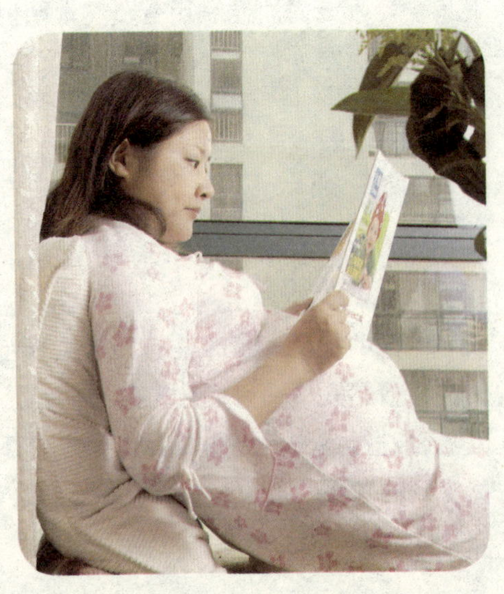

其次，孕妇在去美术馆之前需要做充分的准备，了解正在展示的作品背景再欣赏。掌握了画家和作品的基本信息之后再对其进行鉴赏，往往可以带来更多的感受。

再次，视觉胎教也和其他胎教一样，需要持之以恒。孕妇应该从不断的鉴赏中感受到其中的趣味所在。

005 自己画画也是视觉胎教吗?

由于胎儿生长在子宫这个特殊的环境里，胎教就必须通过母体来施行，并能通过神经来传递到胎儿未成熟的大脑中，对其发育成熟起到良性刺激，而且一些刺激可以长久地保存在大脑的某个功能区，一旦遇到合适的机会，惊人的才能就会发挥出来。因此，孕妈妈除了要多接触一些美丽的图画外，还可抽出时间来学习绘画。

心理学家认为，画画不仅能提高人的审美能力，产生美的感受，还能通过笔画和线条释放内心的情感，调节心绪平衡。画画具有和音乐治疗一样的效果，即使不会画画，你在涂涂抹抹之中也会自得其乐。

画画的时候，不要在意自己是否画得好，孕妈妈可以持笔临摩美术作品，也可以随心所欲地涂抹，只要孕妈妈感到是在从事艺术创作，感到快乐和满足就可以了。孕妈妈还可以向胎宝宝解释自己所画的内容。当然如果能临摩一些儿童画就更好了。

006 视觉胎教的素材有哪些?

提到视觉胎教，人们的脑海中也许立刻就浮现出了孕妇欣赏名画的场景。对于很多人来说，欣赏图画似乎就是视觉胎教的全部内容，其实系蝴蝶结，绣丨字绣、折纸和陶艺也都属于视觉胎教的范畴。靠手指来进行操作的绣十字绣、系蝴蝶结和折纸等，不仅能够培养孕妇的注意力，还可以使她的内心很快安定下来。因此孕妇最好能培养自己对这些活动的兴趣，并且用它们来打发平日里的闲暇时光。

孕妇也可以经常去文化宫或美术馆探索，并尝试适合自己的视觉胎教方法。

平时对美术毫无兴趣的人，如果因为怀孕而强迫自己去美术馆或画展，是不可取的。这时，和丈夫一起去看场电影，漫步在夜景迷人的步行街，或者看一看可以带来美好回忆的照片则是较为明智的选择。这样也属于视觉胎教。

温馨提示

无论是真实的风景还是照片，只要能让孕妇心态平和并引起欣赏的兴趣，就可以称得上是视觉胎教最好的素材。

2.光照胎教

007 什么是光照胎教?

光照胎教是指自孕36周开始，当胎儿胎动时，用手电筒的微光一闪一灭地照射孕妇腹部，以训练胎儿适应昼夜节律，即夜间睡眠，白天觉醒，从而促进胎儿视觉功能的健康发展。

科研结果表明：在孕35周以前，胎儿对光刺激毫无反应，自孕36周开始出现反应，可见到胎儿的眼睑、眼球运动，头部回转躲避的活动，孕37周以后逐渐明显。研究还表明：光照运动不仅可以促使胎儿对光线有灵敏反应，而且有益于出生后动作行为的协调性。

008 光照胎教能促进宝宝视力发育吗?

在胎儿期适时地给予胎宝宝光刺激，可以促进他的视网膜光感受细胞的功能尽早完善；光照对胎宝宝视网膜以及视神经有益无害。

光照后胎宝宝会立即出现转头避光动作，这表明胎宝宝可以看到射入子宫内的光亮。

孕5个月以后，准爸爸可以每天用手电筒紧贴着准妈妈腹壁照射胎头部位，光线不要太强，每次持续5分钟左右。结束时，可以反复关闭、开启手电筒的次数。同时准妈妈应注意把自身的感受详细地记录下来，如胎动的变化是增加还是减少等。

通过一段时间的训练和记录，准爸爸准妈妈可以总结出胎儿对刺激是否建立起特定的反应或规律。

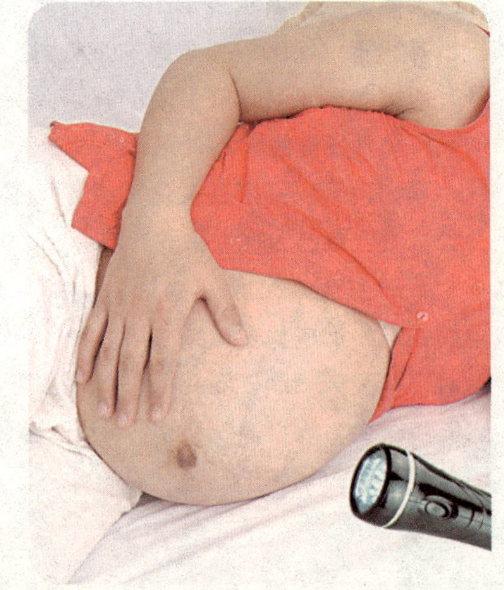

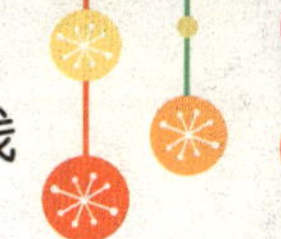

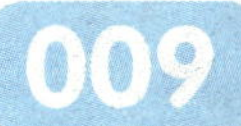

009 光照胎教的注意事项有哪些？

❶切忌强光照射，同时照射的时间也不宜过长。每次照射5分钟左右为宜。

❷进行光照胎教的时候，准妈妈应注意把自身的感受详细记录下来，如胎动的变化是增加还是减少，是大动还是小动，是肢体动还是躯体动。可以总结一下胎宝宝对刺激是否建立起特定的反应或规律。

❸应在有胎动的时候进行光照胎教，而不要在胎宝宝睡眠时进行光照胎教，以免打乱宝宝的生物钟。

❹和其他胎教一样，光照胎教要取得预期的效果，就必须持之以恒，有规律地去做，这样才能使胎宝宝领会其中含义，并积极地做出回应。

010 如何更好地进行光照胎教？

光照运动可以与数胎动和语言胎教的常识课结合进行；即孕妇每天看完电视中的新闻联播及天气预报之后，用手电筒的微光一闪一灭地照射孕妇腹部3次，同时告诉胎儿："小宝贝，妈妈每天夜间为你数胎动的时间，是你出生后学习知识的晚自习时间"。每天早晨起床前，同样用手电筒的微光一闪一灭地照射3次，同时告诉胎儿："好孩子，从小就要养成早起床的好习惯。"

值得注意的是：光照胎教切忌用强光照射，且时间不宜过长。

3.想象胎教

011 什么是想象胎教？对胎儿有何好处？

想象胎教是通过孕妇的想象产生一种良好的信息作用于胎儿，在胎儿身上产生作用的胎教方法。

从胎教的角度来看，孕妇的想象是通过母亲的意念构成胎教的重要因素，转化、渗透在胎儿的身心感受之中。同时母亲在为胎儿形象的构想中，会使情绪达到最佳状态，而促进体内具有美容作用的激素增多，使胎儿长得丰满神韵，俊美聪明，想象胎教可以贯穿于整个妊娠期和所有的胎教方法中。如孕妇在欣赏音乐时，就可以借助音乐，对乐曲所捕绘的声景展开想象；孕妇在阅读文学作品时，同样能展开诗情画意的想象，将良好的意识信息传递给胎儿，起到影响胎儿的作用。

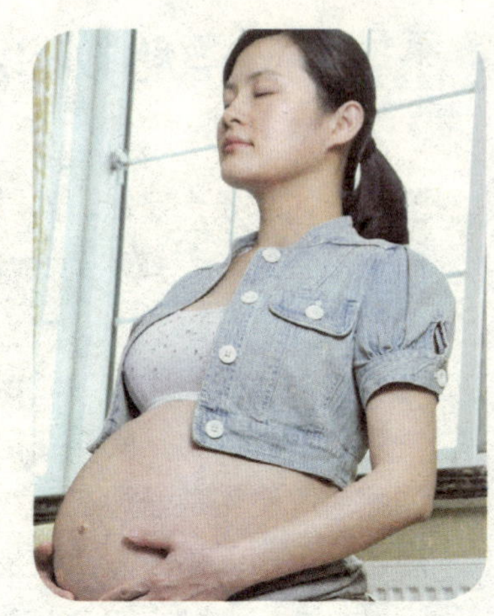

孕妇在展开想象进行想象胎教时，想象内容必须健康、美好，只有这样，胎儿才会收到良好的信息，从而有利于意识的萌芽和心智的发育。

012 想象胎教怎么做?

❶从受孕开始，夫妻就可以共同讨论，为将出生的孩子作形象设计：取各人相貌中最理想而具有特点的部位，如丈夫宽阔的额头、俊俏的剑眉，妻子善于传情的大眼睛、高高的鼻梁、轮廓分明的嘴唇等加以组合，想象成您未来的小宝宝可爱的形象。或者可以从画报、挂历、图片中找出一张您最喜欢的幼儿画像，挂在卧室，经常看看。一旦将设计的婴儿形象确定下来了，您就要反复使这一形象具体清晰，并在心中不断地呼唤。久而久之胎宝宝就会按照母亲的意愿生长发育，接近父母理想的相貌。

❷在孕期中可以想象胎宝宝在羊水中安详地睡眠，一副逗人喜爱的样子。当察觉到胎动时，就可以想象胎宝宝欢快地从睡眠中醒来，伸脚动手打哈欠、伸懒腰那活泼可爱的样子。

❸孕妇还要经常想象美好的事物，如名画、风景、优美音乐和文学作品、影视中美好的镜头，以及出外旅游与家人一道去公园散步，或与邻居和自家的小朋友一起嬉戏的幸福时刻。通过想象使自己常处于一种愉快的心境中。

013 想象胎教的注意事项?

❶孕妇应该保持心情愉快，情绪乐观，避免不良情绪的发生和影响。即使遇到不愉快的事也不要生闷气，这对孕妇自身健康，特别是对胎宝宝的健康发育，是没有好处的。

❷为了孩子，为了下一代的聪明、活泼和可爱，孕妇一定要多到大自然中去，在大自然中陶冶母子的性情。

❸即将做妈妈的你应该克服自己的懒惰习惯，争取每日早些起床，然后去欣赏大自然清晨的美景，也使腹中的小宝宝受到熏陶。

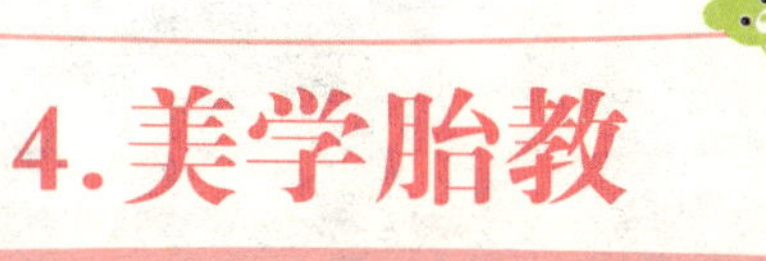

4.美学胎教

014 美学胎教有哪些好处?

我们生活的这个世界里到处充满了各种各样的美，人们通过看、听、体会享受这美丽的一切。美学胎教就是通过孕妈妈的身心感受，将美的教育通过神经传输给胎宝宝。这样不仅可以促进胎宝宝大脑细胞和神经系统的发育，同时，也陶冶了孕妈妈的情感，对母亲和胎儿的心理健康都是非常有益的。

015 如何对胎儿实施音乐美学胎教?

对胎宝宝进行音乐美学的培养可以通过心理作用和生理作用这两种途径来实现。

心理作用方面：音乐能使孕妇心旷神怡，浮想联翩，从而使其情绪达到最佳状态，并通过神经系统将这一信息传递给腹中的胎宝宝，使其深受感染。同时安静、悠闲的音乐节奏可以给胎宝宝创造一个平静的环境，使躁动不安的胎宝宝安静下来，使他蒙胧地意识到世界是多么和谐，多么美好。

在生理方面：悦耳怡人的音响效果能激起母亲神经系统的活力，从而激发胎宝宝大脑及各系统的功能活动，来感受母亲对他的刺激（教育）。

016 何为形体美学?

孕妇如果有优雅的气质、饱满的情绪和文明的举止，就能感受到来源于自身的一种美。这种感受确立了孕妇的审美观，也能将这种审美观传递给胎儿，使胎儿在母体内也得到美的熏陶。因此，专家经常告诫妇女在怀孕期间，不仅要保持精神焕发，穿着整洁，举止得体，还要适当丰富自己的精神生活。

十月胎教重点

1月胎教重点是什么?

经常散步，听舒心乐曲，调节早孕反应，避免繁重劳动和不良环境，丈夫应体贴照顾妻子主动承担家务，常陪妻子消遣，居室环境收拾干净，无吵闹现象，做到不过量饮酒，不在妻子面前抽烟，节制性生活。

2月胎教重点是什么?

散步、听音乐，做孕妇体操，避免剧烈运动，不与狗猫接触，美化净化环境，排除噪音，情绪调节稳定，制怒节哀，无忧无虑，停止房事，以防流产，丈夫主动清理妻子的呕吐物，关心妻子饮食状况，及时为其配制可口的饭菜。

3月胎教重点是什么?

做胎儿体操，早晚平躺在床上，腹部放松，手指轻按腹部后拿起，让胎儿感觉每次5-10分钟即可。听欢快的音乐或儿歌，这段时间是最容易流产的时间，应停止激烈的体育运动，体力劳动，旅行等，日常生活中避免劳动过度，注意安静。

4月胎教重点是什么?

做胎儿体操，听音乐或哼唱自己喜欢的歌曲，丈夫可将报纸卷成筒状，与胎儿轻声说话或念一些诗文。同时，丈夫和孕妇应多看一些家庭幽默书籍，以活跃家庭气氛，增进夫妻情趣。这个时期孕妇心身愉快，胎内的环境安定，食欲突然旺盛，胎儿进入了急速生长时期，因此需要充分的营养，要多摄取蛋白质、植物性脂肪、钙、维生素等营养物质。

5月胎教重点是什么?

做胎儿体操，主动轻抚腹部，将音量适度的耳机在孕妇腹上放几分钟欢快的乐曲。每天早、晚与胎儿打招呼:“宝宝，早上好!宝宝，晚安!”如此等等。这个期间要少量多餐，多吃些含铁多的猪、牛、鸡等的肝脏及海藻等绿色蔬菜。注意防治贫血。从这时起，做授乳准备，开始乳头的保养。开始作一些育儿用品和产妇用品的计划安排。

6月胎教重点是什么?

帮助胎儿运动:晚8时左右孕妇仰卧在床上放松，双手轻轻抚摸腹部，10分钟左右，增加和胎儿的谈话次数，给胎儿讲故事，念诗、唱歌、哼曲等。每次开始前，叫胎儿的乳名，时间1分钟，这时是非常时期，孕妇要充分休息，睡眠要足，中午要睡1-2小时好。

7月胎教重点是什么?

帮助胎儿运动，给胎儿介绍画册、色彩及动物形象，以及动物的特点。丈夫应多陪妻子散步、做操、听音乐、看电视(不要看刺激性太强，情节太激烈的)、会朋友、看书画展、玩轻松活泼的游戏等，以松弛压力、增加愉快。

8月胎教重点是什么?

帮助胎儿运动，丈夫、孕妇多与宝宝沟通，随时告诉宝宝一些身边的有趣的事情，并告诉宝宝你快要出生了。你将降生在一个和谐、幸福的家庭，一个文明、昌盛的时代。

9月胎教重点是什么?

帮助胎儿运动和胎儿一起欣赏音乐，较前几个月胎教时间可适当延长。胎教内容可适当增加，孕妇应少吃多餐，以多营养，高蛋白为主，限制动物脂肪和盐的过量摄入，多吃富含微量元素和维生素的食物，少饮水。

10月胎教重点是什么?

在各种胎教活动都正常进行的同时，孕妈妈应该适当了解一些分娩知识，消除害怕心里，保持企盼，愉快的心态。要养精畜锐，避免劳累，早晚仰卧，练习用力，松驰方法，为分娩作准备。顺利地分娩可以看作是最后的胎教。

第四篇 分娩篇

阵痛中的新生

一、分娩常识

1.有关分娩

001 分娩先兆有哪些?

随着预产期的临近，孕妇总是会担心什么时候分娩、会出现什么样的症状等问题。临近分娩时会有一些先兆，但也会因人而异，要做好充分的准备。一般分娩的先兆有几下几点：

1 胎儿下降到骨盆

预产期临近时，孕妇首先会感觉到胎儿位置的变化，原来在产妇肚脐周围的胎儿开始缓缓滑到产妇的骨盆中。

这时产妇会有下坠感，从外表看孕妇的腹部呈下垂状，被子宫顶着的胃和横隔膜的位置也会下降，呼吸也相应变得轻松许多。

2 胎动明显减少

胎儿的头部进入骨盆内固定后会减少活动，因此，这时产妇感觉胎动减少。

3 阴道分泌物增多

即将临盆时，阴道和子宫颈部分泌的黏液增多，此类黏液起到帮助胎儿顺利通过产道的润滑剂作用。随时检查分泌物的颜色、气味有无异样，有异味或发痒时，应向医生咨询是否为阴道炎症。

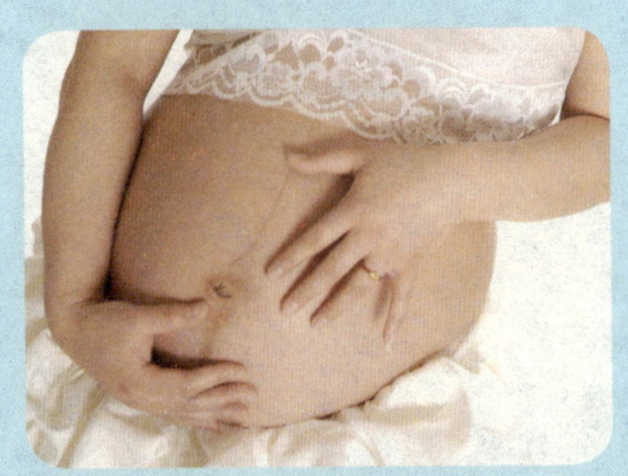

4 胃部、胸部的压迫感减轻

到了预产期，胎头进入骨盆，这时原来感觉被顶上去堵着胸部的子宫体的压迫感消失了。另外，胃的周围感觉也很舒畅，食欲增加，呼吸也很轻松。此时应避免暴食而导致妊娠高血压疾病。

5 尿频

胎头入盆后，膀胱受胎儿的压迫。

因胎儿位置下滑时，其头部压迫产妇膀胱，产妇会经常感到尿意。一有尿就想排泄，但到了厕所又排不出来或排泄一点点，过不一会儿又有尿意，尤其是分娩即将临近时每晚排尿次数会超过2～3次。

6 腹部不规律地收缩

预产期临近时，腹部会有如痛经一样的感觉，这被称为假阵痛收缩，这是因为子宫变得敏感，稍微受到刺激就会收缩。

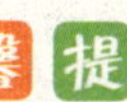

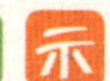

温馨提示

子宫每天有几次不规律的收缩，其特点是持续时间短，常少于30秒，收缩力弱而不规则，并且强度逐渐增加，常在夜间出现清晨消失。如果子宫收缩渐渐有规律，疼痛越来越厉害，而且间隔10分钟一次时，就要去医院了。

002 分娩时的讯号是什么？

怀胎十月，终于来到令人兴奋的一刻，宝宝要出世了！宝宝出生时，会给妈妈讯号，这些讯号主要有3项，表示妈妈要分娩了！

1 开始阵痛

产妇在怀孕20周以后，偶然会感到子宫的不规律收缩，这种收缩的情形，在分娩前几天会变得强烈，频率也增加。

当原本不规律的子宫收缩，开始间隔一定时间，反复出现，这就是阵痛，最初阵痛每隔20～30分钟出现一次，孕妇会感到腹部紧绷或下坠感，维持的时间为10～20秒，渐渐每次阵痛的间隔会缩短，而每次阵痛持续的时间会变长。在开始阵痛前后，子宫颈渐渐变短张开，可见夹着血液的分泌物出现。如果是初次生产，由开始阵痛至胎儿诞生为止，大约要花十多个小时，所以不必慌张入院。

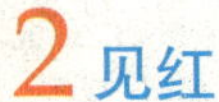

2 见红

当宫颈扩张后，原先封堵宫颈的黏液栓从阴道排出，通常不止一块，呈粉红色，称“见红”。这是由于宫颈管扩张、宫颈内膜血管的破裂造成的。许多孕妇没有见红现象，但有些孕妇在妊娠早期和分娩过程中有这种现象。分娩前的见红，和平日的出血不同，表现为黏液状出血，容易区分。不过也因人而异，有见红后很长时间才开始阵痛的孕妇，也有不出现见红现象的产妇，出现见红时要及时就医。

温馨提示

当出现生产的征兆时，要立即和医院联络，具体地告知开始阵痛的时间、阵痛强度和持续的时间、是否有见红或破水等症状出现等。

3 破水

当胎儿头向下压迫羊膜囊时，就会造成破水（通常是在分娩时破膜。胎儿娩出后，胎膜仍然完整未破的情况罕见）。羊水会突然涌出来，但通常是慢慢地流出来。羊水无味透明，或呈乳白色，有些产妇误以为是小便失禁。通常是在破水后12～24小时之内分娩，如孕妇破水，最好去医院就医，以预防感染。

003 哪些情况应及早入院?

①发生胎膜早破，虽未临产也应住院。

②自觉胎动明显异常者（过多或过少）。

③围产检查发现胎心异常，或脐血流异常者。

④产前有阴道出血者。

⑤有并发症和合并症的孕妇。如妊娠高血压疾病、妊娠期糖尿病、妊娠合并心脏病等。

⑥确诊为前置胎盘，即使不出血也应提早住院。

⑦已经超过预产期1周，但无任何临产迹象者。

⑧产检发现羊水过多或过少者。

⑨胎位不正或骨盆狭窄。事先已决定做选择性剖宫产者，应在预产期前1～2周入院。

⑩双胎或多胎妊娠者，至少应该提前1～2周入院。

一般情况下，无并发症的孕妇，不需要提前入院，等临产后再住院，以免休息不好或受一些不必要的刺激，同时也可减轻经济负担。

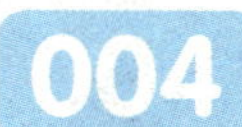

004 分娩的痛楚根源是什么？

孕妇在生产时，必须经历痛楚，才能将宝宝生下来。到底那些痛楚从何而来呢？引起分娩痛楚的原因有以下两个：

1 盆骨神经痛

在宝宝快要出生时，妈妈会感到像有东西压住会阴部似的，这时候宝宝的头部会压着妈妈盆骨的神经线，因而令妈妈产生痛楚。

2 产道皮肤疼痛

当宝宝通过产道时，子宫和阴道扩张，皮肤软组织受到宝宝出来的拉力致裂开，因而令妈妈出现一种撕裂的痛楚。

温馨提示

生产时，若孕妈妈能够轻松地张开身体，使产道放松，那么胎儿便能轻松地出世。相反，若是过分紧张，就会令身体僵硬，愈是紧张僵硬，愈会感觉强烈的疼痛。

005 产程长短有个体差异吗？决定因素有哪些？

产程是指从间隔5~6分钟，持续30秒的规律性子宫收缩开始，到胎儿、胎盘娩出所需的时间。一般来说，初产妇约为12~16小时，经产妇则为6~8小时。产程长短具有个体差异，在骨盆腔状况良好，胎儿大小适中的情况下，产程长短取决于下列因素：

产妇的精神状况

产妇的精神状态，对分娩进展是否顺利具有重要影响。如果过度紧张，会使得大脑皮层神经功能失调，导致子宫收缩不协调，子宫颈口不易扩张，也可能让产妇不会利用宫缩间歇休息，容易疲劳，造成产程延长。

产妇的年龄

年龄超过35岁的高龄初产妇，机体软组织弹性较差，子宫颈口不易扩张或扩张较慢，阴道、外阴亦扩张较慢会延长产程。

子宫颈口与骨盆底组织的松弛程度

经产妇的子宫颈和骨盆底组织较初产妇松软，其子宫口开得快，产程也会比较短。

胎儿在骨盆里的位置

正常胎儿在骨盆里的位置是枕前位，不会延长产程。其他胎位的胎儿，娩出则会较困难，导致产程延长。通常预产期前一个月，胎头就会进入骨盆，如果胎头延期不入骨盆，可能会让分娩困难，使产程延长。

006 胎儿在生产过程中的运动规律是怎样的？

人的身体是有差异的，对每位孕妇来说，有的差异是比较大的，因此，就造成了怀孕与分娩过程的不同，不过大部分孕妇都依循一定的规律进行，即顺产。以下以枕前位为例，说明胎儿在生产过程中的运动规律。

❶在妊娠38周既临盆末期，胎头进入骨盆腔，此时胎儿后脑勺（枕部）与背部，朝向母体左前方或右前方。

❷临产后随着胎头的下降，胎头慢慢内回旋，使枕部转向前面，颜面朝后。

❸继续下降，当胎头通过耻骨弧下缘，胎儿就会抬头（仰伸）生出胎头，胎头生出来后，胎头不但要恢复到原来的位置，还继续向侧方转动，使胎儿脸朝左或朝右，这时在助产士的帮助下，生出前肩膀，然后生出后肩膀，随之胎儿身体与四肢就紧跟着生出了。

007 分娩的具体过程是怎样的？

临床上，通常把分娩分为三个阶段，即三个产程。

第一产程所需的时间最长，从出现有规律的子宫收缩开始，直到子宫颈口开全为止。子宫收缩时，产妇一般会感到子宫变硬，小腹或腰部有疼痛和下坠感。由于产妇无法感觉子宫颈口张开的程度，所以需要医生做检查进行判断。在子宫颈口接近开全或开全时，胎膜往往自然裂，俗称破浆胞，随之有清亮、透明、混有胎脂的羊水流出。

第二产程时间较短，是从子宫颈口开全至胎儿娩出为止。胎儿随着强力而频繁的宫缩逐渐下降，当胎先露部达骨盆底部压迫直肠时，产妇有的腹部肌肉会协助子宫肌肉，共同把胎儿推出子宫。

第三产程是分娩的结束阶段。宝宝出生后，医生会用夹子夹紧脐带，然后把脐带剪断。再经过几次宫缩，胎盘就会和胎膜一同被挤出产道。胎儿娩出后，子宫体积随之缩小，当子宫再度收缩时，胎盘便自子宫壁剥离，并随子宫收缩而排出。

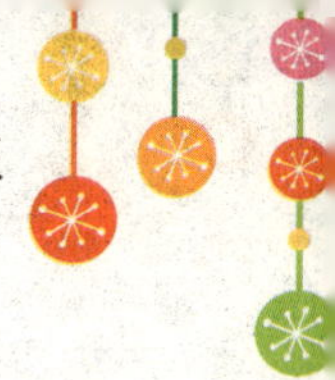

2.自然产和剖宫产

008 自然分娩有什么好处?

❶分娩时腹部的阵痛可使孕妈妈大脑中产生内啡肽，这是一种比吗啡作用更强的化学物质，可给产妇带来强烈的快感。因为分娩在展示妊娠结出的硕果的同时，也是女性在一生中不可多得的“享受痛苦”的时刻，“十月怀胎，一朝分娩”，就是这个意思。另外产妇的垂体还会分泌一种叫催产素的激素，这种激素不但能促进产程的进展，还能促进母亲产后乳汁的分泌，甚至在促进母儿感情中也起到一定的作用。

❷临产时随着子宫有节律的收缩，胎宝宝的胸廓受到节律性的压力。这种节律性的变化，使胎宝宝的肺迅速产生一种叫做肺泡表面活性物质的磷脂，因此出生后的婴儿，其肺泡弹力足，容易扩张，很快建立自主呼吸。

❸在阴道自然分娩过程中，胎宝宝有一种类似于“获能”的过程。自然分娩的婴儿能从母体获得一种免疫球蛋白IgG，出生后机体抵抗力增强，不易患传染性疾病。

❹在分娩时，胎宝宝由于受到阴道的挤压，呼吸道里的黏液和水分都被挤压出来，因此，出生后患有“新生儿吸入性肺炎”、“新生儿湿肺”的相对减少；另外随着分娩时胎头受压，血液运行速度变慢，相应出现血液充盈、使呼吸中枢兴奋，建立正常的呼吸节律。

温馨提示

从阴道自然分娩的婴儿经过主动参与一系列适应性转动，其皮肤及末稍神经的敏感性较强，为以后身心协调发育打下了良好的基础。

009 自然分娩的缺点有哪些?

产前阵痛，阴道松弛，子宫膀胱脱垂后遗症，会阴伤害甚至感染，外阴血肿等。产后会因子宫收缩不好而出血，若产后出血无法控制，需紧急剖腹处理，严重者需切除子宫，甚至危及生命。产后感染或发生产褥热，尤其是早期破水、产程延长者会发生急产（产程不到两小时）。尤其是经产妇及子宫颈松弛的患者，胎儿难产或母体精力耗尽，需以产钳或真空吸引协助生产时，会引起胎儿头部肿大。胎儿过重，易造成肩难产，导致新生儿锁骨骨折或臂神经丛损伤。羊水中产生胎便，导致新生儿胎便吸入症候群。胎儿在子宫内发生意外，如脐绕颈、打结或脱垂等现象。毫无预警地发生羊水栓塞。

010 自然分娩需要做哪些准备？

分娩前准备越充分，越周密，越有利于自然分娩。对多数孕妇来讲，从家人、同事、朋友以及邻居那里都会听到要准备些什么东西。但这些往往是“硬件”准备，除此之外，还应做好“软件”的准备工作。

- 在孕前、孕期，孕妇要了解分娩的相关知识，如看一些生育方面的科普书籍，参加孕妇学校听课，与已经分娩过的母亲们交谈，与医护人员交流等。

- 定期做好产前检查，对自己的妊娠过程自然分娩的概率有所了解，与医生多交谈，多询问。

- 与你的老公一起进行自然分娩的一些运动，包括拉梅兹呼吸运动，拉梅兹按摩镇痛及一些有助于分娩的辅助肌的锻炼等。

- 要了解何种情况下必须去医院，认识临产的现象，也可以记下医生的电话，有情况及时询问，以免延误去医院的时机。

- 要为去医院的路线，交通工具做好准备。计算好医院离家有多远，乘什么交通工具去医院，在上下班时间交通拥挤时，从家大约需多长时间到达院，最好预先演练一下去医院的路程和时间。另外还要准备备用方案，以便当第一条路堵塞或变通工具出问题时选择，也能尽快到达医院。

- 预先安排好工作和生活。如请人帮助照料宠物和料理家务，请同事帮助做一些工作，并事先与上司和同事打好招呼。

011 什么是剖宫产？

通俗地说，剖宫产是产妇在分娩过程中，由于产妇及胎儿的原因无法使胎儿自然娩出而由医生采取的一种经腹部切开子宫取出胎儿及其附属物的过程。

剖宫产手术的实施降低了孕产妇及围产儿的死亡率，对困难的产钳和臀位产造成的产伤及新生儿并发症明显减少。但剖宫产有弊也有利，在医学上有严格的适应症。它是绝对不能代替阴道分娩的。

012 孕妈妈为何偏爱剖宫产？

剖宫产是孕妈妈避免难产的手段，并不能作为生产的捷径，可是人们对剖宫产了解的并不多。只知道它是一种帮助孕妈妈分娩的手术。近年来，随着科学技术的不断进步，麻醉技术的不断提高，这种手术的刀口越来越小，痛苦也越来越少。

而现在的人们生活水平提高了，手术费用已经很少被列入考虑的范围了，况且很多人不会再要第二个孩子了，于是越来越多的人开始主动要求进行剖宫产，选择剖宫产的原因有很多：

● 怕疼痛、怕风险的心理。初产孕妈妈对于分娩的疼痛显得十分害怕和紧张，认为自然分娩耗时长，而且怕生产过程中变数太多，疼痛过后仍需剖宫产，觉得没必要受两遍罪，还不如直接做剖宫产。

● 害怕自然产让阴道松弛。有的孕妈妈担心自然分娩影响身材，造成阴道松弛，影响夫妻生活质量，而选择剖宫产。

● 错误地认为剖宫产宝宝更聪明。有的孕妈妈认为剖宫产宝宝更聪明。错误地认为剖宫产比自然产要安全、方便，而且不愿让胎宝宝有丝毫缺氧及产伤的风险，而纷纷要求剖宫产。

● 可以挑个吉日生产。如今越来越多的父母，依赖剖宫产手术来挑选“良辰吉日”，让唯一的孩子在自己认为最好的日子里降生。

013 为何要慎重选择剖宫产？

剖宫产手术，除了麻醉方面的风险外，还可能在术中或术后出现一些相应的并发症。此外，剖宫产还可能对新生宝宝和孕妈妈产生一系列的伤害。

1 对宝宝的伤害

● 锁骨骨折。见于小儿前肩娩出不充分时，即急于抬后肩，使前锁骨卡在子宫切口上缘，造成骨折。

● 股骨或肱骨骨折。股骨骨折多见于臀位，是因为术者强行牵拉下肢所致。肱骨骨折则是术者强行牵引上臂所致。

● 颅骨骨折。多见于小儿已进入骨盆入口较深的部位，或胎位异常，娩头时术者在胎头某一局部用力过猛。

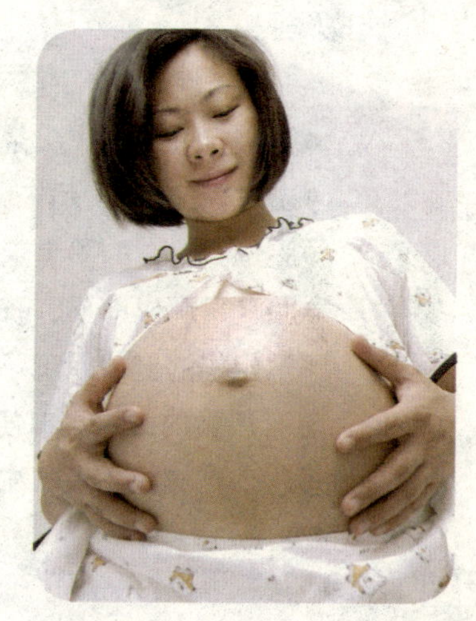

●软组织损伤。在切开子宫时，由于宫壁过薄或术者用力过猛，致使器械划伤胎宝宝的先露部位。

2 对妈妈的伤害

●膀胱损伤。多见于分离膀胱层次时有误，或剖宫产术后再孕时，子宫切口瘢痕与膀胱粘连造成的损伤。

●肠管损伤。如患者曾有过开腹手术或炎症造成肠管粘连，剖宫产时，易将肠壁误认为腹膜，造成误伤。

●子宫切口裂伤漏缝而致产后大出血。剖宫产手术中常会出现切口延裂，边缘不齐，缝合时止血不完全，术后出现腹腔内出血。

●后期疼痛剧烈。虽然无须经历自然分娩的剧痛，但手术后的疼痛绝不亚于分娩时的疼痛，而且手术后的恢复比较缓慢，不同于阴道分娩宝宝生下来后疼痛消失，而是随着麻醉药作用渐渐消退，一般在术后几小时便开始感觉疼痛。此时，医生会安排术后镇痛，多数情况下不需要再用其他止痛药物。过量应用镇痛药物会影响肠蠕动功能的恢复。所以，要对疼痛作好一定的精神准备。

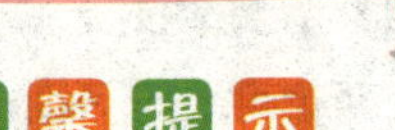

剖宫产后，子宫永远存留疤痕。万一避孕失败而做人工流产术时，会增加手术难度和危险性。若是继续妊娠，则无论在妊娠或分娩过程中，都存在子宫疤痕破裂的可能性。

014 什么情况下必须做剖宫产？

分娩前：

●胎宝宝过大造成头盆不称，产妇的骨盆口无法容纳胎头；

●超过预产期2周仍未分娩；

●胎位异常，如胎宝宝臀位、横位；

●胎盘早剥或前置、脐带脱垂；

●孕妈妈的健康状况不佳。分娩时可能出现危险情况，如骨盆狭窄或畸形；患有严重的妊娠高血压综合征等疾病，无法自然分娩，高龄产妇初产、有过多次流产史或不良产史及其他因素。

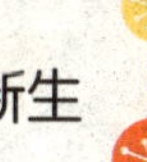
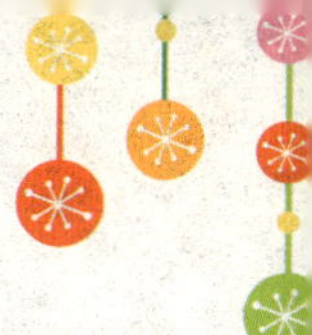

分娩时：

●胎宝宝的腿先娩出；

●分娩过程中，胎宝宝出现缺氧，短时间内无法通过阴道顺利分娩；

●分娩停滞：宫缩异常或停止，又无法用宫缩药物排除；

●下降停滞：胎宝宝的头部或臀部没有进入产道；

●胎宝宝窘迫：临产时胎宝宝心音发生病态改变，或血液化验显示过度酸化．胎宝宝严重缺氧。无法以自然方法进行快速分娩；

●胎膜破裂延迟：已超过24～48小时，分娩仍未开始。

015 剖宫产对母婴有哪些不利因素？

对母亲的不利因素

●剖宫产是一种手术，有可能出现手术并发症。手术中可能出现麻醉意外、出血、膀胱及输尿管、肠管的损伤。术后可能出现发热、腹胀、刀口出血、血肿、刀口感染、肠粘连等。

●腹壁刀口易发生子宫内膜异位症。

●剖宫产会给产妇子宫留下永久性疤痕，这种子宫医学上称“疤痕子宫”，疤痕子宫在2年内再妊娠容易发生胎盘植入、胎盘粘连，分娩时易发生子宫破裂、胎盘破裂、胎盘剥离不全，避孕失败进行人工流产时易发生子宫穿孔。

对婴儿的不利因素

●对婴儿来说，由于没有经过产道挤压，婴儿肺没有经过锻炼，出生后不易适应外界环境的骤变，易发生新生儿窒息、呼吸窘迫综合症、吸入性肺炎。

●剖宫产手术增加了婴儿感染的机会，使之患病率明显增加，甚至给孩子带来生命危险。

滥使剖宫产实在是弊多利少。作为医生，必须严格掌握剖宫产指征。孕妇要消除对剖宫产的迷信心理。

016 剖宫产的孩子比自然分娩的孩子聪明吗？

目前社会上流行一种说法，认为剖宫产的孩子因出生时不受产道挤压，格外聪明。不少产妇及家属即使有经阴道分娩的条件，也竭力要求剖宫产。宁可自己挨一刀，来换取一个聪明的孩子，希望将来自己的孩子是个神童、天才。

其实，孩子是否聪明、其智力的高低，取决于遗传、脑神经发育、后天的教育及是否受到疾病的影响等因素，而与其出生方式无关。对婴儿来说，剖宫产没有经过产道的挤压，特别是肺部未得到锻炼，在出生后肺部就显得被动和不自然，这是非常不利的。据统计，剖宫产婴儿发生呼吸窘迫综合症吸入性肺炎的比率明显高于自然分娩的婴儿。剖宫产手术还增加了婴儿感染的机会，使之患病率明显增加，甚至带来生命的危险。

当然剖宫产作为一种助产方式，可迅速解决难产等问题，从而保全产妇及孩子性命，也可以避免难产对孩子造成的种种危害。

温馨提示

实际上，不管是剖宫产还是阴道分娩，只要胎儿不发生缺氧、窒息或颅脑损伤等问题，其智力的发育都不会受到影响。

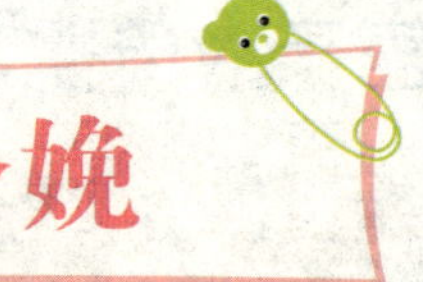

3.异常分娩

017 什么是早产?

早产是指在满28孕周至37孕周之间（196～258天）的分娩。文献报道早产占分娩数的5%～15%。在此期间出生的体重1000～2499g、身体各器官未成熟的新生儿，称为早产儿。

018 早产的原因有哪些?

1 孕妇方面

- 合并子宫畸形（如双角子宫、纵隔子宫）、子宫颈松弛、子宫肌瘤。
- 合并急性或慢性疾病，如病毒性肝炎、急性肾炎或肾盂肾炎、急性阑尾炎、病毒性肺炎、高热、风疹等急性疾病；心脏病、糖尿病、严重贫血、甲状腺功能亢进、高血压病、无症状菌尿等慢性疾病。
- 并发妊娠高血压综合征。
- 吸烟、吸毒、酒精中毒、重度营养不良。
- 其他，如长途旅行、气候变换、居住高原地带、家庭迁移、情绪剧烈波动等精神体力负担；腹部直接撞击、创伤、性交或手术操作刺激等。

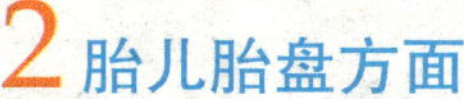

2 胎儿胎盘方面

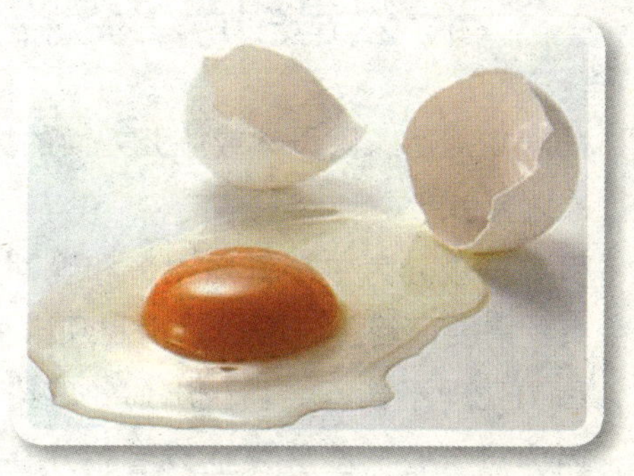

- 前置胎盘和胎盘早期剥离。
- 羊水过多或过少、多胎妊娠。
- 胎儿畸形、胎死宫内、胎位异常。
- 胎膜早破、绒毛膜羊膜炎。

019 早产的征兆有哪些？

孕妇首先要知道自己有无早产的高危因素，如：以前怀孕曾经晚期流产或早产，子宫先天畸形、合并子宫肌瘤、前置胎盘、羊水过多、多胞胎等。其次要观察宫缩的次数和持续及间隔的时间，每15分钟出现宫缩大于或等于2次，或每20分钟大于或等于4次，或每60分钟大于或等于8次，休息以后不减少。同时如宫缩持续30秒以上，间隔时间有规律则可能要早产。孕妇要及时到医院就诊。另外破水、见红等也可能会早产，需立即到医院进一步诊疗。

020 怎样预防早产？

- 不要碰撞腹部，不要到人多的地方去，以免拥挤，不要跤倒，不要拿重的或高处的东西。
- 不要刺激腹部，养成良好的排便习惯，不要发生便秘和腹泻，以免刺激子宫收缩，夫妻生活要适度。
- 要注意休息，避免精神紧张，烦躁和疲劳。
- 预防并及时治疗并发症，如妊娠高血压疾病、双胎、前置胎盘、羊水过多等。
- 税极治疗子宫畸形和缺陷，如纵隔子宫可于孕前纠正，子宫颈口松可于孕13～18周行宫颈内口环扎术。
- 积极治疗合并症；如心脏病、肾病、高血压等。
- 保持乐观的心态，当减轻劳动强度，注意休息。

温馨提示

应尽量避免长时间持续站立或下蹲的姿势，这也会使腹压升高子宫受压，也可引起早产。

021 什么是引产？怎样进行引产？

妊娠12周后，因母体或胎儿方面的原因，须用人工方法诱发子宫收缩而结束妊娠，称之为引产。

引产一般分为中期妊娠引产和晚期妊娠引产。怀孕中期引产是因为优生或计划生育的需要而终止妊娠。采用利凡诺引产较多，必须到医院，由专业医生进行手术，因为处理不当，会发生出血、感染、胎遗等并发症。晚期妊娠引产是怀孕后期，因为母亲有一些并发症或者胎儿存在问题而采取措施引起子宫收缩，结束分娩。晚期妊娠引产的方法很多，如人工破膜，滴催产素，前列腺素引产等等，但还是要强调必须在正规医院，由专业医生来进行，否则会威胁母婴安全。

022 哪些情况需引产？

由于某些特殊原因，继续妊娠会招致不良后果或危险，只有终止妊娠，进行引产手术，才能确保母体健康或使胎儿脱离宫内险境。凡孕妇妊娠28周后具有以下不良情况者，均应经医师确定，施行引产手术：

1 患慢性肾炎的孕妇

有些患者本来就不宜怀孕，在怀孕后更会加重肾脏负担，促使各种症状加重，不利胎儿的生长发育和母体的恢复。此种情况应当及早引产，结束妊娠。

2 有重度妊娠中毒症的孕妇

病症发生在妊娠中期和后期，孕妇全身小血管收缩，出现血压升高、头痛头晕、呕吐、下肢水肿、小便排出蛋白，经过治疗后病情无好转，如其继续妊娠时容易发生抽搐(子痫)或胎盘与子宫壁容易提早剥离，可引起子宫大出血，并会发生胎儿缺氧(窒息)甚至有死亡在宫内的危险。所以在重度妊娠中毒症的情况下应引产。

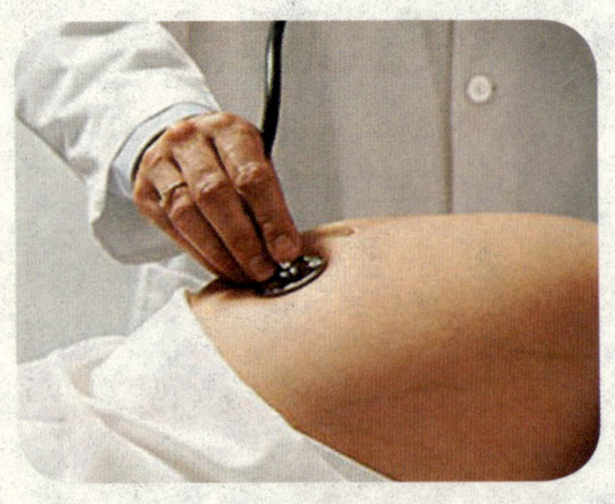

3 羊水过多的孕妇

孕妇羊水过多时，子宫底会急骤升高，压迫孕妇的胃，甚至使心脏移位，常会导致孕妇心悸、憋气，难以平卧，影响睡眠和饮食。如经医师确诊为羊水过多致使孕妇恶性反应及胎儿畸形者，应立即引产，终止妊娠。

4 宫内死胎

倘若孕妇感觉胎动消失，经医生检查确定胎儿死在宫内者，应立即引产排除死胎，以保孕妇生命安全。

5 孕妇患有糖尿病或其他严重器质性疾病者

患这些病症的孕妇，因身体虚弱、精力不济，继续妊娠时对孕妇本身与胎儿都不利，应当考虑引产。

以超声波等法检查，发现胎儿严重畸形或胎儿不能生存者，也需立即引产。

023 什么是急产?

一般正常的状况下，产妇分娩要经历一、二、三产程。在第二产程的时候，子宫口完全打开，胎膜破裂，羊水流出，由于胎头下降，压迫直肠，产妇因为有排便感。此时，宝宝马上就要娩出了。尽管产程时间也是因人而异的，但初产妇在这个产程时，一般也需要1～2小时，经产妇会很快(几分钟到十几分钟)。整个分娩全程，从腹痛开始到生产结束，不应少于3小时。不足这个时间的，就属于急产。

024 哪些产妇容易发生急产?

- 多胎的经产妇
- 早产
- 体重过轻的胎儿
- 上一胎有急产记录的产妇

因为经产妇子宫颈口打开的速度会加快，临床上就有产妇依照上一胎的经验，以为自己不会那么快生产，结果没有马上到医院待产，而发生在家生产的情况。另外，有些初产妇可能因为还未到预产期，没有想到自己要生产了，而发生早产的急产。

025 如何预防急产的发生?

急产常常发生在产力过强、骨盆宽大、胎儿偏小的产妇身上，多次分娩的产妇，也有可能发生急产。所以，预防急产就要根据实际可能出现的情况，在妊娠晚期，做好分娩的准备工作。当出现强烈宫缩时，应毫不迟疑地进医院分娩。医生则会按产妇情况对症处理，必要时也可以用药物抑制宫缩，使产程缓慢进展而避免急产发生。

026 什么是难产?

"难产"就是当分娩进行到一半的时候，胎儿无法顺利通过产道娩出。"巨大儿"的确容易造成难产，但是，难产不一定是"巨大儿"造成的。

难产有两种情况：第一种是"肩难产"，也就是胎头出来了，但肩膀却卡住了。此时，一位医护人员可从产妇上面帮忙推妈妈的肚子，另一位就帮忙转胎儿。但是这种处理容易让孩子产生锁骨骨折或拉伤孩子的臂神经丛。

第二种难产则较少见，那就是胎位不正的产妇尝试自然分娩，但当胎儿的身体出来后，胎头被卡住了。其后遗症与"肩难产"一样，都是容易拉伤孩子的臂神经丛，甚至发生皮肤裂伤。所幸这种胎儿的臂神经丛拉伤会通过各种治疗复原。

温馨提示

难产发生的时候，医师已经无法为产妇施行剖宫产手术，而90%以上的情况都无法将胎儿推回去，所以，医师一定要因人而异，想办法把胎儿挤出妈妈的产道，有时还要故意制造胎儿锁骨骨折，使胎儿整个肩膀占据的空间变小，这样才能顺利通过产道。

027 宫缩乏力是怎么回事?

宫缩乏力有原发性宫缩乏力和继发性宫缩乏力。

原发性宫缩乏力，指产程一开始就表现为子宫收缩弱而无力，持续时间短，间歇时间长，并且不随产程进展而逐渐好转，但宫缩也不停止。子宫收缩时不见宫体隆起发硬，产妇大多无明显的腹痛感。

继发性宫缩乏力，指产程开始时子宫收缩力正常，而当产程进展到一定程度时子宫收缩力转弱。

028 宫缩乏力会造成难产吗?

宫缩乏力可使宫颈口扩张及胎儿先露部下降缓慢，使产程延长或停滞。产程过长，产妇休息不好，进食少，思想顾虑重，使产妇疲惫不堪，造成肠管胀气、排尿困难，又影响子宫收缩。这种恶性循环易造成难产，导致胎儿窘迫、产后出血及感染。

029 如何应对宫缩乏力？

因为宫缩乏力，使产程延长，对母儿均有不良影响。一旦出现宫缩乏力，医生要全面分析产力、产道和胎儿三大因素，并根据产妇不同的产程做不同的处理。

1 第一产程

出现宫缩乏力应检查产道及胎位。若产道有梗阻或胎位不正，估计不能经阴分娩者，要及时行剖宫产术；若估计能经阴分娩，应设法加强宫缩，如消除产妇的紧张心理；若产妇极度疲劳，可以给予镇静药，让产妇充分休息，同时注意补充营养；若产妇不能吃东西，可以给予输液。如果宫缩仍不见好转，可行人工破膜，破膜后，胎头紧贴子宫下段及子宫颈，从而反射性引起子宫收缩。也可以通过静脉点滴催产素来加强宫缩。

2 第二产程

产程进入第二阶段，宫口已开全。此时出现宫缩乏力，如果胎儿先露部较低行助产可以阴道分娩的话，可以静脉点滴催产素。然后行阴道助产术结束分娩。如果胎儿较大，先露高且有头盆不称情况，估计不能经阴道分娩者仍要做剖宫产术。

3 第三产程

胎儿娩出后，宫缩乏力容易引起产后出血，所以应立即肌注催产素10单位，同时腹部按摩宫底以促进子宫收缩。

4.过期妊娠

030 什么是过期妊娠？过期妊娠与哪些因素有关？

妊娠达到或超过42周，称为过期妊娠。过期妊娠的原因还不明确。

因为引发分娩的可能因素很多包括黄体酮阻断、催产素刺激及胎儿肾上腺皮质激素分泌等，任何因素引起这些激素失调均可导致过期妊娠。所以过期妊娠可能与以下因素有关：雌、孕激素比例失调、盆腔空虚、胎儿畸形、遗传因素，等等。

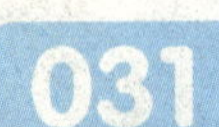

031 过期妊娠对孕妇和胎儿有什么影响?

过期妊娠对母婴的危害主要有以下几个方面:

❶过期妊娠时，若胎盘功能良好，可形成巨大儿，使难产的机会增加。

❷胎儿颅骨变硬，变形能力低，不易适应产道，而使难产的机会增加。

❸若胎盘功能减退，围产儿死亡率增加，较正常妊娠者高4倍。

❹胎儿窘迫、新生儿窒息、新生儿胎粪吸入综合征、产伤以及新生儿低血糖的发生率增高。

❺由于难产情况的增加，从而增加了母体损伤以及产褥感染的机会。

032 如何预防过期妊娠?

孕妇要坚持定期做产前保健检查，听取医生的建议，通过各种方式确定预产期。怀孕36周后要多运动，或做一些分娩的准备练习，以避免过期妊娠。过了预产期1周应住院待产，对胎儿在宫内健康状况、胎盘功能进行监测，必要时引产。

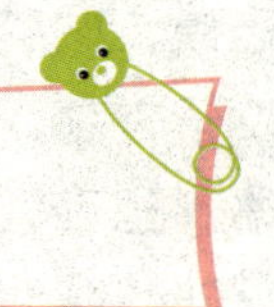

5.分娩方式

033 什么是无痛分娩?

我们通常所说的“无痛分娩”，在医学上其实叫做“分娩镇痛”，即用各种方法使分娩时的疼痛减轻甚至使之消失。分娩时，子宫收缩，子宫血管就会受到压迫，这样就造成了子宫缺血。子宫颈口开大的时候，肌肉会变薄、韧带会拉伸，肌肉韧带的神经末梢理所当然发生变化。而且，生产时胎儿对母亲产道也会产生压迫，这些都会使产妇感到分娩时剧烈疼痛。

目前通常使用的分娩镇痛方法有两种：一种方法是药物性的，是应用麻醉药或镇痛药来达到镇痛效果，这种就是我们现在所说的无痛分娩。

另一种方法是非药物性的，是通过产前训练、指导子宫收缩时的呼吸等来减轻产痛；分娩时按摩疼痛部位或利用中医针灸等方法，也能在不同程度上缓解分娩时的疼痛，这也属于非药物性分娩镇痛。

034 无痛分娩主要有哪两种麻醉法？

1 脊椎硬膜外麻醉

自然分娩及剖宫分娩均可使用此方法。麻醉时，孕妇需侧卧在产床，弯腰、消毒背部，找出腰椎第三及第四节，以细针刺入硬膜外腔，再插入一条细小导管，通过导管注入止痛药。

2 脊髓麻醉法

施行前先要消毒背部，然后经幼针在脊椎空间注射麻醉药入脊椎腔，与前述的方法不同，这方法没有使用细小导管，而麻醉药只打一次，麻醉效果维持约2小时，所以，这方法只适用于剖宫分娩。

温馨提示

在分娩过程中，每隔2～3小时便要再次注射止痛药，保持麻醉效果。现在备有专门电子仪器，可以连续定时定量地注入药物。若分娩或手术后需要注射止痛剂，还可以保留导管作延续止痛之用。

035 无痛分娩有哪些优缺点？

优点

- 最有效，最能消痛。
- 10～15分钟药力便生效，速度快。
- 只做下半身麻醉，产妇可保持清醒。相比全身麻醉，不会令产妇昏迷，所以不易有吸入性肺炎。
- 不会对宝宝产生副作用，注射止痛针或全身麻醉所用的药物是吸收进入血液内，经胎盘会影响宝宝，抑制宝宝及妈妈的呼吸；若呼吸受抑制，出生后可能会不哭、不能正常呼吸，需要用兴奋呼吸中枢的药物才可恢复。

缺点

- 止痛时，下半身无感觉，就连子宫有没有收缩，妈妈也不清楚，所以不知何时用力，故生产时需要有医护人员在旁提醒。
- 由于不懂何时用力，所以第二产程所需时间会可能较长。
- 由于要在腰背留针，针眼会有短暂疼痛。
- 需要产钳、真空吸引仪器来帮助生产的机会比较大。
- 短暂性下腹、下肢麻木，无感觉，要慢慢恢复。
- 在短暂性下腹麻木的情况下，可能无尿急感觉而未能察觉膀胱胀大，因而会损伤害膀胱功能，排尿困难。

●产妇可能因对麻醉药有反应而造成低血压，供应给胎儿的血量减少，造成胎儿宫内窘迫。若注射麻醉药的针插入太深，深至硬膜，脊髓液可能会经硬膜渗出，脑脊液减少，产妇会感有头痛。麻醉针有可能损害脊椎内的神经，严重的可导致下肢瘫痪，不过麻醉科医生均受过专业训练，故发生这情况的机会很少。有些产妇会出现短暂的全身颤抖现象，原因不明。

036 什么是拉梅兹分娩法？其创始原理是什么？

拉梅兹分娩法是集联想法、放松法及呼吸法为一体的一种心理疗法。拉梅兹分娩法通过心理疗法减轻自然分娩时的阵痛，可以说是一种精神预防性分娩。

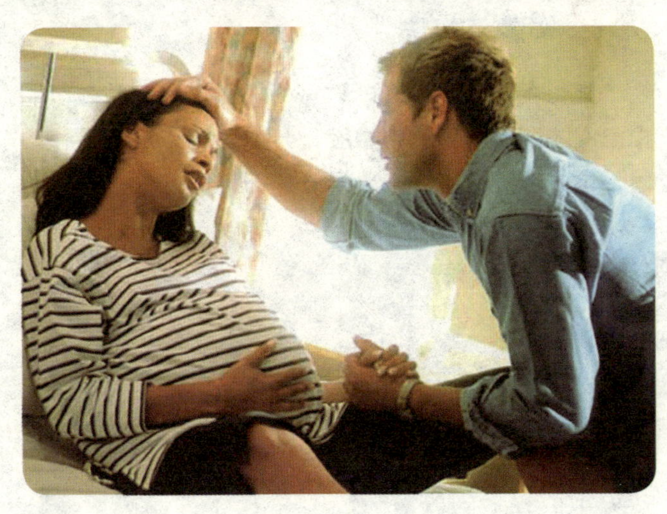

其实这种分娩法是由俄罗斯医生最初发明的。1952年法国产科医师拉梅兹在一次机缘中接触到“心理预防法”，不久他前往俄国进一步学习，加上后来他总结的的呼吸技巧法，从而完成这一套举世采用的分娩法。因为拉梅兹博士整理和倡导，这种精神预防性分娩法被称为“拉梅兹分娩法”。

拉梅兹生产法主要就是让孕妇对于生产这件事有正确的了解，清楚知道生产时可能会有的状况，让阵痛来临时，能有经验、稳定的实施各种呼吸步骤，使得肢体及心理放松而降低因紧张引来的疼痛。因此在产前就必须训练各项运动以及呼吸技巧，才能水到渠成，发挥所学。

拉梅兹分娩法的创始原理是利用巴夫洛夫的“制约原理”即条件反射学说。

其原理是：每当小狗看到食物就会出现流口水的自然反射行为，于是让食物伴随铃铛声出现，经过数次经验后，下次当铃铛声响，却没有食物，小狗也会流口水。此原理运用到生产时，则是阵痛时，将原本疼痛时立即出现的“肌肉紧张”，转化成“主动肌肉放松”，使得疼痛减轻，伴随呼吸技巧的步骤转换，渡过各个分娩疼痛阶段。

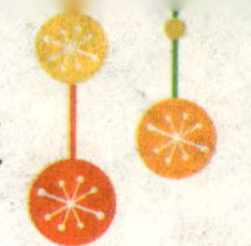

037 如何学习拉梅兹分娩法？

有不少医院都举办拉梅兹讲座。这些讲座主要以妊娠28~34周的孕妇为对象，每周讲1~2次课，每期4~6周。如果听完拉梅兹讲座以后在家坚持练习分娩时将会起到很好的效果。太早学可能会没耐心或者到后来就淡忘了，太晚学则可能无法熟练呼吸方法，肌肉运动训练也不足。

要让拉梅兹发挥效用，就必须有恒心练习到熟练。当阵痛开始时，产妇要有信心，把所学所练发挥出来，就一定能降低疼痛，并从中感受到生育下一代的喜悦。

038 拉梅兹分娩法有什么优点？

拉梅兹分娩法最大的优点就是丈夫可以积极地参与到分娩过程中。丈夫和妻子一起听拉梅兹分娩法讲座以后，分娩过程中产妇实施呼吸法、联想法及放松法时，丈夫可以起到指导作用。

同时，因丈夫参与分娩过程，产妇在心灵上得到安慰。而对丈夫来说在感到责任感的同时，可与妻子一直迎接宝宝诞生那令人激动的一刻。

温馨提示

拉梅兹分娩法最重要的是需要充分了解分娩过程中自身的身体变化和胎儿的状态。如果产妇平时努力练习，将会效果巨大，否则有可能起不到任何效果。

039 秋千分娩法是如何进行的？有什么优点？

在国外，秋千分娩是近来颇受青睐的分娩方法之一。分娩台像秋千一样被吊在具有缓冲作用的弯圈状铁棒上。根据身体的姿势可以更换托座。分娩时，产妇可自如采取坐姿或者向后躺等姿势，且在腰部上设有热敷器具。阵痛时，产妇可坐在秋千上前后左右晃动骨盆。同时可以通过机器控制，采取坐式分娩姿势。

当强烈的阵痛有规律地来临，且子宫口张开5厘米时，产妇从待产室转到秋千分娩室。产妇需要输液，视具体情况，可能还需要打一针子宫收缩剂。产妇上秋千分娩台以后，像荡秋千一样前后晃动臀部，按平时练习过的呼吸法进行呼吸。根据医生的口令，抬膝盖，向臀部用力，胎儿就会娩出。秋千分娩属于家人参与分娩过程的家庭分娩，由产妇的丈夫剪断脐带。

秋千分娩不仅能很大程度上减轻分娩的痛苦，而且丈夫和家人可以参与分娩过程，有利于稳定产妇情绪。

040 什么是水中分娩法?

水中分娩自古就已存在，是被现代医学所认可的比较安全的分娩方法。采用水中分娩时，产妇坐进盛满温水（水温约37℃，盐水浓度与羊水相同的消毒溶液）的浴缸中待产。因为坐着分娩，骨盆容易舒展，便于用力，通过给胎宝宝创造同胎内环境相似的外部环境，降低胎宝宝降生时的压力，同时缓解产妇的阵痛。

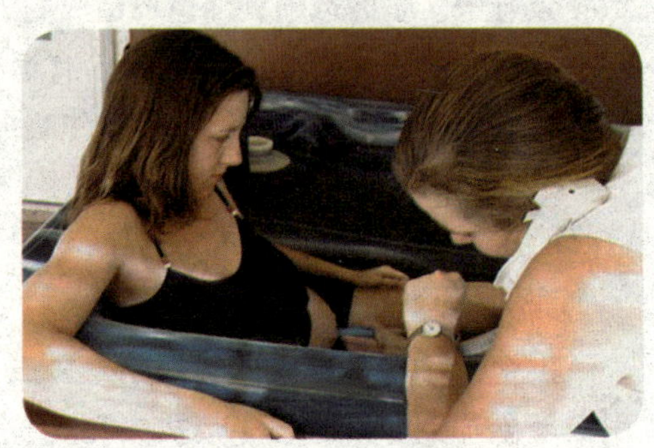

一位经历过水中分娩的妈妈幸福地说，在水中分娩整个过程中感觉非常美妙，从进入水中以后全身放松，几乎感觉不到什么疼痛，出生的宝宝在水中就像一只可爱的小海豚。不过，并非所有的产妇都能在水中分娩，只有能顺产的产妇才能这么做。

041 水中分娩有什么优点?

目前，水中分娩在国外已很流行，但在国内却属于新鲜事。在此转述水中待产分娩的十大好处，以帮助各位准妈妈更好地了解水中分娩。

- 最大程度的减少产妇待产的痛苦;
- 水中分娩可以缩短分娩产程;
- 水中分娩可以降低产妇血压;
- 水中分娩让产妇更有“感觉”;
- 水体流动性使得产妇可以自主选择分娩最舒服的位置;
- 水中分娩使紧张的产妇更容易放松情绪;
- 给产妇一个积极的支持保护空间，节省产妇体力;
- 可以减少药物和其他介入治疗的使用;
- 水中分娩可减少外阴创伤和避免外阴切开手术;
- 水中分娩可以减少剖腹产机率。

产妇可以借助浮力根据需要或者医生的口令轻易地自由置换位置，而不需要其他人帮忙。这些将有助于盆骨打开和顺利分娩。

二、临产准备

1.注意事项

001 需要提前入院的情况有哪些?

❶高危孕妇一般要在预产期前2周提前入院，等待分娩，以便医生检查和采取措施。

❷本次妊娠出现某些异常现象，如妊娠高血压疾病、羊水过多、羊水过少、前置胎盘、胎位不正（臀位、横位）等。

❸妊娠合并内科疾病，如心脏病、肝、肾疾患等。

❹过去有不良生育史，如流产3次以上，早产、死胎、死产、新生儿死亡或畸形儿史等。

❺有其他特殊情况，如高龄初产、身材矮小、骨盆狭窄等。

002 孕妇临产有哪些禁忌?

面对分娩，孕妈妈既紧张又焦急，既盼望宝宝早日降生，又对分娩的痛苦有些恐惧，这需要孕妈妈调节好自己。

1 忌害怕

很多孕妇对分娩有恐惧感，临产期越近，越是紧张。其实，这种害怕完全没有必要。分娩几乎是每个妇女必经的生理过程，现代医学发达，分娩的安全系数大大提高，分娩手术的成功率也近于百分之百，一般不会出现意外。

2 忌劳累

是指身体或精神上的过度劳累。到了妊娠后期，活动应该适当减少，工作强度亦应适当降低，特别是要注意休息好，睡眠充足。只有这样才能养精蓄锐，准备全力以赴地进入临产过程。

3 忌粗心

一些孕妇大大咧咧，到了孕后期仍不以为然，结果临产时常常由于准备不充分，而弄得手忙脚乱。这样很容易出现差错。

4 忌着急

到了预产期并非就分娩，提前10天、过后10天都是正常的情况。孕妇既不要着急，也不要担心，因为这样都无济于事。只能是伤了自己的身体，影响了胎儿的发育。

5 忌忧虑

孕妇由于生活或者工作上的困难，或意外不幸等，临产前精神不振、忧愁、苦闷，特别是有些孕妇的公婆盼子心切，向孕妇施加无形的压力，给孕妇造成沉重的心理负担，这也是造成分娩困难的重要诱因之一。

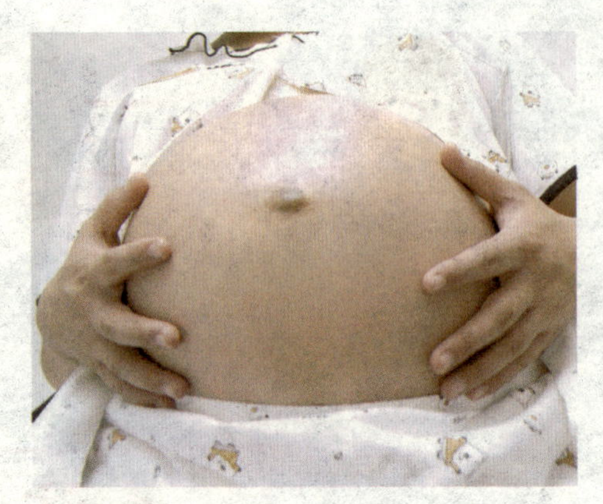

6 忌懒惰

有些妇女孕早期担心流产，孕晚期害怕早产，因而整个孕期都不敢活动。有些孕妇则是因为懒惰而不愿多活动。实际上，孕期活动量过少的产妇，更容易出现分娩困难，所以，孕妇在孕晚期不宜生活得过于懒惰，也不宜长时间地卧床休息。

7 忌远行

一般在接近预产期的前半个月就不宜再远行了，尤其是不宜乘车、船远行，因为旅途中各种条件都受到限制，一旦分娩，出现难产是很危险的事情，还有可能威胁到母子安全。

8 忌滥用药物

分娩是正常的生理活动，一般不需要用药，也没有能使产妇腹痛减轻的药物。因此，产妇及亲属万不可自行用药，更不可随便注射催产剂，以免造成严重后果。

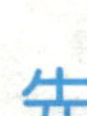

003 先兆临产有哪些征象?

1 腹部轻松感

初产妇在临产前1～2周，由于胎儿先露部下降进入骨盆，子宫底部降低，常感上腹部较前舒适，呼吸较轻快，食量增多。但由于先露部下降压迫盆腔膀胱、直肠等组织，常感下腹坠胀，排尿频繁、腰酸等。

2 假阵缩

孕妇在分娩前1～2周，常有不规律的子宫收缩，与临产后的宫缩相比有如下特点：持续时间短、间歇时间长，且不规律，宫缩强度不增加，宫缩只引起轻微胀痛且局限于下腹部，宫颈口不随其扩张，小量镇静剂即能抑制这种“假阵缩”。

3 见红

在分娩前24～48小时，阴道会流出一些混有血的粘液，即见红。是由于子宫下段与子宫颈发生扩张，附近的胎膜与子宫壁发生分离，毛细血管破裂出血，与子宫颈里的粘液混合而形成带血的粘液性分泌物，为临产前的一个比较可靠的征象。若阴道出血量较多，超过月经量，不应认为是分娩先兆，而要想到有无妊娠晚期出血性疾病，如前置胎盘、胎盘早剥等疾病。

以上所述只是临产的先兆征象，只能说明不久就要分娩，不能作为诊断分娩的依据。

004 孕妇临产后可以吃东西吗?

在分娩过程中，产妇的胃肠消化及吸收功能均减弱，产妇食欲不好，随着产程的进展，宫缩越来越强，宫缩强烈时，常常会引起恶心呕吐，以致产妇摄入的热量及水分不够，影响产程进展。如果出现上述情况，产妇不要再吃东西，以免引起误吸和加重恶心呕吐的程度，医生会通过静脉输液来补充产妇所需热量和水分，所以产妇不必担心。反之，如果在产程中，产妇没有上述表现，在第一产程的宫缩间歇期，可以鼓励产妇少量多次进食，吃一些易消化的食物，并注意摄入足够的水分，以保证充沛的精力和体力，为第二产程做准备。

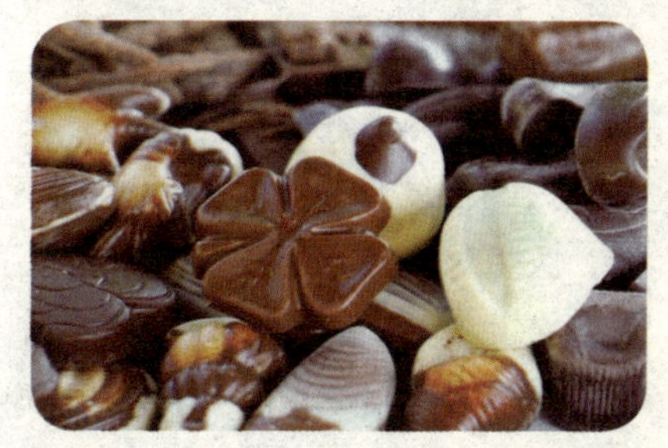

005 临产后小便须要注意哪些问题？

临产后，产妇应注意排尿，一般每2～4小时就要排尿一次，以避免胀大的膀胱影响子宫收缩和胎儿先露部下降，如果产妇出现排尿困难，应及时告诉医生，医生要检查有无头盆不称的情况，必要时医生可以给导尿管导尿。但产妇不要因排尿困难而蹲的时间过长。

006 临产后大便须要注意哪些问题？

❶产程进展过程中，如果产妇宫缩时有大便感，应征得医生同意后，方可在有人陪同的情况下去解大便，但应注意蹲的时间不可过长，以免发生宫颈水肿。

❷如果在宫口未开全时，产妇有频频排便感，应通过医生检查寻找原因，是肛门检查刺激所致，还是因为胎位不正所致。但是无论哪一种原因引起，在宫口尚未开全时，都不要过早屏气，也不要下蹲，以免引起宫颈水肿，影响宫颈的扩张和产程进展。

❸如果宫口已开全，产妇就要在医生的指导下，于宫缩期间屏气如解大便样向下用力，此时，产妇千万不能自行下床解大便，以免发生危险。

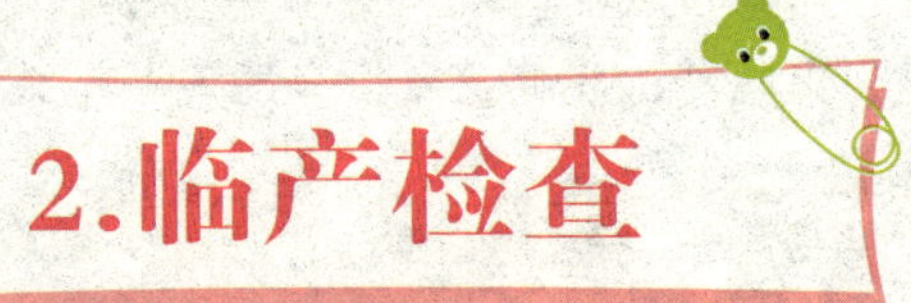

2.临产检查

007 入院后需要做哪些检查？

产妇入院后，进入待产室等待分娩。医生要翻阅产妇的产前检查记录，了解妊娠期间的情况。然后要询问病史，包括妊娠期间的情况、月经情况、婚育情况、既往身体健康情况、现在阵发性腹痛情况、阴道流血及流水情况等等，并要进行全身查体、包括内科查体和产科查体。

产科查体要测腹围、宫高，估计胎儿大小，测骨盆大小观察骨盆形态，查宫颈口开大的程度及先露的高低，观察宫缩持续时间、强度，并要听胎心。通过以上检查，医生对产妇能否经阴道分娩有了大体的估计。

有的产妇对这些反复检查表现不耐烦，实际上正是通过这些检查，医生才能发现异常情况，采取相应的措施，确保分娩顺利进行。

008 灌肠有什么好处？哪些情况不宜灌肠？

产妇入院后，如果没有禁忌证，初产妇可在宫口开不到4厘米、经产妇宫口开大不到2厘米时，用温水肥皂水灌肠，灌肠能清除粪便，避免分娩时肛门放松，粪便排出污染产床及消毒物品，避免会阴侧切口，会阴伤口，产道及新生儿被粪便污染，同时，又能通过反射作用，刺激宫缩，加速产程进展。

有以下几种情况不宜灌肠：

- 胎膜早破，灌肠能引起脐带脱垂。
- 胎儿先露部尚未衔接，胎位不正者，灌肠能引起胎膜早破。
- 有剖宫产史。
- 有急产史或宫缩过程，估计1小时之内即将分娩者。
- 产妇患有心脏病或产前出血等妊娠并发症者。

009 分娩前为什么要把阴毛刮掉？

生产时的剃毛通常只会在靠近会阴部（肛门口至阴道口）的地方进行，而不是所有的阴毛都剃掉。有些医生会在孕妈妈待产时就先为孕妈妈剃毛，有些医生则等到孕妈妈上了产台再进行，各家做法不同。

刮掉阴毛有两方面的好处：一方面，分娩前有利于外阴的消毒，使消毒更为彻底；另一方面，分娩后由于阴道排泄物增多，将阴毛粘在一起，会使产妇感觉很不舒服。

010 为什么要做肛诊或阴道检查？

产妇临产后入院，医生都要为产妇做肛门检查，简称肛诊，并且在临产初期约4小时检查一次，经产妇或宫缩频而强者，间隔时间缩短。

临产后，随着子宫的收缩，宫颈口要不断开大，胎儿的先露部要下降。医生就是通过肛诊确定宫颈扩张和胎儿先露下降的程度，了解骨盆腔的大小、宫颈的软硬及厚薄，是否已破膜，确定胎先露，胎位等，确定骨盆腔的大小、先露部高低以及胎方位、子宫颈口扩张的程度等，以决定其分娩方式。

所以，医生做肛诊及阴道检查时，产妇一定要密切配合。肛诊最好在宫缩时做，产妇千万不要提出等宫缩后才允许医生检查的要求。

3.心理调适

011 怎样调适预产前的情绪？

对于分娩，孕妈妈普遍会感到恐惧，犹如大难临头，烦躁不安，甚至惊慌，无所适从，要知道，带着这种情绪迎接挑战，既容易消耗体力，造成宫缩无力，产程延长，也会给胎儿的情绪带来较大的刺激。

实际上，生育过程是每一位女性的本能，是一种十分正常的自然生理过程，更是每位母亲终身难忘的幸福时刻。

预产期临近，此时心中应尽量做到心理放松，这样全身就会放松，配合医生的指导，为孩子的顺利出生创造条件。

了解清楚分娩过程和掌握了自己要做的要点，您就会胸中有数，不会那么紧张和忐忑不安了。

012 造成产前焦虑的原因有哪些？

焦虑感不同于一般的害怕情绪，而是一种情绪障碍，使人陷于一种预感将有什么不祥事情的发生的模糊而不安的状态中。那么，造成产前焦虑的原因有哪些呢?

❶担心产痛：城市女性大多是初产妇，缺乏对生产的直接体验。从电视、报刊等媒体上又耳闻目睹了许多产妇生产的痛苦经历，考虑到自己也将经历此过程，心中不免焦虑。

❷怕孩子畸形：虽然做过多次检查，但检查毕竟是通过机器和各种化验，有些胎儿存在健康问题不能查出，产妇对此焦虑，怕生个不健康的宝宝。

❸对胎儿性别的忧虑：城市人对生男生女大多能正确看待，但在人的潜意识里仍有某种对胎儿性别的好恶，或家人对生男生女比较在意。不知胎儿性别，心中不免打鼓。

温馨提示

调查显示，98%的孕妇在孕晚期会产生焦虑心理，有些人善于调节自已的情绪，会使焦虑心理减轻，有些人不善于调节，心理焦虑越来越重。

④经济和职业方面的忧虑：担心孩子出生后，自己的职业受到影响或家庭经济压力加大，而产生焦虑。

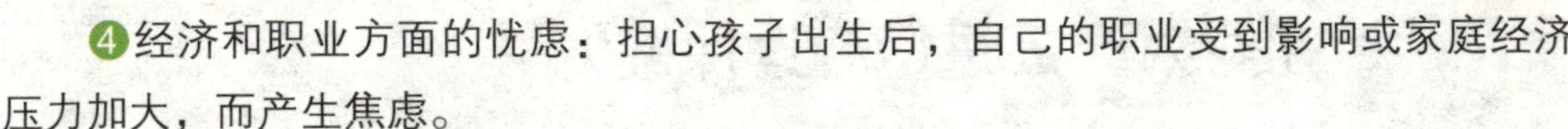

013 怎样克服产前焦虑？

孕妇在孕晚期要采取积极的态度，消除产前焦虑，当然这需要孕妇和家庭的共同努力。除了家人的关心、体贴外，孕妇自己也要注意身心调节。要纠正对生产的不正确认识。生育能力是女性与生俱来的能力，生产也是正常的生理现象，绝大多数女性都能顺利自然地完成，如存在一些胎位不正、骨盆狭窄等问题，现代的医疗技术也能顺利地采取剖宫产的方式将婴儿取出，最大限度地保证母婴安全。孕妇应学习有关知识，增加对自身的了解，增强生育健康宝宝的自信心。

有产前并发症的孕妇应积极治疗并发症，与医生保持密切关系，有问题时及时请教，保持良好情绪。和一些妈妈们交流一下，讨教一些经验。临产前做一些有利健康的活动，如编织、绘画、唱歌、散步等，不要闭门在家，整日躺在床上，把注意力集中到对未来的担忧上。

014 怎样预防产前忧郁？

随着一天天临近生产，准妈妈的身心负担越来越重。准妈妈在期待孩子出生的同时，会担心分娩是否疼痛、选择顺产还是剖宫产、孩子生下是否健康、奶水是否充足、如何养育孩子等问题。这种紧张的心理负担，如不加以及时疏导，就会产生忧郁的心理障碍。忧郁主要表现为情绪不好，常为一点小事不称心而感到委屈甚至落泪，烦躁焦虑，睡眠不好。这时，预防忧郁的心理就显得尤为重要。

当准妈妈在孕末期出现忧郁心理时，丈夫、家人及准妈妈本人要有足够的认识，尽量早做心理准备，主动排遣忧郁情绪。尽量打消准妈妈不必要的担心，把准妈妈所担忧的问题尽早解决，让准妈妈消除对分娩的恐惧和紧张。

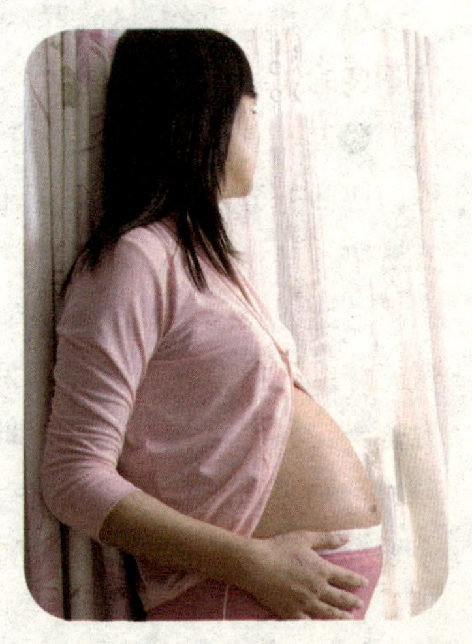

当妻子情绪不平衡时，丈夫要全力照料好妻子的生活，尽量耐住性子顺应妻子的情绪，以宽容来包容妻子。

只要丈夫和妻子共同努力，克服不利于分娩的恶劣情绪，就一定能平安度过分娩的关口，迎来健康、可爱、聪颖宝宝的诞生。

015 如何对产妇进行心理保健？

产妇临产时的心理负担不容忽视。临产妇的情绪对能否顺利分娩起着相当重要的作用，所以我们要特别重视产妇的心理保健。这个工作需要医务人员去做，讲解分娩的知识和安全性，同时，更需要家属和积极配合，尤其是孕妇的丈夫，应该给予即将分娩的妻子以无微不至的关心和照顾。针对妻子思想上存在的一些不必要的顾虑，耐心地解释，特别是在妻子分娩期间，尽量不要外出，要守在妻子身边，做好妻子的心理安慰工作。

016 应如何消除产前紧张心理？

初为产妇时往往缺乏心理准备，对生产既感到神秘，又有些惧怕，再加上听到分娩是如何地痛苦，使得许多产妇对分娩更加感到恐惧。分娩是产道被撑开而让婴儿通过，所以痛是不可避免的。但这种痛又是因人而异的，有人并不感到很痛，差异很大。另外，人感受到痛是大脑皮层中枢神经的作用。如果自我感觉不安，中枢神经会有非常敏感的反应，痛就会更厉害。很多孕妇每每想到自己即将临产时，心中就忐忑不安，充满恐惧心理。那么，如何消除产前紧张心理呢?

❶心情越紧张，孕妇的肌肉就会绷得越紧，产道不容易撑开，婴儿不能顺利分娩，不但疼痛会更厉害，而且还会造成难产、滞产等不良后果。相反，心情舒展，让肌肉和骨盆放松，婴儿才能顺利分娩。

❷参加孕妇学校的课程，了解生产的过程和引起疼痛的原因，有助于克服对分娩的恐惧心理。

❸练习分娩镇痛的呼吸和按摩方法。

❹安排好工作，处理好各种家庭、朋友、社会关系，消除各种矛盾，尽可能不让不良的情绪带到临产后。

❺与丈夫交谈，安排好分娩前的准备工作，协商好分娩过程中可能出现的问题和解决方法。

总之，持着“既来之，则安之”的态度，事先详细了解分娩过程，做好配合助产人员的准备，这种心理状态能很好地帮助产妇克服产前的种种不适。事实证明，有心理准备比没有心理准备的产妇生孩子要顺利得多。

温馨提示

准妈妈必须从思想上消除对分娩的恐惧不安的心理障碍，保持平静的心情，分娩时也就不会感觉太疼痛了。

孕妈妈临近分娩的一些疑问

到临产月后，担心会破水，是否有必要时刻垫着卫生巾呢?

这样做是没有必要的。但是为了防止突然发生破水，身边应常备为好。

快到预产期时，是不是应该服用些泻药提前把肠道清空比较好呢?

随意服用泻药的做法是不对的。因为拉肚子不仅会诱发子宫收缩，还会使你无法判断疼痛的原因。

过了预产期还没生，有人说做爱有利于早些分娩，这样做对吗?

过去确实有这样的说法。这是因为精子中含有诱发子宫收缩的物质，通过做爱的刺激有可能会促使早些分娩。但是，首先应该考虑是否已经发生了破水。因为盲目的性行为会导致细菌感染。因此，对于进入预产月的准妈妈来说，无论是否过了预产期，我们都不赞成用这种方法催产。

破水后应该马上去医院吗?

破水后，随时都有可能分娩，因此应该去医院。但也没必要急得什么都不顾。可以换换干净的衣服，如果是稍微一动就会有液体流出的话，可以用卫生巾或干净的毛巾垫上。

破水后是否可以上厕所?

一般来说，小便是没有问题的。但是，想要大便的感觉有可能是分娩的一种前兆，所以要有所注意，应该马上去医院。

洗澡时发生破水怎么办?

如果你已经在洗头发或身体了，可以先用淋浴简单地冲洗完。但是如果是在泡澡，就不能再继续了。

应该什么时候去医院?是到不能再忍受的时候吗?

妈妈因为怕医生说来得太早了，还得回家观察等待，所以一直坚持到上气不接下气无法忍耐的时候。这样是不对的。其实即便是去早了，又有什么难为情的呢?而且还可以让医生检查一下，这样你不就可以更加放心了吗?更何况还有分娩比预想来得早的可能性。因此，只要有什么担心的，不要犹豫，马上去医院。

去医院之前能化点淡妆吗?

分娩是伴有出血的消耗体力的大事情。如果擦粉底或涂口红，本来的脸色便无法判断了，很可能会妨碍医生诊断。因此，去医院时最好不要化妆了。指甲的血色也是医生观察的内容之一，所以原则上，也不要涂指甲。另外，耳环在待产室里被要求摘掉的，所以也没必要佩带。

见红了，要马上去医院，可是家里没有别人可以陪伴，怎么办?

这时候即使你一个人最好也要马上去。如果勉强忍耐地等老公或家人的话，一旦开始分娩，就非常危险了。因此，在进入预产期后，应该做好一个人应对突然开始阵痛的准备，比如将出租车公司或邻居的电话贴在电话机旁边等等。这时，千万不要自己驾车去医院。一边忍受阵痛的痛苦一边驾车是非常危险的。

阵痛的时候可以大量饮水吗?

阵痛的时候会比平时容易出汗，呼吸方式也会导致口容易干。如果你口渴了，没必要忍着，可以边补充些水，边等待分娩时刻的到来。

阵痛开始了，突然想上卫生间，怎么办?

阵痛中想要如厕的时候，必须先跟医生打招呼。因为想要用力分娩的感觉与想要大便的感觉是非常相似的。如果医生检查后发现你的子宫口已经开始张开了，就不会让你去卫生间了。

三、分娩进行时

1.分娩进程

001 第一产程怎么做?

产程刚刚开始时，宫缩持续时间短，间歇时间较长，子宫收缩力较弱，产妇感觉腹痛程度轻，可以忍受，这时，如果医生同意，可以适当下床活动。宫缩时做均匀的深呼吸，间歇时全身放松休息，也可以在宫缩间歇期吃一些易消化的食物。很多产妇喜欢吃巧克力，因为巧克力热量高，可用于补充产妇所需热量。注意要勤解小便，因为胀大的膀胱不但影响先露部的下降，还会影响宫缩。

在第一产程，如果没有禁忌症的话，医生要给产妇灌肠，灌肠后，产妇要尽量排大便。

随着宫口的不断开大，宫缩会越来越强，持续时间可达1分钟，间隔时间缩短到1～2分钟，产妇腹痛越来越重，间隔时间逐渐缩短，往往感到连喘气的机会都没有。这时，产妇可以通过深呼吸止痛法、腰骶部压迫止痛法、按摩止痛法等来减轻一些不适感。

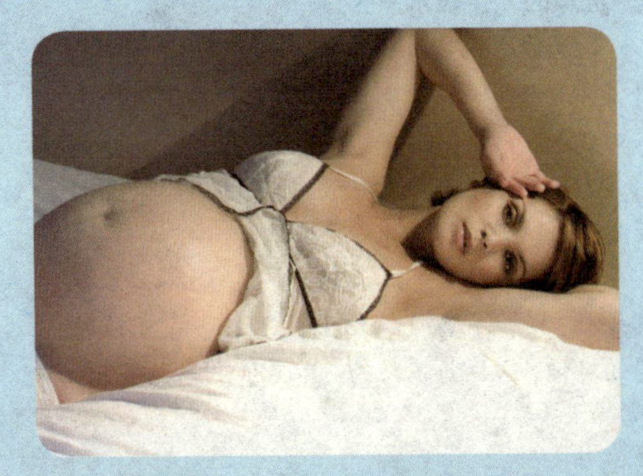

腹痛次数增多，强度增强，这并非是坏事。一般地说，如果产妇骨盆和胎儿没有异常的话，分娩的速度和腹痛的程度呈正比，腹痛越重，宫缩越强，宫口开大越快，产程进展越快。

所以产妇一定要尽量控制自己的情绪，不要大声呼叫，要和医生密切配合，以顺利度过漫长的第一产程。

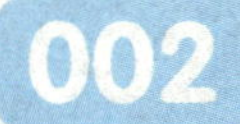

002 第二产程怎样和医生配合？

产程进入第二阶段，此时宫口已开全。宫缩持续1分钟，间歇2分钟左右。当宫缩时，因先露部压迫盆底组织，产妇有排便感，并不由自主向下屏气用力。

第二产程是最紧张、体力消耗最大的时期，也是保障母子安全的关键时期。产妇这时一定要和医生密切配合，听从指挥，掌握正确的用力方法。在宫缩时先行深吸气，然后如解大便样屏气向下用力以增加腹压，子宫缩间歇期全身肌肉放松，安静休息。产妇正确使用腹压，可以缩短产程，加速分娩。

若用力不当，徒然消耗体力，反因疲劳过度致宫缩乏力，影响产程进展。当胎头露出会阴口，接产人员告诉产妇张嘴“哈气”时，千万不要再屏气用力，可以做短促的呼吸动作，以防胎儿娩出过快而导致会阴撕裂。

003 第三产程是怎样的？

胎儿娩出后，即进入第三产程。这时，产妇感到轻松，子宫底下降至脐平，宫缩暂停几分钟后重又开始。子宫体变硬呈球形，宫底升高达脐上，阴道有少量流血，阴道口外露的脐带自行下降变长，这些征象表示胎盘已剥离。接产人员轻轻按压子宫底部，牵拉脐带娩出胎盘。

胎盘娩出后，接产者要将胎盘盖平，仔细检查胎盘胎膜是否完整。若胎盘胎膜完整，应检查会阴、小阴唇内侧、尿道口周围及阴道宫颈有无裂伤。如有裂伤，应立即缝合。

2.减轻阵痛

004 如何减轻分娩过程中的疼痛？

腹痛时产妇可以通过下列动作减轻疼痛感，

1. 深呼吸止痛法：安静地慢慢呼吸，一呼一吸大约6秒钟左右。
2. 腰骶部压迫止痛法：双手握拳压迫两侧腰骶部。
3. 按摩止痛法：用双手按摩两侧骶部或用双手轻轻揉摩腹部。

④侧卧位止痛法：采用侧卧位，也能减轻一些不适感。

另外可以应用针灸或电针刺激穴位进行止痛，如针刺合谷，三阴交、足三里穴等。对于烦躁不安的产妇，且估计胎儿不能在4小时内出生者，可以应用安定或度冷丁止痛镇静。

005 第一产程的呼吸法是怎样的?

分娩主要是靠呼吸来调节气力，因此，呼吸技巧掌握的与否，直接关系到分娩是否能顺利进行。因为分娩时产程不同，所以医生就会要求产妇不断变换呼吸法，以适应分娩的需要。

助产呼吸：上胸式

阵痛末期阵痛程度会加剧和增长，次数亦会转频繁。每次阵痛开始和结束都用全胸式呼吸，中间部分用上胸式呼吸，以便尽量放松下腹，减轻疼痛。

- 半坐卧，双膝屈曲，手放于上半胸前。
- 口微微张开，用口轻吸气，然后轻吹气。
- 只用肺上半部像吹熄小蜡烛，不需太用力。

助产呼吸：腹式

- 阵痛停止时，用腹式呼吸保持放松。
- 曲起双脚仰卧，手放于上腹位置。
- 用鼻吸气，感觉腹部同时胀起，然后将手放松。
- 口轻轻呼气，腹部同时慢慢回复原位，手轻轻按下。

006 第二产程的呼吸法是怎样的?

助产呼吸：全胸式

此时期子宫完全扩张，相当于10厘米。子宫收缩变得更加强烈，配合全胸式呼吸有助于将胎儿推出母体之外。

- 半坐卧，双脚屈起，类似全胸式呼吸姿势，分开膝头用力。
- 当感觉子宫收缩时，先做两次深呼吸。
- 第三次吸气时，身体向前并低头，下巴贴着上胸，尽量放松面部同阴部肌肉，忍着呼吸大概10~15秒，出力向前和向下推。

助产呼吸：回气式

- 回气时迅速地再在大力吸气，大概要重复以上动作三次。

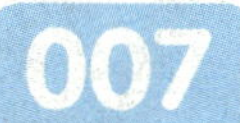

007 宝宝出生时必经哪些程序？

啊，宝宝，终于见面了！

但是，你还不能急着去抱他（她）。此刻，助产士和医生还要执行以下若干道程序：

❶从婴儿的嘴和鼻子吸走粘液；

❷把婴儿放在你的胸部或者腹部；

❸用两个夹具剪断脐带（有些医生会让你的伴侣或助产士帮助进行这一步）；

❹在婴儿出生后一分钟检查婴儿的基本情况并根据专业方法评分（出生后五分钟再进行一次）；

❺为婴儿洗澡或用毛巾包裹着婴儿；

❻在你的婴儿和你（或你的伴侣）手腕或脚踝上系上镯子以表明母婴关系（医院婴儿多，这样就不会弄错了）；

❼滴一些抗生素滴眼液在婴儿的眼睛里，以预防感染；

❽为婴儿称重；

❾给婴儿注射维生素K，以防止出血；

❿把婴儿包裹在温暖的毛毯里，并在宝宝的头上套一个针织小棉帽；

⓫让你拥抱婴儿。

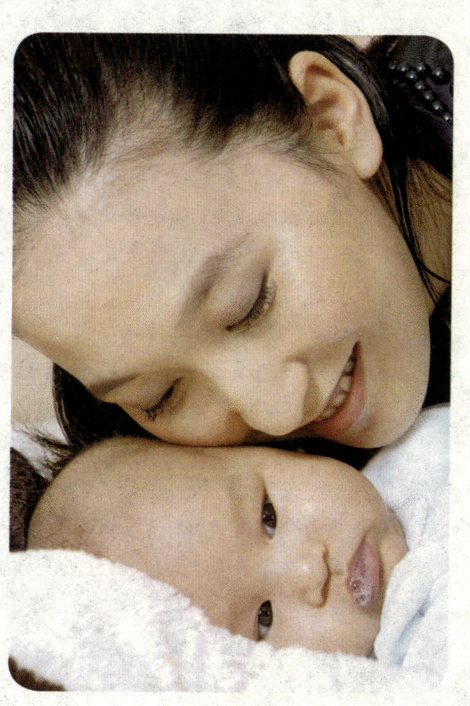

历经十月孕程，此刻你们终于成功了。祝你们平安！幸福！

产后护理问题

为何要坚持补液？

产后所输液体有葡萄糖、抗生素等，可防止感染、发热，促进伤口愈合。

产后为何要多翻身？

产后宜多做翻身动作，促进麻痹的肠肌蠕动功能及早恢复，使肠道内的气体尽快排出，术后12小时，可泡一些番泻叶水喝，以帮助减轻腹胀。

如何安排剖宫产产妇饮食？

术后6小时可进食炖蛋、蛋花汤、藕粉等流质食物；术后第二天可吃粥、鲫鱼汤等半流质食物。

剖宫产后为何不宜过多进食？

剖宫产术时肠管受刺激，胃肠道正常功能被抑制，肠蠕动相对减慢，如进食过多，肠道负担加重，不仅会造成便秘，而且产气增多，腹压增高，不利康复。

产后为何不宜多食鱼类食品？

鱼类食物中含有一种"EPA"的有机酸物质，有抑制血小板凝集的作用，妨碍术后的止血及伤口愈合。

产后为何不宜食产气多的食物？

产气多的食物有黄豆、豆制品、红薯等，食后易在腹内发酵，在肠道内产生大量气体而引发腹胀。

为什么要注意做健身锻炼？

剖产术后10天左右，如果身体恢复良好，可进行健身锻炼，这对产妇的身体恢复有帮助。

卧床时正确的体位是怎样的？

剖宫产术后的产妇应去枕平卧6小时，后采取侧卧或半卧位，使身体和床呈20～30度角。

为何要早下床活动？

早下床活动，可增加肠蠕动的功能，有利于促进子宫复位，而且还可避免发生肠粘连、血栓性静脉炎等。

为什么剖宫产产妇产后要及时排尿？

术后24～48小时后可以拔掉导尿管，只要一有尿意，就要努力自行解尿，降低导尿管保留时间过长而引起尿路细菌感染的危险性。

如何防止腹部伤口裂开？

咳嗽、恶心、呕吐时应压住伤口两侧，防止缝线断裂。

如何保持腹部切口清洁？

术后2周内，避免腹部切口沾湿，全身的清洁宜采用擦浴，在此之后可以淋浴，但恶露未排干净之前一定要禁止盆浴。

如何护理阴部？

每天冲洗外阴1～2次，注意不要让脏水进入阴道；如果伤口发生红、肿、热、痛，不可自己随意挤压敷贴，应该及时就医。

为何要注意阴道出血？

如超过月经量，要通知医生，及时采取止血措施，预防晚期产后出血。

为何要少用止痛药物？

剖宫产术后麻醉药的作用逐渐消失，腹部伤口的痛觉开始恢复，这时最好不要再使用药物止痛，以免影响肠蠕动功能的恢复。

为何要注意体温变化？

停用抗生素后可能会出现低热，这常是生殖道炎症的早期表现。如超过37.4℃，则不宜出院。

剖宫产后何时可恢复性生活？

剖宫产术后100天，如果阴道不再出血，经医生检查，伤口愈合情况良好，就可以逐步恢复性生活。

如何进行精神调养？

为了早日康复，应保持精神愉快，避免各种不良情绪刺激，不要生气，不要发怒，不要郁闷，不要受到惊吓。

新生儿生长指标

月龄	男宝宝	男宝宝正常范围	女宝宝	女宝宝正常范围
出生时	体重　　千克	(3.39±0.45)千克	体重　　千克	(3.28±0.35)千克
	身长　　厘米	(50.8±2.0) 厘米	身长　　厘米	(49.8±1.8) 厘米
	头围　　厘米	(34.5±2.8) 厘米	头围　　厘米	(33.4±1.4) 厘米
满月时	体重　　千克	(4.22±0.50)千克	体重　　千克	(3.96±0.24)千克
	身长　　厘米	(54.4±2.2) 厘米	身长　　厘米	(53.8±2.3) 厘米
	头围　　厘米	(36.8±1.1) 厘米	头围　　厘米	(36.1±1.2) 厘米
2～3个月	体重　　千克	(6.65±0.70)千克	体重　　千克	(6.12±0.50)千克
	身长　　厘米	(61.6±2.2) 厘米	身长　　厘米	(59.9±2.0) 厘米
	头围　　厘米	(41.2±1.1) 厘米	头围　　厘米	(39.4±1.2) 厘米
3～4个月	体重　　千克	(7.43±0.89)千克	体重　　千克	(6.91±0.64)千克
	身长　　厘米	(64.6±2.4) 厘米	身长　　厘米	(62.6±2.0) 厘米
	头围　　厘米	(42.2±1.0) 厘米	头围　　厘米	(40.8±1.2) 厘米
4～5个月	体重　　千克	(8.00±0.93)千克	体重　　千克	(7.85±0.75)千克
	身长　　厘米	(66.9±2.2) 厘米	身长　　厘米	(65.0±1.8) 厘米
	头围　　厘米	(43.0±1.3) 厘米	头围　　厘米	(41.8±1.2) 厘米
5～6个月	体重　　千克	(8.52±0.95)千克	体重　　千克	(8.06±0.81)千克
	身长　　厘米	(69.0±2.3) 厘米	身长　　厘米	(67.2±1.6) 厘米
	头围　　厘米	(43.8±1.0) 厘米	头围　　厘米	(42.8±1.3) 厘米

说明：在各阶段将您的宝宝生长状况填在空处，并与右栏对比。如果与正常范围相差不大，是正常情况。如果差别较大，可到医院向医生咨询。其实，每个宝宝的生长发育规律存在个体差异，出现差别，也不必担心。

图书在版编目（CIP）数据

健康怀孕800问/优生优育专家组编.-北京:中国人口出版社，2010.5

(中国优生科学倡导读物)

ISBN 978-7-5101-0425-1

Ⅰ.①健… Ⅱ.①优… Ⅲ.①妊娠期－妇幼保健－问答 Ⅳ.①R715.3－44

中国版本图书馆CIP数据核字（2010）第078381号

最轻松、最完备的
权威孕期读本

·孕产保健全书·

健康怀孕800问

优生优育专家组 编著

出版发行 中国人口出版社
印　　刷 大厂回族自治县正兴印务有限公司
开　　本 710×1020　1/16
印　　张 18
字　　数 150千字
版　　次 2011年1月第1版
印　　次 2012年5月第2次印刷
书　　号 ISBN 978-7-5101-0425-1
定　　价 35.00元

社　　长 陶庆军
网　　址 www.rkcbs.net
电子信箱 rkcbs@126.com
电　　话 (010)83519390
传　　真 (010)83519401
地　　址 北京市宣武区广安门南街80号中加大厦
邮　　编 100054